9783774111110

W0270592

Lea Joos

# Pharmakologie aktiv

GOVI

**Bibliografische Information der Deutschen Bibliothek**
Die Deutsche Bibliothek verzeichnet diese Publikation in der Deutschen Nationalbibliografie; detaillierte bibliografische Daten sind im Internet über
http://dnb.ddb.de
abrufbar.

**Wichtiger Hinweis**

Medizin als Wissenschaft ist ständig im Fluss. Forschung und klinische Erfahrungen erweitern unsere Kenntnisse, insbesondere was Behandlung und medikamentöse Therapie anbelangt. Soweit in diesem Werk eine Dosierung oder eine Applikation erwähnt wird, darf der Leser zwar darauf vertrauen, dass Autor, Herausgeber und Verlag größte Mühe darauf verwandt haben, dass diese Angabe genau dem **Wissensstand bei Fertigstellung des Werkes** entspricht. Dennoch ist jeder Benutzer aufgefordert, die Beipackzettel der verwendeten Präparate zu prüfen, um in eigener Verantwortung festzustellen, ob die dort gegebene Empfehlung für Dosierungen oder die Beachtung von Kontraindikationen gegenüber der Angabe in diesem Buch abweicht. Das gilt besonders bei selten verwendeten oder neu auf den Markt gebrachten Präparaten und bei denjenigen, die von zuständigen Behörden in ihrer Anwendbarkeit eingeschränkt worden sind.

Geschützte Warennamen (Warenzeichen) werden nicht besonders kenntlich gemacht. Aus dem Fehlen eines solchen Hinweises kann also nicht geschlossen werden, dass es sich um einen freien Warennamen handelt.
Die erwähnten Handelspräparate wurden lediglich beispielhaft bzw. aus didaktischen Überlegungen heraus gewählt.

ISBN 978-3-7741-1111-0

Druck und Verarbeitung: Druckerei Fuck, Koblenz,
Printed in Germany

## Vorwort

Im Hauptstudium an der Universität Freiburg hatte mich die Menge des Lehrstoffs geradezu erschlagen. Bei dem Versuch das prüfungsrelevante, pharmakologische Fachwissen auf das kleinstmögliche Maß zusammenzufassen, entwickelte sich bei mir die Idee für diese Karteikarten.
Im Hinblick auf die Zielsetzung „Zusammenfassung“ können diese Karteikarten weder vollständig noch ausreichend sein. Sie ersetzen natürlich auch nicht die gängigen Lehrbücher, die für Details und Hintergrundwissen befragt werden müssen. Als transportable, einteilbare Lernhilfe erleichterten die Karten mir jedoch das systematische Wiederholen und damit das Bewältigen des Prüfungsstoffs erheblich.
Angeregt durch das rege Interesse meiner Kommilitonen habe ich mich entschlossen, die Karteikarten im GOVI-Verlag zu veröffentlichen. Dabei wurde eine auf den ersten Blick vielleicht ungewohnte Sortierung nach „Targets“ gewählt, um beim Lernen ein „Querdenken“ zu ermöglichen. Aber natürlich ermöglichen die Karten auch jede andere Systematisierung des Lehrstoffs.
So hoffe ich nun, dass „Pharmakologie aktiv“ auch Euch zu einem erfolgreichen Abschluss des Studiums verhilft.

Rosenheim, im Juni 2009 *Lea Joos*

Inhalt

**6 Zytostatika**



**7 Antiprotozoenmittel**

# Verwendete Abkürzungen 1

A = Autorezeptor
A. = Arteria
abh. = abhängig
AAAD = Aromatische AS-Decarboxylase
AC = Adenylylcyclase
AcCoA = Acetyl-Coenzym-A
Ach = Acetylcholin
AchE = Acetylcholinesterase
ACE = Angiotensin-Converting-Enzyme
ACTH = Adrenocorticotropes Hormon
ADH = Aldehyddehydrogenase
aber auch: Antidiuretisches Hormon
ADHS = Aufmerksamkeitsdefizits-Hyperaktivitätssyndrom
ADP = Adenosin-Diphosphat
2-AG = 2-Arachidonylglycerol
AI = antiinflammatorisch
AK = Antikörper
ALDH = Alkoholdehydrogenase
ALL = akute lymphatische Leukämie
AM = Arzneimittel
AML = akute myeloische Leukämie
AMP = Adenosinmonophosphat
AN = analgetisch
ANE = Anorexie, Nausea, Erbrechen
AP = Aktionspotenzial
aber auch: antipyretisch
AS = Aminosäure(-n)
ASS = Acetylsalicylsäure
AT = Angiotensin (-rezeptor)
aber auch: Antithrombin
ATP = Adenosintriphosphat
AUC = Area-Under-the-Curve
Autorez. = Autorezeptor
AV = atrio-ventrikulär
AZT = Azidothymidin = Zidovudin

BDZ = Benzodiazepin(-e)
BP = Blutdruck
Bsp = Beispiel
BV = Bioverfügbarkeit
BZ = Blutzucker
cAMP = cyclisches AMP
CBG = Corticosteroid bindendes Globulin
CFU = Colony-forming Units
chron. = chronisch
CLL = chronische lymphatische Leukämie
CML = chronische myeloische Leukämie
CMV = Cytomegalie-Virus
CoA = Coenzym A
COMT = Catechol-O-Methyltransferase
COPD = chronisch obstruktive Lungen-erkrankung
COX = Cyclooxygenase
CSF = Kolonie-stimulierender Faktor
(G = Granulozyten, M = Monozyten)
CYP = CytochromP450-abhängige Monooxygenasen
DA = Dopamin
da = Dalton
DAG = Diacetylglycerol
DAT = Dopamintransporter
DB = Doppelbindung(-en)
DH = Dehydrogenase
DIC = disseminierte intravsale Koagulation
dl = dosislimitierend
DMARD = Disease-modifying-antirheumatic drugs
DOMA =3,4-Dihydroxymandelsäure
DOPAC = Dihydroxyphenylessigsäure
DOPEG = 3,4-Dihydroxyphenylglycol
Dtl. = Deutschland
EBV = Epstein-Barr-Virus

ECL = enterochromaffin-like-Zellen
EGF = epidermal growth factor
EKG = Elektrokardiogramm
Elim. = Elimination
EMT = extravesikulärer Monoamintransporter
Entwickl. = Entwicklung
ENaC = Epithelialer Natriumkanal
EPA = Eicosapentaensäure
EPO = Erythropoetin
ER = Estrogenrezeptor
EtOH = Ethanol
evtl. = eventuell
FFS = freie Fettsäuren
FPE = First-Pass-Effect
FS = Fettsäure(n)
GABA = Gamma-Aminobuttersäure
g-Bereich = gramm-Bereich
GC = Guanylylcyclase
aber auch: Glucocorticoide
GFR = Glomeruläre Filtrationsrate
GG = Gleichgewicht
GIT = Gastrointestinaltrakt
Gln = Glutamin
Glu = Glutamat
GLUT = Glucose-Transporter
GMP = Guanosinmonophosphat
GnRH = Gonadotropin-Releasing-Hormon
GPCR = G-Protein-gekoppelter Rez.
GR = Glucocorticoid-Rezeptor
Gr. = Gruppe
GSH = Glutathion
GTP = Guanosintriphosphat
H. = Hämophilus
Hb = Hämoglobin

# Verwendete Abkürzungen 2

HCN-Schrittmacherkanäle = Hyperpolarization-activated and Cyclic Nucleotide-gated
HDL = High density lipoprotein
HERG = Human Ether-a-go-go Related Gene
HF = Herzfrequenz
5-HIAA = 5-Hydroxyindolessigsäure
HIT = Heparin-induzierte Thrombopenie
HIV = humanes Immundefizienz-Virus
HMG = Hydroxymethylglutaryl
HMV = Herzminutenvolumen
H.p. = Helicobacter pylori
HPETE = Hydroperoxy-5,8,11,14-Eicosatetraensäure
HPRTase = Hypoxanthin-Guanin-Phosphoribosyltransferase
HPV = humanes Papillomavirus
HSV = Herpes simplex Virus
5-HT = 5-Hydroxytryptamin = Serotonin
HWZ = Halbwertszeit
IC50 = Inhibitorische Konzentration
ICSH = LH
IDL = intermediate density lipoprotein
I.E. = internationale Einheit(-en)
IFN = Interferon
IL = Interleukin
i.m. = intramuskulär
IMP = Inositolmonophosphat
instab. = instabil
IP3 = Inositoltriphosphat
ISA = intrinsische Aktivität
i.v. = intravenös
i.t. = intrathekal
KG = Körpergewicht
α-KG = α-Ketoglutarat
KHK = Koronare Herzkrankheit
KI = Kontraindikation(-en)
KM = Knochenmark
Kombi = Kombination
Konz. = Konzentration
LDL = low density lipoprotein
LH = Luteinisierendes Hormon
LM = Lösungsmittel
lösl. = löslich
LOX =Lipoxygenase
LWAR = langfristig wirksame Antirheumatika
M. = in Kombi mit z.B. Parkinson: Morbus
in Kombi mit Rez.: Muskarin
in Kombi mit z.B. dilatator pupillae: Musculus
in Kombi mit z.B. tertiana: Malaria
in Kombi mit z.B. tuberculosis: Mykobakterium
MAC = minimale alveoläre Konzentration
MAO = Monoaminoxidase
MAP(K) = mitogen-activated protein kinase
max. = maximal
MC = Mineralocorticoid
metabol. = metabolisch oder Metabolismus
MHC = Major Histocompatibility Complex
MLS = Makrolid-Lincosamid-Streptogramin
MOPEG = 3-Methoxy-4-Hydroxyphenylglycol
MR = Mineralocorticoidrezeptor
MRSA = Methicillin-resistenter Staphylococcus aureus
N. = in Kombi mit z.B. reticularis: Nervus
NA = Noradrenalin
NAD/NADH = Nikotinamidadenindinukleotid
NAT = Noradrenalintransporter
NK = Neurokininrezeptor
NMDA =
NN = Nebenniere
NNM = Nebennierenmark
NNR = Nebennierenrinde
N.-Rez. = Nikotinrezeptor
NS = Nervensystem
NSAID = non-steroidal antiinflammatoric drug
NSAR = nicht steroidale Antirheumatika
NW = Nebenwirkungen
OAD = Orale Antidiabetika
OP = Operation
o.ä. = oder ähnlich(e, es, er)
P. = Pseudomonas
P450 = siehe CYP
PA = partieller Agonist
pABA = para-Aminobenzoesäure
PAH = Pulmonal-arterielle Hypertonie
PC = Prostacyclin
PD = Partialdruck
PDGF = platelet-derived-growth factor
PEG = Polyethylenglykol
PG = Prostaglandin
P-gP = P-Glykoprotein
PI = Phosphatidylinositol
$PIP_2$ = Phosphatidylinositoldiphosphat
PKA = Proteinkinase A
PKC = Proteinkinase C
PLA = Phospholipase A

# Verwendete Abkürzungen 3

PLB = Phospholamban
PLC = Phospholipase C
PLD = Phospholipase D
PNMT = Phenylethanolamin-N-Methyltransferase
p.o. = peroral
PPAR = Peroxisom-Proliferator-aktiverter Rezeptor
PPB = Plasmaproteinbindung
PTCA = perkutane, transluminale Koronarangioplasie
PTH = Parathormon
pW = peripherer Widerstand
RAAS = Renin-Angiotensin-Aldosteron-System
rel. = relativ
REM = Rapid Eye Movements
Rez. = Rezeptor(-en)
RPF = renaler Plasmafluss
RSV = Respiratory syncytial Virus
RT = Reverse Transkriptase
RyR = Ryanodinrezeptor
SARS = Schweres akutes respiratorisches Syndrom
SC = Succinat
s.c. = subkutan
SERCA = Sarcoplasmic/endoplasmic reticulum calcium ATPase
SERMs =selektive Estrogenrezeptor-Modulatoren
SERT = Serotonintransporter
SLE = Systemischer Lupus erythematodes
Spann. = Spannung
sre = Säure
SRI = Serotonin-Reuptake-Inhibitor
SS = Steady State
SSA = Succinatsemialdehyd
Subst. = Substanz
syn./synapt. = synaptisch
TBG = Thyroxin-bindendes Globulin
TBPA = Thyroxin-bindendes Präalbumin
TCA = Tricyclische Antidepressiva
teilw. = teilweise
TG = Triglyceride
Thrombo(z). = Thrombozyten
TNF = Tumor-Nekrose-Faktor
tox. = toxisch
TPMT = Thiopurinmethyltransferase
TRP = transient receptor potential
TSH = Thyreoidea-stimulierendes Hormon
TTS = Transdermales therapeutisches System
U = Unit
u. = und
u.a. = und andere(s)
UE = Untereinheit
UMP = Uridinmonophosphat
v.a. = vor allem
Vd = Verteilungsvolumen
VEGF = vascular endothelial growth factor
versch. = verschieden
vgl. = Vergleich/ vergleiche
VIP = vasoaktives intestinales Polypeptid
Vit. = Vitamin
VLDL = very low density lipoprotein
VMAT = vesikulärer Monoamintransporter
VMS = Vanillinmandelsäure
VZV = Varizella Zoster Virus
wdh = wiederholt
WM = Wirkmechanismus
WW = Wechselwirkung
XO = Xanthinoxidase
z.B. = zum Beispiel
z.T. = zum Teil
ZNS = Zentralnervensystem

Zeitangaben: h = Stunde(-n)
d = Tag(-e)

## Verwendete Symbole:

 Transporter

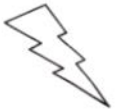 Hemmung durch Arzneimittel

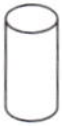 oder  Ionenkanal

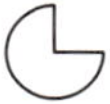 Enzym

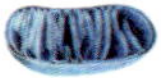 Mitochondrium

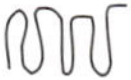 GPCR

→ führt zu

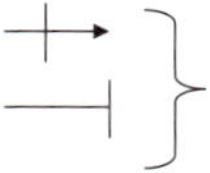 hemmt

~ siehe, ähnlich wie ungefähr

## Erklärung zur Farbgebung in den Texten:

**grün:** Wirkmechanismus

**orange:** Wirkspektrum/Wirkung

**blau:** Pharmakokinetik, Sonstiges

**rot:** Nebenwirkungen

**1 Modulation von Rezeptoren**

# 1. Modulation von Rezeptoren

## 1.1 Cholinerges System

### 1.1.1 Cholinerges System – Übersicht Neurotransmission

## 1.1.1 Cholinerges System – Übersicht Neurotransmission

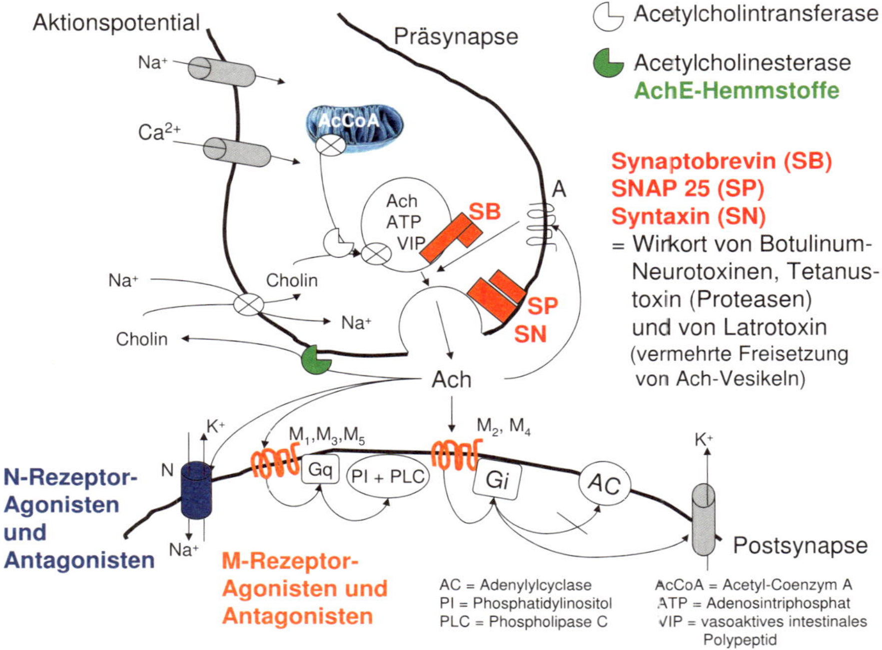

# 1.1.2 Cholinerges System – Wirkung der Agonisten

# 1.1.3 Cholinerges System – Kopplung der Rezeptoren

## 1.1.2 Cholinerges System – Wirkung der Agonisten

→ ZNS: Tremor, Weckreaktion ($M_1$)
→ Augen: Kontraktion des M. sphinkter pupillae und ciliaris → Miosis/Akkomodation ($M_{2/3}$)
→ Tränen-/Speichel-/Schweißdrüsen: Sekretion ($M_{2/3}$)
→ Herz: negativ chrono-, ino- und dromotrop ($M_2$; Innervation von Sinusknoten, Vorhof, AV-Knoten, Purkinje-Fasern + Arbeitsmyokard); evtl. Reflextachykardie durch Vasodilatation
→ Blutgefäße: überwiegend Vasodilatation (indirekt durch NO-Synthese + Hemmung der NA-Freisetzung), teilweise Kontraktion ($M_{2/3}$)
→ Bronchien: Kontraktion der Bronchialmuskulatur und Sekretion der Bronchialdrüsen ($M_{2/3}$)
→ Blase: Kontraktion des M. detrusor, Sphinktertonus↓ ($M_3$) → Auslasswiderstand↓
→ Magen-Darm: Peristaltik↑, Sekretion der Drüsen, Sphinktertonus↓, Durchblutung↑ ($M_{2/3}$)

## 1.1.3 Cholinerges System – Kopplung der Rezeptoren

$M_1$: Gq/11 → PLCß → $IP_3$ → $Ca^{2+}$↑ → neuronal, ZNS, Ganglien
→ DAG → PKC

$M_2$: Gi/o → AC↓, $K^+$↑, $Ca^{2+}$↓ → Herz

$M_3$: Gq/11 → PLCß → $IP_3$ → $Ca^{2+}$↑ → glandulär, exokrine Drüsen, glatte Muskulatur, Endothel
→ DAG → PKC

$M_4$: Gi/o → AC↓, $K^+$↑, $Ca^{2+}$↓ → Lunge, Striatum

$M_5$: Gq/11 → PLCß → $IP_3$ → $Ca^{2+}$↑ → ZNS
→ DAG → PKC

## 1.1.4 Muskarinrezeptor-Agonisten

## 1.1.4 Muskarinrezeptor-Agonisten

Substanzen:

| Acetylcholin, | Bethanechol, | Pilocarpin, | Carbachol, | Muscarin, | Arecolin |
|---|---|---|---|---|---|
| 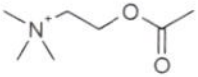 | 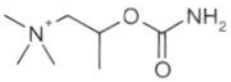 | 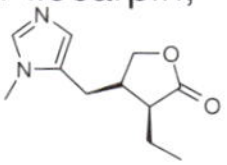 | 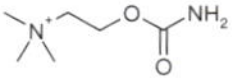 | 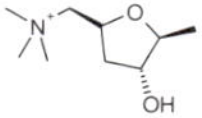 | 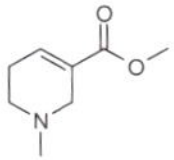 |
| **M-u.N-Rez.** Sehr schneller Abbau ($6*10^5$ Ach pro min) | M-Rez. langsamer abgebaut | M-Rez. ZNS-gängig | **M.-u. N-Rez.** langsamer abgebaut | M-Rez. | **M-u. N-Rez.** ZNS-gängig |

Wirkungen von Muskarinrezeptor-Agonisten:

1. **Förderung der Sekretion** von Speichel, Tränen, Bronchialsekret, Schweiß, Magensaft
2. Herzwirkung: **Herzfrequenz ↓ , AV-Überleitung** ↓ (Bradykardie)
3. **Kontraktion der glatten Muskulatur** von Bronchien, Magen-Darm, Gallenblase und Sphinkter oddi, Harnblase
4. Auge: **Miosis**, Akkomodation (Verbesserung des Kammerwasserabflusses)

natürliche Herkunft: Arecolin (Betelnuss), Muscarin (Fliegenpilz und andere Pilze), Pilocarpin (Blätter von Pilocarpus-Arten)

Indikationen: Darm- und Blasenatonie (Carbachol, Bethanechol), Glaukom (Pilocarpin 1-2%, 6-12h Wirkung), Mundtrockenheit und Dysphagie (Pilocarpin)
! Nicht i.v. oder i.m. (starke NW), besser oral oder s.c.

NW: **Hypotonie, Bradykardie, Schwitzen**, Erröten (Vasodilatation), Speichelfluss, Übelkeit, Erbrechen, Diarrhö, **GIT-Krämpfe, Akkomodationsstörungen** (Myopie: Kurzsichtigkeit bis -8 Dioptrien, Miosis → Verschlechterung des Nachtsehens + Schmerzen), **Asthma-Anfall, faszikuläre Muskelzuckungen und Depolarisationsblock** (bei Aktivierung von N-Rezeptoren)

KI: Asthma, Magen-Ulkus, Hyperthyreose (Vorhofflimmern), KHK, Bradykardie

# 1.1.5 Acetylcholinesterase-Hemmstoffe

## 1.1.5 Acetylcholinesterase-Hemmstoffe

Substanzen:

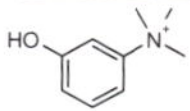

Edrophonium

**K**

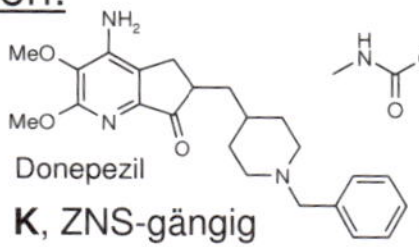

Donepezil

**K**, ZNS-gängig

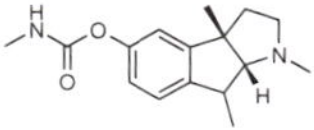

Physostigmin

**C**, ZNS-gängig

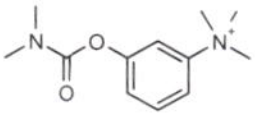

Neostigmin

**C**

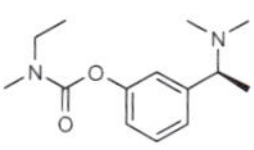

Rivastigmin

**C**, ZNS-gängig

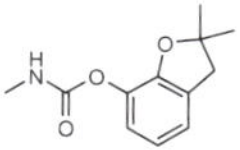

Carbofuran

**C**

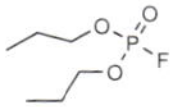

Fluostigmin

**P**

WM: **Komplexbildung (K), Carbamylierung (C) oder Phosphorylierung (P)** der AchE
→ Stabilität der Hemmung in der Reihenfolge ansteigend (Wirkdauer von C 1-4h)

Wirkungen: wie Muskarinrezeptor-Agonisten

Indikationen: Paralytischer Ileus, Blasenatonie, Glaukom, Myasthenia gravis, Alzheimer-Demenz
Insektizide: Parathion (E605), Bromophos, Dichlorphos, Fluostigmin, Carbofuran

Symptome der Alkylphosphatvergiftung (z.B. mit Pflanzenschutzmittel E605):

→ Vegetativ: **Miosis, Sehstörungen**, Übelkeit, Erbrechen, **abdominelle Krämpfe, Diarrhö, Schwitzen, Speichelfluss, Tränenfluss, exzessive Bronchialsekretion** (~ Lungenödem), **Bronchospasmus, Bradykardie, BP-Abfall**

→ Muskulatur: Muskelsteife (Gesicht, Nacken), Muskelschwäche, **Faszikulationen, generalisierte Muskelzuckungen, Lähmungen** durch Depolarisationsblock der neuromuskulären Übertragung

→ Zentral: Ruhelosigkeit, Angst, Schwindel, **Tremor, Sprechstörungen, Ataxie, zentrale Krämpfe, Koma, zentrale Atemlähmung** durch Depolarisationsblock der neuromuskulären Übertragung

Therapie der Vergiftung:

1. **Giftentfernung (Aktivkohle)**
2. **Atropin**, z.B. 2 mg i.m., alle 10 min (Gesamtdosis bis zu **100 mg**)
   Titration bis zur Normalisierung vegetativer Symptome
3. **Cholinesterase Reaktivatoren**: **Obidoxim/Pralidoxim** (sonst Alterung des phosphorylierten Enzyms → keine Reversibilität der Hemmung mehr möglich)
   ! Früher Einsatz notwendig, aber immer nach Atropin

# 1.1.6 Muskarinrezeptor-Antagonisten

## 1.1.6 Muskarinrezeptor-Antagonisten

Atropin, Scopolamin, Tropicamid, Butylscopolamin, Ipratropium, Benzatropin

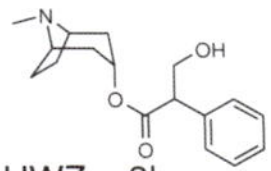
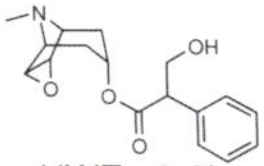
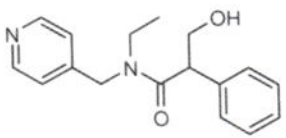
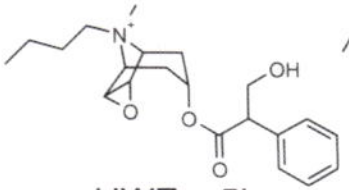
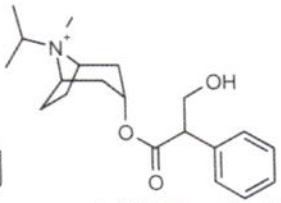
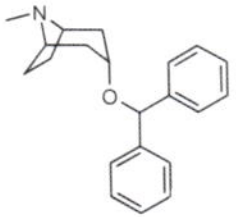

- Atropin: HWZ = 3h, Wirkdauer am Auge 7-10d, **ZNS-gängig**
- Scopolamin: HWZ= 2-3h, Wirkdauer am Auge 3-7d, **ZNS-gängig**
- Tropicamid: Wirkdauer am Auge einige h
- Butylscopolamin: HWZ = 5h, schlechte Membrangängigkeit → Indikation: Spasmen im GIT
- Ipratropium: HWZ = 2-4h, Indikation: COPD
- Benzatropin: Indikation: M.Parkinson

Weitere: Biperiden, Bornaprin, Metixen, Trihexylphenidyl (alle mit Indikation Parkinson)

Wirkungen/Nebenwirkungen der Muskarinrezeptor-Antagonisten:

1. **Hemmung der Sekretion** von Speichel, Tränen, Schweiß, Bronchialsekret, Magensekretion
2. Herz: **Herzfrequenz**↑ **, AV-Überleitung** ↑ , moderate Tachykardie
3. **Relaxation der glatten Muskulatur** in Bronchien, GIT, Gallenblase und Harnblase
4. Auge: **Mydriasis**, Fern-Akkomodation, Glaukomanfall
5. ZNS: motorische Erregung/Dämpfung, Halluzinationen, Unruhe Desorientiertheit

natürliche Herkunft: Atropin (+/- Hyoscyamin), Scopolamin (- Hyoscin) in Tollkirsche (Atropa belladonna), Stechapfel (Datura stramonium), Bilsenkraut (Hyoscyamus niger)

Indikationen: Bradykardie, AV-Block, Spasmen im Magen-Darm-Kanal/Gallenwege/Harnwege, COPD, Asthma, Bewirkung der Mydriasis, M. Parkinson (Besserung des Ruhetremors und Speichelflusses), Kinetosen, Anästhesiologie, Alkylphosphatvergiftung

WW: Chinidin, tricyclische Antidepressiva + Neuroleptika (wegen anticholinergen NW), Amantadin

KI: Engwinkelglaukom, tachykarde Arrhythmien, Miktionsstörungen, Prostatahypertrophie

Therapie der Atropinvergiftung: Physostigminsalicylat 1-2mg i.v., Magenspülung, Diazepam

# 1.1.7 Stabilisierende Muskelrelaxantien

## 1.1.7 Stabilisierende Muskelrelaxantien

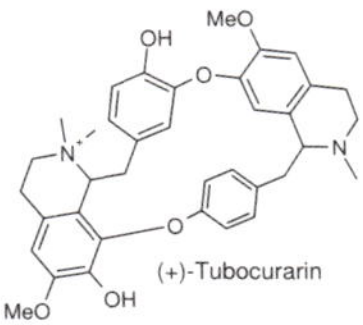

(+)-Tubocurarin

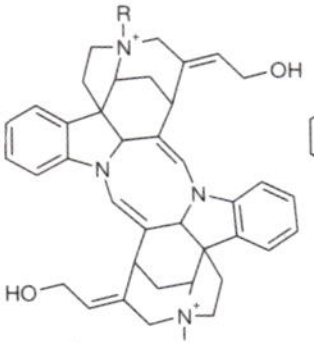

Toxiferin-I (R=$CH_3$)
Alcuronium (R=$CH_2$-CH=$CH_2$)

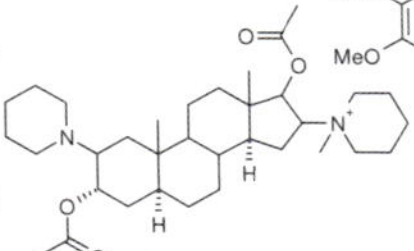

Vecuronium

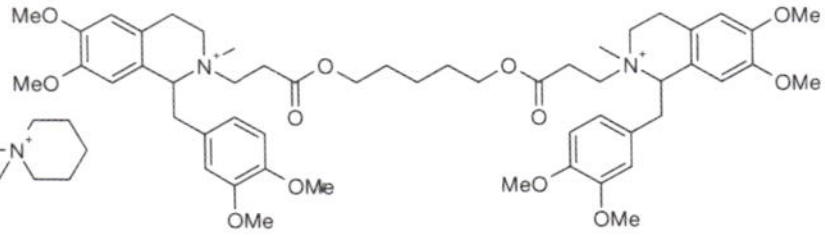

Atracurium

<u>WM</u>: **kompetitive Antagonisten am Nikotin-Rezeptor** der muskulären Endplatte
in hohen Konzentrationen nicht-kompetitive Hemmung des Kanals
Blockade von 70-80% der Rezeptoren notwendig, Bindung an eine α-UE des N-Rezeptors ausreichend
keine zentralen Effekte, da nicht ZNS-gängig

<u>Wirkung</u>: **Muskelrelaxation**: erst äußere Augenmuskeln (Doppelbilder), dann kleine Muskeln des Gesichts und Pharynx (Schluckbeschwerden), zuletzt respiratorisch wichtige Muskeln (erholen sich zuerst)

<u>Indikation</u>: Muskelrelaxation bei Operationen, Erleichterung der Intubation, Krämpfe (z.B. Wundstarrkrampf, wenn Benzodiazepine unzureichend), Elektrokrampftherapie

<u>Pharmakokinetik</u>: Wirkdauer: lang wirksam (60-80min): Tubocurarin, Alcuronium, Pancuronium
mittel lang (20-35min): Atracurium, Vecuronium
kurz (15-25min): Mivacurium

<u>NW</u>: Tubocurarin: **Histaminfreisetzung** → Bronchospasmus + Bronchialsekretion, **Ganglienblockade** → Hypotonie
Atracurium: schwache Histaminfreisetzung; Vecuronium: keine Histaminfreisetzung
Pancuronium: BP-Anstieg möglich, schwache **M-Rez.Blockade** (→ Tachykardie, aber erst in hohen Dosen), geringe Histaminfreisetzung

<u>WW</u>: Antagonisierung durch **AchE-Hemmstoffe** (**Decurarisierung**)
Wirkverstärkung durch Narkotika (Halothan), Aminoglykoside, Tetracycline, Chinidin, Clindamycin, Amphotericin B, Calciumkanalblocker, Schleifendiuretika

# 1.1.8 Depolarisierende Muskelrelaxantien

## 1.1.8 Depolarisierende Muskelrelaxantien

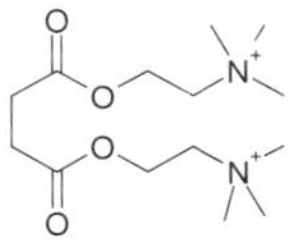

Suxamethonium

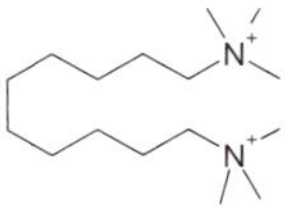

Decamethonium

WM: **Bindung an N-Rez.** → Öffnung der ligandenabhänigen Ionenkanäle → Depolarisation → Öffnung von $Na^+$-Kanälen → Inaktivierung der $Na^+$-Kanäle durch Dauerdepolarisation; ligandenabhängige Kanäle bleiben offen = **Phase-I-Block/ Depolarisationsblock** → bei wdh Gabe der Muskelrelaxantien: **Phase-II-Block = Desensibilisierung der Nikotinrezeptoren**, Natriumkanäle wieder aktivierbar

! In Phase-II kann der Block durch AchE-Hemmer abgeschwächt werden

Wirkung: **schlaffe Lähmung**

Indikationen: Muskelrelaxation bei OPs, Erleichterung der Intubation, Krämpfe, Elektrokrampftherapie

Kinetik: Wirkung nur bei mehrfachen Impulsen
kurze Wirkung: 5-10min
**Abbau durch Butyrylcholinesterase im Plasma (! Polymorphismus)**

NW: **initiale Faszikulationen, Muskelschmerzen**, Kalium-Verlust in Muskelzellen → **Hyperkaliämie** → Herzrhythmusstörungen, **Aktivierung von M-Rez.** → Bradykardie, Anstieg des intraokulären Drucks, **maligne Hyperthermie**, schwache Histaminfreisetzung

MALIGNE HYPERTHERMIE: Ursachen: Narkotika (Halothan, Isofluan) und Succinylcholin
Symptome: Hypoxie, Hypercapnie, metabolische Acidose, Nierenversagen durch Verstopfen der Tubuli mit Myoglobin
Antidot: Dantrolen

# 1.1.9 Agonisten und Antagonisten an ganglionären Nikotinrezeptoren

## 1.1.9 Agonisten und Antagonisten an ganglionären Nikotinrezeptoren

### 1.1.9.1 Agonisten: Nikotin

WM: zunächst Erregung der Nikotinrezeptoren → Dauerdepolarisation → Blockade

Wirkung: **je nach Dosis und Dauer**:

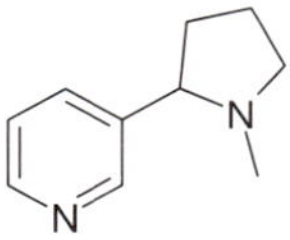

erregend oder blockierend

Erregung sympathischer Ganglien → NA + Adrenalin↑ → BP↑ + HF↑

<-> bei höherer Dosierung: BP↓ , Bradykardie

Darm: primäre Peristaltik und Tonus↑, Magensaftsekretion↑

ZNS: erregend, Tremor, Konzentrationsfähigkeit↑ , Abhängigkeit (wegen DA-Freisetzung), Freisetzung von ACTH + Endorphin, Antidiuretisches Hormon↑, Stimulation der glutamatergen Übertragung

Kinetik: gute Resorption, HWZ = 2h, Metabolite Pyridinmethylaminobuttersäure, Kotinin

Nikotin-Vergiftung: 60mg letal, 1 Zigarette 6-9mg, Inhalation 1mg

Erbrechen, Durchfälle, **Kreislaufkollaps, Krämpfe, Atemlähmung**

### 1.1.9.2 Antagonisten: Hexamethonium, Tetraethylammonium, Mecamylamin

WM: **Antagonismus an Nikotinrezeptoren der Ganglien** (teilweise der Muskelendplatte)

→ Unterbrechung der ganglionären (und neuromuskulären) Übertragung

Wirkung: erste blutdrucksenkende Pharmaka, heute obsolet

**Vasodilatation der Arteriolen und Venolen**

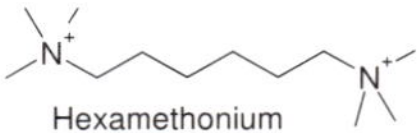

Hexamethonium

NW: **M-Rezeptor-Blockade**:

Tachykardie, Mydriasis, Obstipation, Sekretionsminderung im GIT, Harnverhalten

**1.2 Adrenerges System**

# 1.2 Adrenerges System

## 1.2.1 Adrenerges System – Übersicht Neurotransmission

## 1.2.1 Adrenerges System – Übersicht Neurotransmission

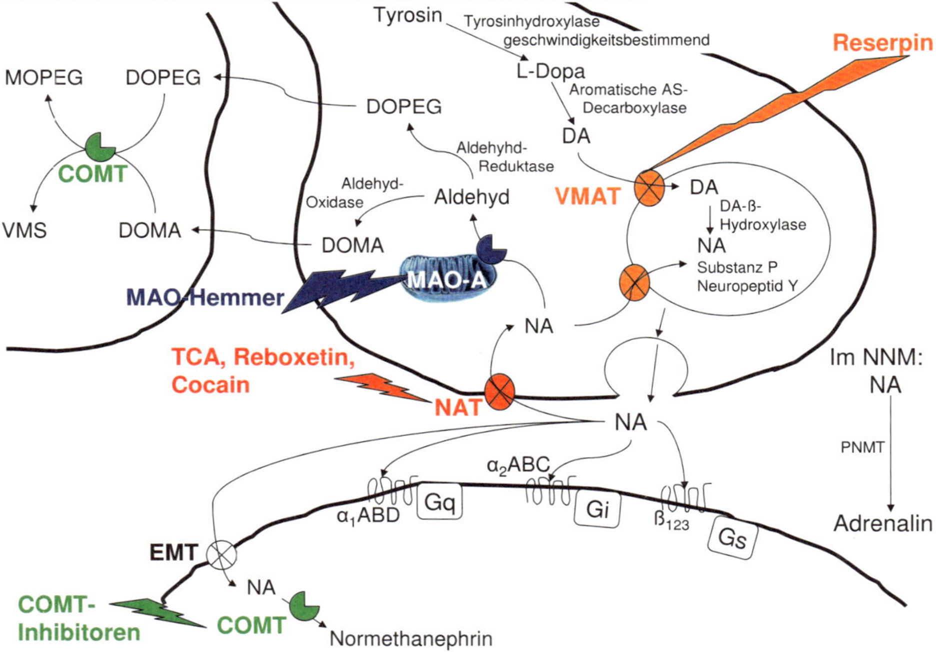

## 1.2.2 Adrenerges System – Wirkung der Agonisten

## 1.2.3 Adrenerges System – Selektivität von NA/Adrenalin

## 1.2.4 Adrenerges System – Kopplung der Rezeptoren

## 1.2.2 Adrenerges System – Wirkung der Agonisten

→ ZNS: Antriebssteigerung, Aufmerksamkeitssteigerung
→ Augen: Kontraktion des M. dilatator pupillae → Mydriasis (α1)
→ Tränen-/Speichel-/Schweißsekretion: wenig, Speichel zähflüssig (α1 bzw. $M_{2/3}$ bei Schweiß)
→ Herz: positiv ino-/chrono-/dromo-/lusitrop, Blutdrucksteigerung (ß1 > ß2)
→ Blutgefäße: Konstriktion mesenterial, im GIT und in Haut/ Schleimhaut (α1 > α2)
Dilatation im Skelettmuskel (ß2)
→ Bronchien: Erschlaffung der glatten Muskulatur → Bronchdilatation (ß2); Kontraktion über α2
→ Haut: Anstieg der Schweißbildung (cholinerg M2/M3)
→ Fettgewebe: Triglycerid-Abbau ↑ , Fettsäure-Freisetzung ↑ (ß1,2,3); Hemmung über α2
→ Leber: Glykogen-Abbau und Glucose-Freisetzung (α1, ß2)
→ Niere: Renin ↑ (ß1)
→ Blase: Sphinktertonus ↑ (α1), Relaxation des M. detrusor (ß2)
→ Magen-Darm: Peristaltik ↓ (α2,ß2), Sphinktertonus ↑ (α1)
→ Skelettmuskel: Durchblutung und Glykogenabbau ↑ (ß2)
→ Pankreas: Insulin ↑ , Glucagon ↑ (ß2); Hemmung der Insulinfreisetzung über α2

## 1.2.3 Adrenerges System – Selektivität von NA/Adrenalin

Noradrenalin: an alle außer ß2 <-> Adrenalin kaum an ß3

## 1.2.4 Adrenerges System – Kopplung der Rezeptoren

| | |
|---|---|
| $\alpha_1$ABD: Gq → PLC ↑ → $Ca^{2+}$ ↑ | → glatte Muskeln, Drüsen |
| $\alpha_2$ABC: Gi/o → AC ↓ → cAMP ↓, $K^+$-Kanäle ↑ , $Ca^{2+}$-Kanäle ↓ | → Neurone: präsyn. Hemmung |
| ß1: Gs → AC ↑ → cAMP ↑ | → Herz |
| ß2: Gs → AC ↑ → cAMP ↑ | → Stoffwechsel, glatte Muskulatur |
| ß3: Gs → AC ↑ → cAMP ↑ | → Lipolyse |

## 1.2.5 Natürliche Agonisten

## 1.2.5 Natürliche Agonisten

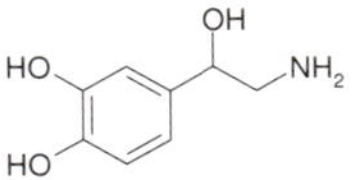

### → Noradrenalin

WM: Stimulation von **α1, α2, β1**-Rezeptoren

Indikationen: **Vasokonstriktor** (! ß2-Effekt fehlt → keine ausgewogene Vasokonstriktion, sondern extreme Erhöhung des peripheren Widerstands → nur wenn alles dilatiert = septischer Schock!!!)

### → Adrenalin

WM: Stimulation von **α1, α2, β1, β2**-Rezeptoren

Indikationen: **Vasokonstriktor, Reanimation, allergischer Schock**

1. **Vasokonstriktor**: über α1(2) bei lokaler Applikation → Suprarenin 1mg 1:10 verdünnt → 0,1-0,2mg Adrenalin
2. **Reanimation**: - Lagerung, Hilfe holen lassen, Notruf
   - Beatmung: Herzdruckmassage (2:15)
   - Kontrolle des Herzrhythmus

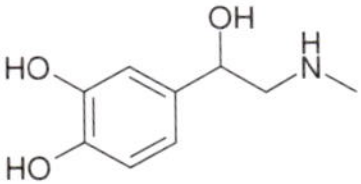

**Kammerflimmern**
EKG: flimmert
→ Defibrillation (evtl. wdh nach Intubation bzw. i.v.-Zugang)
→ Intubation, i.v.-Zugang
→ Adrenalin 1mg endobronchial oder i.v. alle 3-5min oder Vasopressin 40U i.v. 1x
→ Vasokonstriktion, da Gefäße dilatiert, aber für Erfolg der Defibrillation BP > 25mmHg notwendig

**Asystolie**
EKG: Nulllinie
→ Intubation, i.v. Zugang
→ Adrenalin über ß-Rezeptoren als Herzschrittmacher: ß1/2 → Gs → AC → cAMP → HCN-Schrittmacherkanäle des Herzens im Sinusknoten

3. **Anaphylaktischer Schock**: Schock = Kreislaufversagen: niedriger BP, schlapper Puls, Puls ↑ → Adrenalin: α1/2 → BP ↑, β-Rez.-Stimulation → BP ↑, β2-Stimulation → Bronchodilatation, Histaminfreisetzung ↓

→ NW: **Tachykardie, Arrhythmien, Apoptose von Herzmuskelzellen** (Nekrose) durch Hyperkontraktilität und erhöhten kardialen $O_2$-Verbrauch → Adrenalin nur wenige Tage bei akuter Herzinsuffizienz

→ KI: schlecht behandelte Hypertonie, Arrhythmien, chronische Herzinsuffizienz (→ ß-Blocker)

# 1.2.6 Direkte Sympathomimetika = Rezeptoragonisten

## 1.2.6.1 $\alpha_1$-Agonisten

## 1.2.6.2 $\alpha_2$-Agonisten

## 1.2.6.3 α-Methyldopa

## 1.2.6 Direkte Sympathomimetika = Rezeptoragonisten 1

### 1.2.6.1 $\alpha_1$-Agonisten: Phenylephrin

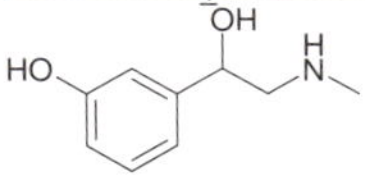

WM: **α1-Stimulation** → Vasokonstriktion und Konstriktion glatter Muskulatur
Indikation: lokal zum Abschwellen der Schleimhäute (Auge, Nasentropfen)
NW: **Herzklopfen, Herzrhythmusstörungen, Blutdruckanstieg**

### 1.2.6.2 $\alpha_2$-Agonisten: Naphazolin, Oxymetazolin, Clonidin, Brimonidin

WM: Stimulation von α2 >> α1 → **Vasokonstriktion; Senkung der AP-Frequenz im ZNS**
Wirkungen: **Antihypertensiv, Augeninnendruck** ↓, Vasokonstriktion (bei i.v.-Applikation kurzfristig), Bradykardie, **Sedation**

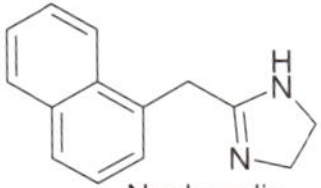

Naphazolin

Indikationen: Oxymetazolin, Naphazolin, Xylometazolin: Nasentropfen
Brimonidin, Apraclonidin: Glaukom
Clonidin, Moxonidin, Guanfacin: Glaukom, Hypertonie (p.o.), Sedation (i.v.)

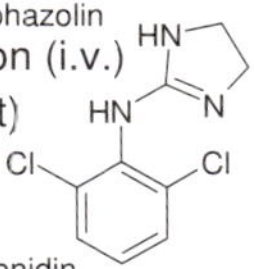

Clonidin

NW: Nasentropfen: „Privinismus“ (chronische Austrocknung der Nasenschleimhaut)
Anwendung am Auge: Mundtrockenheit, okuläre Hyperämie, Augenbrennen
p.o./i.v.: **Müdigkeit, Schlafstörungen**, depressive Verstimmungen, **orthostatische Dysregulation**, Mundtrockenheit, Obstipation u.a. **GIT-Störungen, Abnahme von Potenz und Libido**

### 1.2.6.3 α-Methyl-Dopa

WM: Umsetzung zu α-Methyl-DA durch Dopadecarboxylase → Umwandlung durch DA-ß-Hydroxylase in **α-Methyl-NA = selektiver α2-Agonist** ~ Clonidin
Wirkung: **blutdrucksenkend** durch Senkung der AP-Frequenz im Sympathikus
Indikation: Antihypertensive Therapie in der Schwangerschaft
NW: **Sedation, Schlafstörungen**, Depression, **Parkinson** (WW mit DA-Synthese), **Prolaktin-Sekretion** ↑ **, hämatologische Störungen, Orthostase**, Mundtrockenheit

# 1.2.6.4 ß$_1$-Agonisten

# 1.2.6.5 ß$_2$-Agonisten

### 1.2.6.4 ß$_1$-Agonisten: Dobutamin

WM: ß1-Stimulation → vermehrte Kontraktilität am Herzen (**positiv inotrop**)
über ß2 vasodilatierend, über α1 vasokonstriktorisch → **neutrale Gefäßwirkung**

Indikation: akute Herzinsuffizienz, kardiogener Schock

NW: Anstieg der Herzfrequenz und des BP, **ventrikuläre Rhythmusstörungen, Hemmung der Thrombozytenfunktionen, Angina pectoris**

### 1.2.6.5 ß$_2$-Agonisten: Salbutamol, Terbutalin, Fenoterol (inhalativ, schnell und kurz wirksam) Formoterol, Salmeterol (inhalativ, langwirksam), Clenbuterol (p.o., langwirksam)

Wirkung: **Relaxation glatter Muskulatur, Hemmung der Mediatorfreisetzung aus Mastzellen, Aktivierung der mukoziliären Clearance**

Indikationen: Asthma, COPD, Uterus-Dilatation (Tokolyse bei i.v.-Gabe)

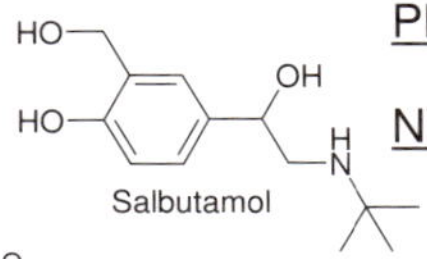

Salbutamol

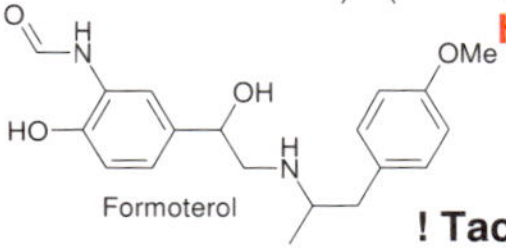

Formoterol

Pharmakokinetik: Wirkdauer = 4-6h bei kurzwirksamen ß2-Agonisten
Wirkdauer >12h bei langwirksamen ß2-Agonisten

NW: **Hyperglykämie** (bei Diabetes mellitus), **Tachykardie** (direkt durch ß1-/ß2-Aktivierung oder indirekt durch Reflextachykardie nach ß2 vermittelter Vasodilatation), **Tremor, Arrhythmien**, Angst/Unruhe, **Hypokaliämie** → Indikation: Dialyse-überfälliger Patient: erhöhtes $K^+$
→ Herzrhythmusstörungen → 1-2 Stöße Asthmaspray
→ über ß2-Rezeptoren in der Skelettmuskulatur: $Na^+$-$K^+$-ATPase ↑ → $K^+$ vermehrt aufgenommen)

**! Tachyphylaxie der tokolytischen Wirkung, aber nicht der Tachykardie !**

KI (relativ): schwere Herzerkrankungen, Einnahme von Herzglykosiden, schwere/unbehandelte Hypertonie, Hyperthyreose, Diabetes mellitus

# 1.2.7 Indirekte Sympathomimetika

## 1.2.7 Indirekte Sympathomimetika

→ NA-Transporter-Substrate oder Hemmstoffe des NA-Transports:
Tyramin, Ephedrin, Cathin, Cathinon, (Met-)Amphetamin (auch Methylendioxy-amphetamin MDMA = Ecstasy), Methylphenidat (BtM)

WM: **nicht-exozytotische Freisetzung von NA (Adrenalin, DA, 5-HT)**

Mechanismus am Bsp NA: Amine gelangen im Cotransport mit Natrium über NAT ins Axoplasma → Kompetitive Hemmung der NA-Aufnahme in die Vesikel (an VMAT) und des NA-Abbaus durch MAO → Anstieg der NA-Konz. im Axoplasma → Umkehr des NAT und dadurch nicht-exozytotische NA-Freisetzung im Cotransport mit Natrium (Natrium-Gradient)
Reuptake von NA über NAT durch die Amine ebenfalls kompetitiv gehemmt

Amphetamin

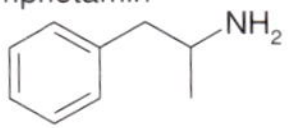


Wirkung: Euphorie, zentrale Stimulation, antriebssteigernd, Appetithemmung („Weckamine")
! Tachyphylaxie, da wdh Gabe die NA-Vorräte erschöpft <-> direkte Agonisten

Indikationen: Ephedrin: Abschwellung der Nasenschleimhaut
Narkolepsie, hyperkinetisches Syndrom, „Appetitzügler"
ADHS (Methylphenidat: Wirkung von Amphetamin, aber weniger NW)

NW: BP ↑, Schwitzen, Tremor, **Arrhythmien, Herzinfarkt, DIC, metabol. Acidose**, Fieber, **Rhabdomyolyse** (durch Muskelaktivierung), Psychose, Nierenschäden, **Krämpfe**

→ Cocain

WM: Hemmung von NAT, DAT, SERT und spannungsabhängiger Natriumkanäle

Wirkungen/NW: Euphorie, Vasokonstriktion, Hypertonie, Myokardischämie, Myokarditis, zerebrale Ischämie, Krämpfe, Angst, Depression, Halluzinationen, Psychosen, vermehrte Aufmerksamkeit, überhöhtes Selbstvertrauen

→ Atomoxetin

WM: Hemmung von NAT

Indikation: ADHS (Aufmerksamkeitsdefizit-Hyperaktivitätssyndrom)

# 1.2.8 Sympatholytika – adrenerge Rezeptorantagonisten

## 1.2.8.1 $\alpha_1$, $\alpha_2$-Antagonisten

## 1.2.8.2 $\alpha_1$-Antagonisten

## 1.2.8 Sympatholytika – adrenerge Rezeptorantagonisten

### 1.2.8.1 $\alpha_1$, $\alpha_2$-Antagonisten: Phenoxybenzamin

WM: **Blockade von α1 und α2 irreversibel** → BP sinkt durch Senkung der Vasokonstriktion, aber durch α2-Blockade: NA↑

Indikation: Phäochromozytom, schwierig zu operieren, da bei operativer Entfernung des Phäochromozytoms große Mengen an NA und Adrenalin freigesetzt werden

NW: **orthostatische Dysregulation, Tachykardie, Schleimhautschwellung mit verstopfter Nase**

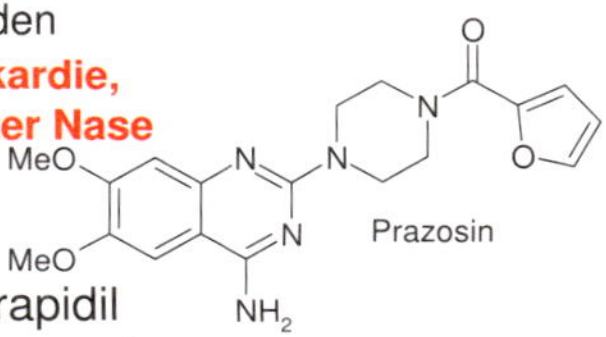


Prazosin

### 1.2.8.2 $\alpha_1$-Antagonisten: Prazosin, Terazosin, Doxazosin, Urapidil

WM: **Blockade von α1** → Vasodilatation, Raynaud-Syndrom
! Reflektorische Tachykardie + Reninfreisetzung

Pharmakokinetik: Prazosin: kurze HWZ < 3h
Terazosin: HWZ = 8-14h, Doxazosin: HWZ = 22h → gleichmäßigere Blutdrucksenkung bei Hypertonie

Indikation: Hypertonie (Mittel der 2.Wahl)

Alfuzosin, Tamsulosin

WM: **Blockade von v.a. α1A** → weniger BP-Senkung

Indikation: Prostatahyperplasie: Symptomatik: Brennen, häufiges, geringes Wasserlassen → Besserung durch Weitstellung der Gefäße durch α1-Blockade, aber keine Änderung der Progression der Hyperplasie → Kombi mit 5α-Reduktase-Hemmer

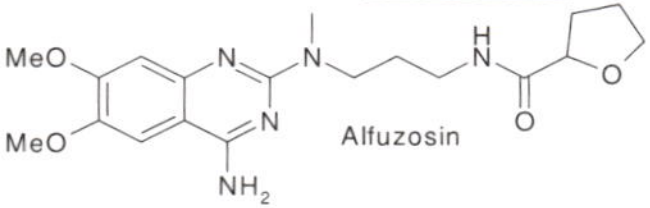


Alfuzosin

NW: **Tachykardie, Orthostase, verstopfte Nase**

## 1.2.8.3 $\alpha_2$-Antagonisten

1.2.8.3 $\alpha_2$-Antagonisten: Mirtazapin, Mianserin

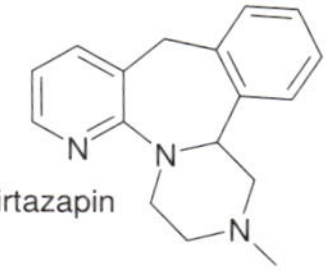

Mirtazapin

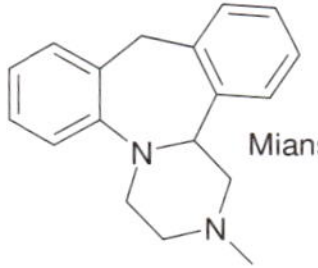

Mianserin

WM: **α2-Blockade → NA-Transmission ↑ , 5-HT-Transmission ↑**
5-HT2- und 5-HT3-Blockade → 5-HT1-Transmission ↑ (selektiv)

Wirkung: **stimmungsaufhellend**, antisuizidale Wirkung (erst nach 2 Wochen)
**psychomotorisch dämpfend**

Indikation: Depression

Pharmakokinetik: hohe Lipophilie, gute orale BV, hohe Plasmaproteinbindung (>90%)
großes Verteilungsvolumen, gute ZNS-Gängigkeit, lange HWZ
Metabolisierung durch CYP, Konjugation und renale Elimination
! Aktive Metabolite !

NW: **Sedierung** (H1-Block), **orthostatische Störung, Blutbildveränderung** (Neutropenie, Agranulocytose), **Gewichtszunahme**

# 1.2.8.4 $\beta_1$, $\beta_2$-Antagonisten 1

## 1.2.8.4 ß$_1$, ß$_2$-Antagonisten 1

Beispielhafte Struktur:

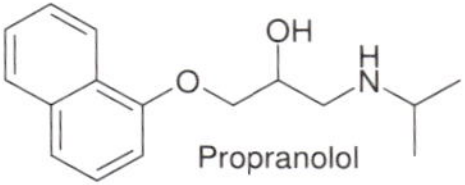


Propranolol

WM: BP ↓ durch **HMV** ↓ (ß1-Rezeptoren am Herz gehemmt → negativ ino-und chronotrop)
**Hemmung der Renin-Freisetzung** aus der Niere (ß1-Blockade) → Angiotensin II ↓
**Blockade präsynaptischer, aktivierender ß2-Rezeptoren**
**Erhöhung der Empfindlichkeit des Baroreflexes** (ß1-Blockade) → BP-Senkung
**Hemmung des zentralen Sympathikustonus** → Sinusrhythmus ↓, Hemmung der AV-Überleitung, Senkung des $O_2$-Verbrauchs

Wirkungen: *Sofortwirkungen*:
**Senkung von Herzfrequenz und Schlagvolumen** → BP-Senkung, ABER: reflektorische NA-Freisetzung → BP-Anstieg → BP-neutral
Renin-Ausschüttung sinkt durch Blockade renaler ß1-Rezeptoren
**Senkung des Sinusrhythmus, Hemmung der AV-Überleitung, Senkung des $O_2$-Verbrauchs, negativ ino-/chronotrop**

*Langzeitwirkungen*:
**BP-Senkung**: HF + Schlagvolumen normalisiert, aber peripherer Widerstand ↓
Renin-Ausschüttung gehemmt durch Blockade renaler ß1-Rezeptoren

NW: **Bradykardie bis AV-Block**, Hautdurchblutung ↓ **Bronchokonstriktion** (v.a. bei ß2-Blockade), **Hypoglykämie-Gefahr** bei Diabetes mellitus (Maskierung der Symptome durch Blockade der Sympathikus-Aktivierung), **(periphere) Durchblutungsstörungen**, ZNS-Störungen, Hypotension, **Müdigkeit**, Muskelschwäche (10-20% „angezogene Handbremse“ = **kardialer Leistungsverlust**), Hyperlipidämie, Impotenz

KI: Asthma, COPD, Bradykardie, Hypotonie, akute Herzinsuffizienz, AV-Block II-III°

# 1.2.8.4 ß$_1$, ß$_2$-Antagonisten 2

1.2.8.4 $\beta_1$, $\beta_2$-Antagonisten 2

→ Substanzen

| | ISA | Nicht selektiv | „ß1-selektiv“ | ß-Blocker mit zusätzlichen Effekten | |
|---|---|---|---|---|---|
| WM | ß1/ß2-Blockade | ß1/ß2-Blockade | Blockade ß1>ß2 | Blockade ß1, ß2 | Blockade ß1 |
| Substanzen | Celiprolol | Propranolol | Metoprolol, Bisoprolol | Carvediol | Nebivolol |
| Zusätzliche Wirkung | Vasodilatation durch partiellen ß2-Agonismus | --- | Keine ß2-Blockade | Radikalfänger Vasodilatation durch $\alpha_1$-Blockade | NO-Freisetzung |

→ Indikationen: Hyperthyreose (akut → Propranolol), chronisches Offenwinkelglaukom (in hohen Konzentrationen Timolol: Hemmung der Kammerwasserproduktion), Migräne Prophylaxe, Zittern/Herzklopfen, Myokardinfarkt, Angina pectoris, Kammertachykardien zusammen mit Amiodaron, chronische Herzinsuffizienz (! einschleichend: initial 1/20 der Zieldosis), Koronare Herzkrankheit (KHK), Hypertonie

→ Pharmakokinetik: **BV 35-90%:** Propranolol 35% (FPE), Bisoprolol 90%

HWZ 4-10h: Propranolol 4h, Bisoprolol 10h

→ Wirkungseintritt nach h, max. Wirkung nach Tagen-Wochen

renale Elimination 0% (Propranolol → hepatische Metabolisierung)

bis 88% (Bisoprolol)

**1.3 Dopaminerges System**

# 1.3 Dopaminerges System

## 1.3.1 Dopaminerges System – Übersicht Neurotransmission

## 1.3.1 Dopaminerges System – Übersicht Neurotransmission

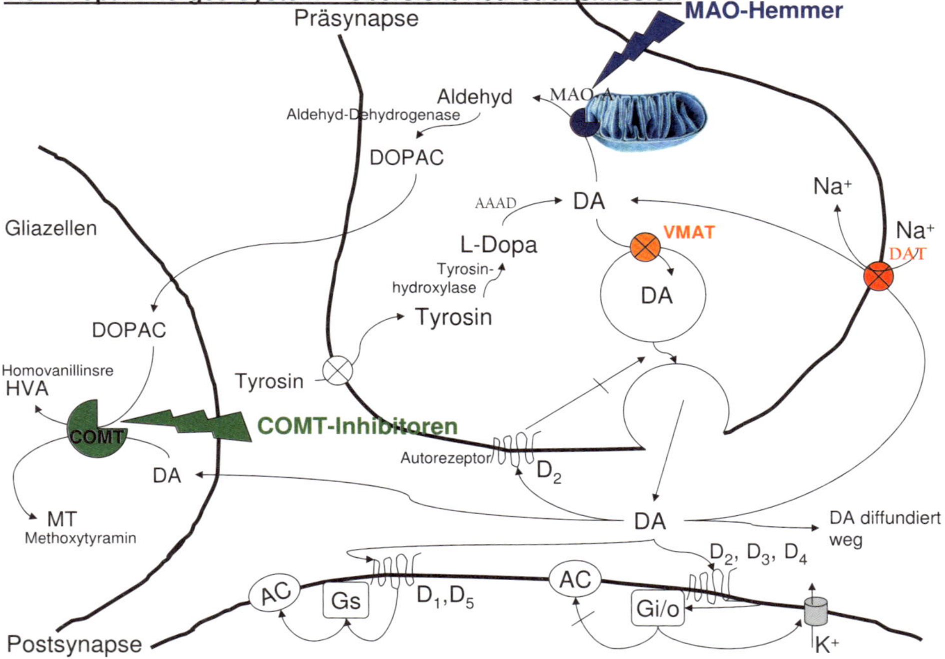

# 1.3.2 Dopaminerges System – Übersicht Rezeptoren

## 1.3.2 Dopaminerges System – Übersicht Rezeptoren

| | D1-Typ | | D2-Typ | | |
|---|---|---|---|---|---|
| **Signaltrans-duktion** | Gs → cAMP-Anstieg | | Gi/o → cAMP sinkt, $Ca^{2+}$-Kanal ↓, $K^{+}$-Kanal ↑ (ßy) | | |
| **Wirkung** | prä- und postsynaptisch Stimulierung Vasodilatation, Salzausscheidung | | Prä- und somatodendritische Hemmung (Axonendigung hyperpolarisiert) | | |
| **Agonisten** | DA (voller Agonist), Apomorphin (partieller Agonist), Bromocriptin (PA) | | DA (voller Agonist), Apomorphin (partieller Agonist = PA), Bromocriptin (PA) | | |
| **Rezeptoren** | D1 | D5 | D2 | D3 | D4 |
| Antagonisten | | | | | |
| Chlorpromazin | + | + | +++ | +++ | + |
| Haloperidol | ++ | + | +++ | +++ | +++ |
| Spiperon | | | +++ | +++ | +++ |
| Sulpirid | | | +++ | ++ | |
| Clozapin | + | + | + | + | ++ |

Vorkommen der Rezeptoren: D1: Cortex, limbisches System, Basalganglien, Niere, Blutgefäße
D2: Cortex, limbisches System, Basalganglien, Hypophyse, Sympathikus (Heterozeptor)
D3: limbisches System, Basalganglien

→ periphere Effekte: D1-Aktivierung → BP-Senkung wegen Vasodilatation → in Niere: Durchblutung ↑, Herzzeitvolumen ↑

## 1.3.3 Dopamin

## 1.3.4 L-Dopa

### 1.3.3 Dopamin

WM: mit steigender Dosierung **Agonismus an**

- **D1** → Vasodilatation in der Niere und Splanchnikus → Erhöhung von RPF und Diurese
- **D2** → Hemmung der NA-Freisetzung
- **ß-AR** → Tachykardie, Inotropie
- **α-AR** → periphere Vasokonstriktion

Pharmakokinetik: HWZ = 2min, Abbau durch COMT/ MAO

Indikationen: Kreislaufschock mit eingeschränkter Nierendurchblutung

NW: **Nausea/Erbrechen, periphere Vasokonstriktion, Tachyarrythmien, kardiale Ischämie**

### 1.3.4 L-Dopa

WM: **L-Dopa ersetzt nach Umsetzung durch AAAD fehlendes DA**; damit Umwandlung nicht in Peripherie (DA nicht mehr ZNS-gängig und unerwünschte NW durch peripheres DA), werden **AAAD-Inhibitoren** (Carbidopa, Benserazid) zugegeben, die nicht ZNS-gängig sind

**PROBLEME**: Wirkungsabnahme (AAAD fehlt?)
Motorfluktuationen = ON-OFF-Phänomen (30% der Patienten nach 5 Jahren)
Dyskinesien

Indikation: Morbus Parkinson (nur für Patienten > 70 Jahre)

NW: **Nausea, orthostatische Hypotonie** (durch peripheres DA), **Verwirrtheit, Psychosen**

WW: **nicht zusammen mit proteinreicher Nahrung einnehmen**: Störung der Dopa-Aufnahme ins Gehirn, da diese über AS-Transporter erfolgt

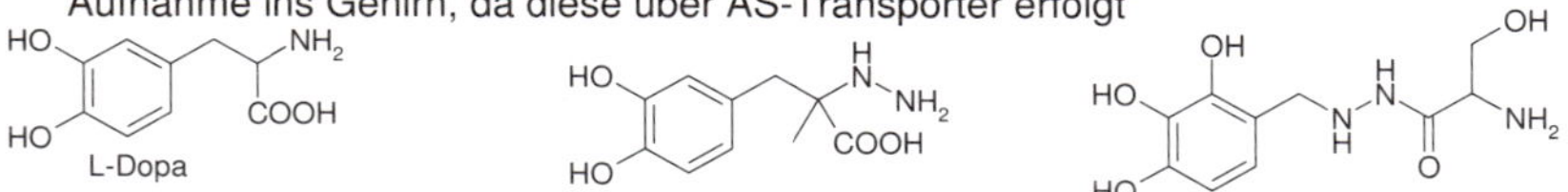

L-Dopa Carbidopa Benserazid

# 1.3.5 Dopaminagonisten

## 1.3.5 Dopaminagonisten

Ergot-Derivate: Bromocriptin, Cabergolin, Dihydroergocriptin, Lisurid, Pergolid

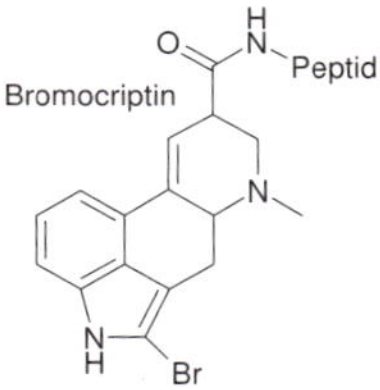


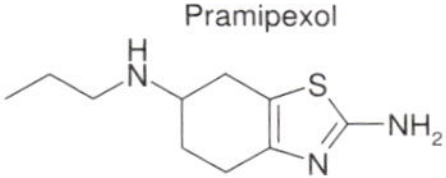


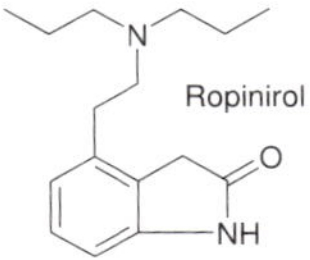


Non-Ergot: Pramipexol, Ropinirol, Rotigotin (TTS), Apomorphin (s.c., Infusion, nur bei schweren Motorfluktuationen)

WM: **$D_2$-Agonismus**

Indikationen: Morbus Parkinson (initial bei Patienten <70 Jahre), Hemmung der Prolaktinfreisetzung
Migräne: Dihydroergotamin, Ergotamin

Pharmakokinetik: HWZ (Cabergolin) = 65h

NW: Verwirrtheit, **Psychose, Erbrechen/Übelkeit, orthostatische Hypotension**, Schläfrigkeit
**Ergot-Derivate: Raynaud-Syndrom,** Vasokonstriktion (je nach intrinsischer Aktivität am α-Adrenozeptor und 5-HT-Rezeptor), **Ischämie bis Gangrän**
**Fibrose:** Endocard, perivaskulär, peribronchial, retroperitoneal

KI: ischämische Gefäßerkrankungen

# 1.3.6 DA-Antagonisten: Typische Neuroleptika

## <u>1.3.6 DA-Antagonisten: Typische Neuroleptika</u>: Phenothiazine, Butyrophenone

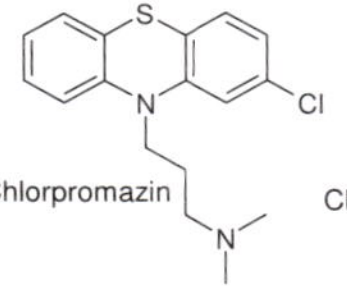
Chlorpromazin

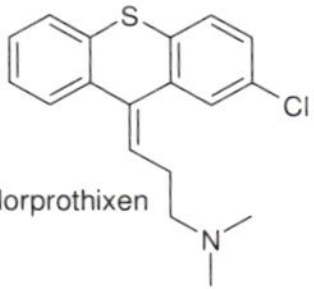
Chlorprothixen

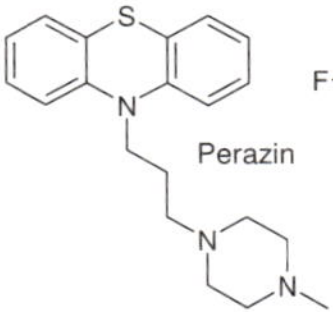
Perazin

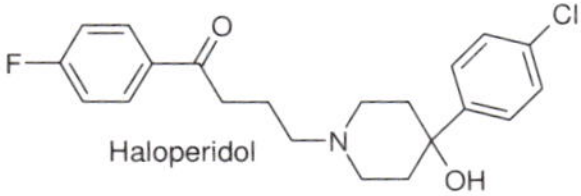
Haloperidol

<u>WM</u>: **$D_2$-Rezeptorblockade**: 80% müssen für antipsychotische Wirkung blockiert sein

<u>Wirkung</u>: **Positivsymptome**↓, aber kaum Einfluss oder gar Verschlechterung der Negativsympt.

<u>Indikationen</u>: wie atypische Neuroleptika

<u>NW</u>: **EXTRAPYRAMIDAL-MOTORISCHE STÖRUNGEN (EPS oder EPMS)**:

a) **Frühdyskinesie** (erste 5 Tage): mimische Muskulatur, Zunge, Schlund, Hals, Arme, Larynx, Pharynx → Behandlung: M-Rezeptoren-Blockade (Biperiden)

b) Neuroleptikum-induziertes **Parkinsonoid** (1 Woche – mehrere Wochen): Rigor, Tremor, Akinesie, Speichelfluss → Behandlung: M-Rez.-Blockade (Biperiden), Dosisreduktion, Wechsel auf ein Atypisches Neuroleptikum

c) **Akathisie** (1 Woche – mehrere Wochen) → Behandlung: Biperiden, Propranolol, BDZ

d) **Spätdyskinesie** (tardive Dyskinesie, erste 3 Jahre, mehrere Monate nach Beginn der Therapie, auch nach Beendigung der Therapie): Saug-, Schmatz-, Zungen- und Kau-bewegungen, auch Extremitäten und Rumpfmuskulatur → Behandlung: Tiaprid, hochpotente Neuroleptika, Wechsel zu Clozapin

e) **Malignes neuroleptisches Syndrom**: Rigor, Akinesie, hohes Fieber, Muskelzerfall (Creatinkinase↑, Myoglobin↑), Myoglobinurie, metabolische Acidose, Tachykardie → Behandlung: Absetzen, Dantrolen, Bromocriptin, Amantadin

ZNS: **Hyperprolaktinämie** (Galaktorrhö, Gynäkomastie), Delir (M-Rezeptor-Block)

**Anticholinerge Wirkung** (M-Block), **Hypotonie/orthostatische Störungen** ($\alpha$1-Blockade)

## 1.3.7 DA-Antagonisten – Atypische Neuroleptika

## 1.3.7 Dopamin-Antagonisten - Atypische Neuroleptika

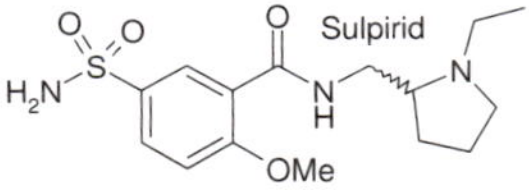

Sulpirid

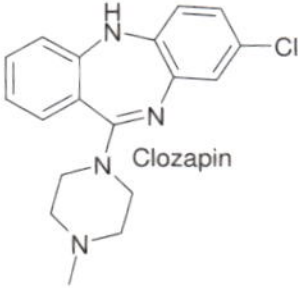

Clozapin

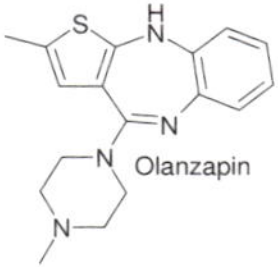

Olanzapin

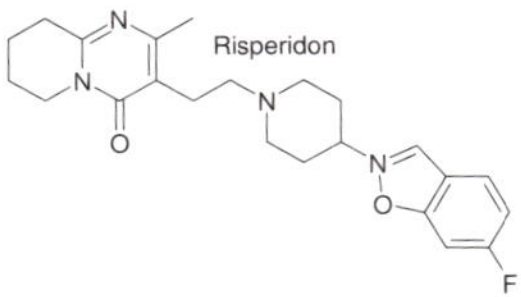

Risperidon

WM: 1) präferentielle **Blockade** von limbisch-kortikalen (präsyn.) **$D_2$/$D_3$-Rez.** (Benzamide: Sulpirid)
2) **Antagonismus von 5-$HT_{2A}$-Rez.** (zusätzlich zu $D_2$/$D_3$): Clozapin, Olanzapin, Risperidon
3) **Fast-off-$D_2$-Theorie**: hohe $K_{off}$-Dissoziationsraten-Konstante: Clozapin, Olanzapin
4) **Potenzierung der NMDA-Rezeptor-Transmisson** über $M_1$ durch N-Desmethyl-Clozapin
5) **Partieller $D_2$-Agonismus** (Aripiprazol): soll keine EPS verursachen
6) **Blockade von M-Rezeptoren** → weniger EPS (Clozapin kein EPS)
7) **Blockade von $D_4$-Rezeptoren**

Wirkung: kaum Verbesserung der Positivsymptome, aber **Verbesserung der Negativsymptome** **Sedierung** (H1-Block durch Clozapin, Levomepromazin), **Antidepressive Komponente** (Olanzapin, Risperidon), **Verbesserung der kognitiven Funktionen** (Clozapin, Olanzapin, Risperidon), **Anxiolyse** (Flupentixol)

Indikationen: Psychiatrie: **Schizophrenie**, manische Episoden, hirnorganische Psychosen, Alkoholentzug
Neurologie: **Chorea Huntington**, Gilles-de-la-Tourette-Syndrom (Typische Neuroleptika)
Anästhesiologie: **Narkoseprämedikation, Neuroleptanalgesie** (Fentanyl + Haloperidol)
Chronische Schmerzen (→ affektive Distanzierung)

NW: wenig EPS (bei Clozapin kein EPS), **Hyperprolaktinämie, Sedierung, Gewichtzunahme** (durch 5-$HT_{2A}$-Block bei Clozapin, Olanzapin) → Diabetes, **anticholinerg** (Clozapin, Olanzapin), M4-Agonismus → **Hypersalivation** (Clozapin), **Hypotonie/orthostatische Störungen, plötzlicher Herztod** wegen Myokarditis/ Kardiomyopathie (Clozapin), **Agranulocytose** (Clozapin), epileptische Anfälle (Clozapin)

# 1.3.8 DA-Antagonisten - Metoclopramid

## 1.3.8 Dopamin-Antagonisten – Metoclopramid

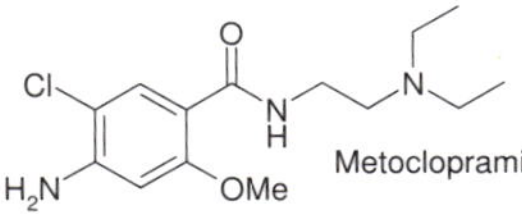

Metoclopramid

WM: **$D_2$-Antagonismus, 5-$HT_4$-Agonismus**
**in hohen Dosierungen auch 5-$HT_3$-Antagonismus**

Indikationen: Motilitätsstörungen des oberen GIT, Übelkeit/Erbrechen

Pharmakokinetik: HWZ = 2,6-4,6h
**passiert Blut-Hirn-Schranke**

NW: **Extrapyramidal-motorische Störungen**
**Prolaktinfreisetzung** → Galaktorrhö, Gynäkomastie
Durchfall, Müdigkeit, Kopfschmerzen, Schwindel, Angst, Ruhelosigkeit

**1.4 Serotoninerges System**

# 1.4.2 Serotonerges System – Übersicht Rezeptoren

## 1.4.2 Serotonerges System – Übersicht Rezeptoren

| | $5\text{-}HT_{1A}$ | $5\text{-}HT_{1B}$ | $5\text{-}HT_{1D}$ | $5\text{-}HT_{2A}$ | $5\text{-}HT_{2B}$ | $5\text{-}HT_3$ | $5\text{-}HT_4$ |
|---|---|---|---|---|---|---|---|
| Kopplung | Gi/o | Gi/o | Gi/o | Gq/11 | Gq/11 | **Ionenkanal für Na/Ca-Einstrom** | Gs |
| Lokalisat. | ZNS | ZNS, **Zerebral-gefäße** | **Zerebral-gefäße** | ZNS, Cortex, Thrombos, glatte Muskulatur | Magen, Endothel | Area postrema, periphere Nerven | Hippo-campus, GIT, enterales Nerven-system, Harnblase |
| Funktion | Autorez. Verhalten | Autorez. Verhalten | **Vaso-konstriktion** | Neuronale Exzitation, Thromboz.-aggregation, Kontraktion | Kontraktion, NO-Freisetzung | **Emesis**, neuronale Exzitation | Neuronale Exzitation, Motilität (Ach-Freisetzung) |
| Agonist | Buspiron (PA) | **Triptane** | **Triptane** | LSD α-Methyl-5-HT | α-Methyl-5-HT | | Tegaserod (PA), Metoclo-pramid |
| Antagonist | Ergotamin (PA) | Ergotamin (PA) | Ergotamin (PA) | Ketanserin, Cypro-heptadin | Methysergid, LSD | **Setrone** | |

→ Wirkungen: **Peripherie**: Peristaltik, Thrombozytenaggregation + Hämostasis, Emesis-Sensitisierung afferenter Nervenfasern, Entzündungsmediator
**ZNS**: Stimmung, Affekt, Schlaf, Appetit, Emesis, Schlaf/Wach, …

# 1.4 Serotonerges System

## 1.4.1 Serotonerges System – Übersicht Neurotransmission

## 1.4.1 Serotonerges System – Übersicht Neurotransmission

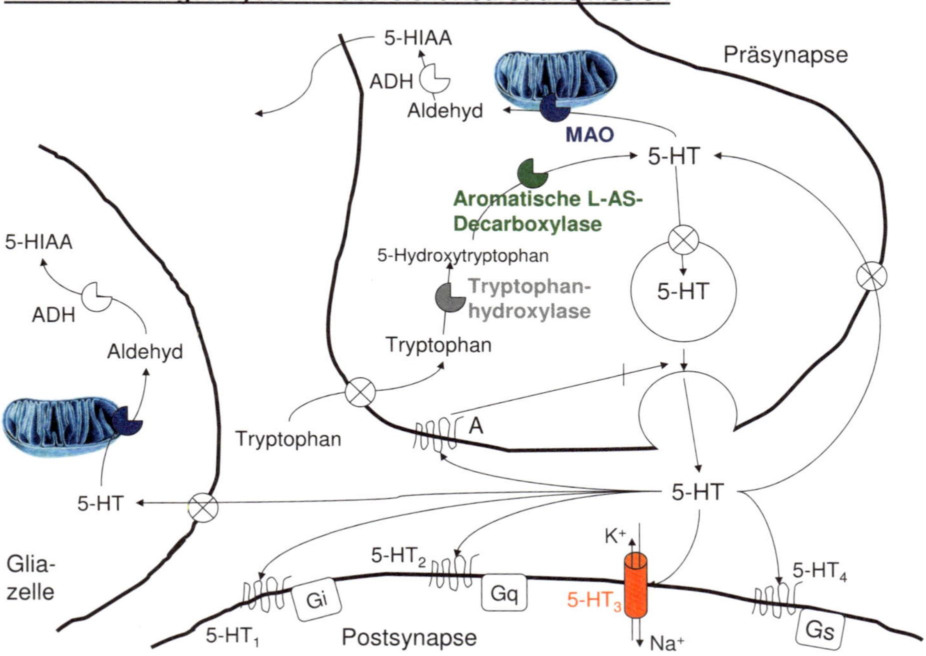

# 1.4.3 Serotonin – Synthese und Abbau

## 1.4.3 Serotonin – Synthese und Abbau

→ Synthese:

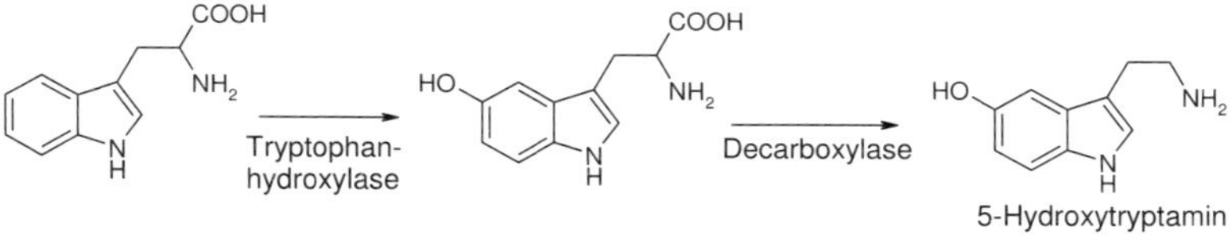


→ Abbau:

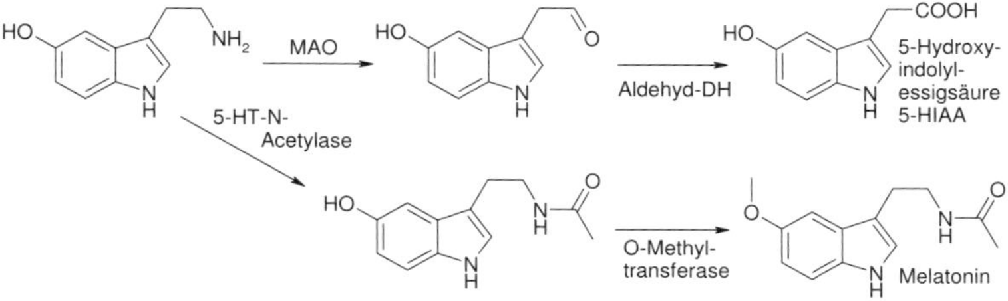


→ Vorkommen:

- **Magen-Darm-Trakt (90% enterochromaffine Zellen**, enterische Neurone/Plexus): Freisetzung bei mechanischer Reizung (Druck innerhalb eines Darmsegments) und vagaler Stimulation
- **Thrombozyten:** synthetisieren 5-HT nicht selbst, sondern besitzen effektives Transportsystem zur Aufnahme
- **ZNS** (Hypothalamus, Mittelhirn, Cortex, Hippocampus; 1% der Gesamtmenge serotonerg): Neurotransmitter inhibitorisch und exzitatorisch; **„Glückshormon“**

# 1.4.4 Serotoninagonisten - Triptane

# 1.4.5 Serotoninagonisten - Buspiron

## 1.4.4 Serotoninagonisten – Triptane

Strukturen: Sumatriptan, Naratriptan, Rizatriptan, Zolmitriptan u.a.

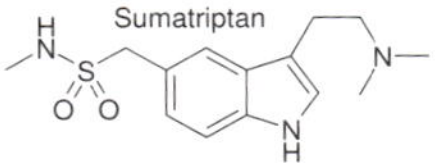


WM: **Agonist an 5-$HT_{1B}$ und 5-$HT_{1D}$**

Wirkung: **Vasokonstriktorisch** (5-$HT_{1B}$) auf meningeale Blutgefäße und **Unterdrückung der Freisetzung von Neuropeptiden** aus meningealen Trigeminusfasern (Substanz P u.a. über 5-$HT_{1D}$)

Indikation: Migräne

Pharmakokinetik: orale BV (Sumatriptan) = 14% <-> orale BV (andere Triptane) = 40-70%
HWZ = 2-2,5h
Abbau durch MAO-A (außer Naratriptan) → ! WW mit MAO-Hemmern

NW: **Übelkeit, Erbrechen, kardiovaskuläre Komplikationen** (Arrhythmien, Angina pectoris, Durchblutungsstörungen, Parästhesien, Nekrosen, Schlaganfall, ischämische Kolitis, Herzinfarkt) da 5-$HT_{1B}$ auch an Koronararterien, epileptische Anfälle bei vorbestehender Erkrankung, **Dauerkopfschmerz bei Dauergebrauch,** Müdigkeit, Schwindel, Schwächegefühl

KI: **KHK, arterielle Verschlusskrankheit, Angina pectoris, Hypertonie**, Schwangerschaft, Stillzeit, Kinder, Patienten > 65 Jahre, schwere Leber-/Niereninsuffizienz

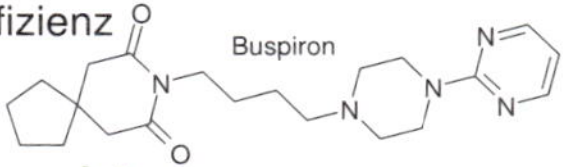


## 1.4.5 Serotoninagonisten - Buspiron

WM: **5-$HT_{1A}$-Agonist** (= Autorezeptoren) + **α2-Adrenozeptor-Antagonist**
→ Hemmung der bei Angst gesteigerten serotonergen Neurotransmission

Wirkung: **geringere anxiolytische Wirkstärke als BDZ**

Indikationen: Angststörungen (chronisch, da im akuten Zustand eher BDZ angewendet)

Pharmakokinetik: langsamer Wirkungseintritt, da Latenz (1-3 Wochen)
hoher FPE, aktiver Metabolit, HWZ 2-3h

NW: **Schwindel, Kopfschmerzen, Nervosität, Übelkeit**

# 1.4.6 Serotoninantagonisten - Setrone

## 1.4.6 Serotoninantagonisten – Setrone

Strukturen:

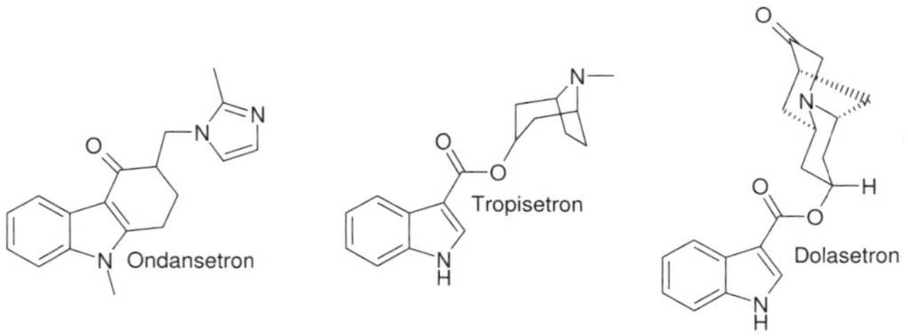


WM: **Antagonisten an 5-$HT_3$**
Indikation: Zytostatika-induziertes Erbrechen
Pharmakokinetik: mögliche Applikationswege: mit **Ausnahme von Granisetron** (nur i.v.) sind alle **p.o. und i.v. applizierbar**
Wirkdauer: Ondansetron (3,5h), Granisetron (9h), Tropisetron (8h), Dolasetron (8h)
→ Vorteil der langen Wirkdauer: einmalige Applikation pro Tag
NW: **gut verträglich, eher harmlose NW** (keine extrapyramidalen NW wie bei Metoclopramid)
Kopfschmerzen, Obstipation/ verzögerte Passage, transienter Anstieg der Transaminasen, Wärmegefühl, Sedierung, Angst

# 1.4.7 Mechanismus des Erbrechens

## 1.4.7 Erbrechen – Mechanismus des Erbrechens

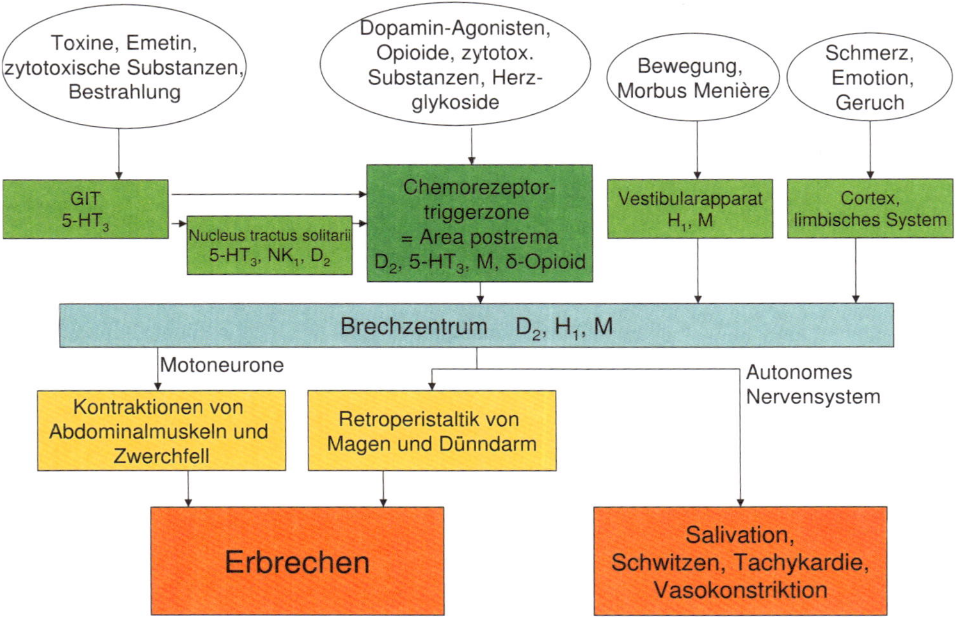

# 1.4.8 Antidepressiva

## 1.4.8.1 Selektive Serotonin-Reuptake-Inhibitoren (SSRI)

## 1.4.8 Antidepressiva

### 1.4.8.1 Selektive Serotonin-Reuptake-Hemmer (SSRI)

Strukturen:

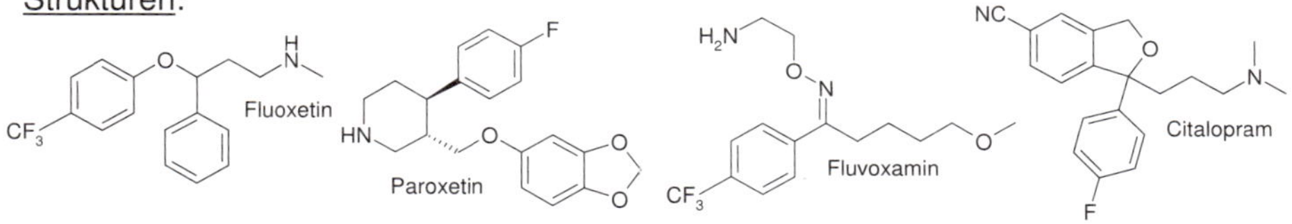


WM: **Hemmung der 5-HT-Wiederaufnahme**

Wirkung: **Stimmungsaufhellend** (2 Wochen Latenz), antisuizidale Wirkung
**psychomotorisch aktivierend**, angstlösend (2 Wochen Latenz)

Indikation: depressive Erkrankungen, chronische Schmerzen, Zwangssyndrome, Panikattacken, generalisierte Angststörungen, Bulimie

Pharmakokinetik: **Metabolismus über CYP-Enzyme (2D6, 2C9, 2C19, 3A3, 3A4)**
**Fluoxetin/Paroxetin hemmen CYP-Enzyme**; Fluoxetin: aktiver Metabolit

NW: **Übelkeit, Diarrhö** (enterochromaffine Zellen; 5-HT im Darm ↑ → $5\text{-}HT_3$-Aktivierung ↑ )
Kopfschmerz, Schwindel, Schlafstörung, Agitiertheit, **Gewichtszunahme**, Ejakulationsstörung

**Intoxikation**: **„Serotonin-Syndrom“:** mentale Störungen (Erregung, Akathisie),
neuromuskuläre Störungen (Tremor, Clonus, Temperaturanstieg)
autonome Hyperaktivität

**Therapie**: BDZ, Cyproheptadin (5-HT2-Antagonist), neuromuskuläre Blockade (kein Dantrolen), symptomatisch

## 1.4.8.2 Selektive Noradrenalin-Reuptake-Inhibitoren (SNRI)

## 1.4.8.3 Selektive Serotonin-Noradrenalin-Reuptake-Inhibitoren (SSNRI)

## 1.4.8.2 SNRI: **Reboxetin**

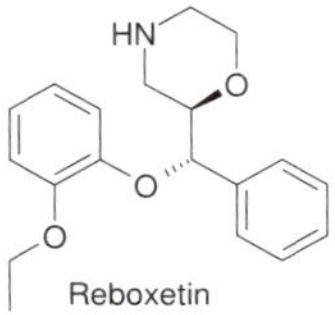

Reboxetin

WM: **selektive Hemmung des Noradrenalin-Reuptakes**

Wirkung: **stimmungsaufhellend** (2 Wochen Latenz), **psychomotorisch aktivierend**

NW: Schwitzen, Schlaflosigkeit, **anticholinerge Wirkungen**, **orthostatische Dysregulation**, Appetitverlust, **Harnwegsinfektionen, Potenzstörungen beim Mann**, Kältegefühl

## 1.4.8.3 SSNRI: **Venlafaxin, Duloxetin**

WM: **Hemmung des NA- und des 5-HT-Reuptakes**, aber keine Blockade anderer Rezeptoren

Wirkung: **stimmungsaufhellend** (2 Wochen Latenz), **psychomotorisch aktivierend**

Indikationen: Depressive Erkrankungen

NW: **~ SSRI, aber BP-Anstieg**

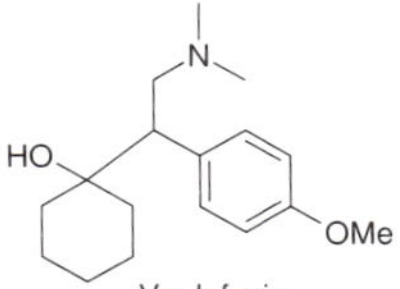

Venlafaxin

# 1.4.8.4 Tricyclische Antidepressiva (TCA)

## 1.4.8.4 Tricyclische Antidepressiva

Strukturen:

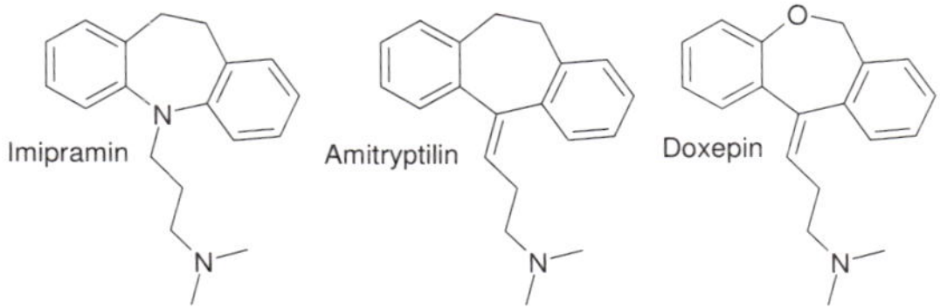


WM: **Monoamin-Reuptake-Inhibitoren (NSMRI):** Desipramin, Nortriptylin = NA-selektiv
Amitriptylin, Imipramin, Clomipramin = nicht selektiv

Wirkung: **stimmungsaufhellend** (2 Wochen Latenz), antisuizidale Wirkung
**psychomotorisch dämpfend** (H1-Antagonismus, sofort): Amitriptylin, Doxepin
**psychomotorisch aktivierend:** Nortriptylin, Desipramin
**Angstlösend (2 Wochen Latenz):** Clomipramin

Indikation: depressive Erkrankungen, chronische Schmerzen, Panikattacken, Angststörungen

Pharmakokinetik: Metabol.: **Imipramin → Desipramin (aktiv) durch CYP2D6, 2C19, 3A4**
**Amitriptylin → Nortriptylin (aktiv) durch CYP2D6, 2C19, 3A4, 2C9**
**Hydroxylierung in benzylischer Position (CYP2D6)**

NW: ZNS: **H1-Blockade → Sedierung**
**M-Blockade → Delir**
**NA-Reuptake-Hemmung → orthostatische Hypotension**
**5-HT$_2$-Block → Gewichtszunahme, Appetit ↑**
epileptische Anfälle (bei prädisponierten Personen)

Peripher: **M-Blockade: HF↑ , Speichelfluss ↓ , Akkommodation ↓ , Harnentleerung ↓**
**α1-Adrenozeptor-Blockade: BD ↓**
**chinidinartige Rhythmusstörungen (PQ ↑, QRS ↑)**

**Intoxikation:** zentrale und periphere M-Rez.-Blockade (→ Physostigmin), chinidinartige kardiale Wirkung (AV-Block), Tachykardie, generalisierte Krämpfe

**1.5 GABAerges System**

# 1.5 GABAerges System

## 1.5.1 GABAerges System – Übersicht Neurotransmission

## 1.5.1 GABAerges System - Übersicht Neurotransmission

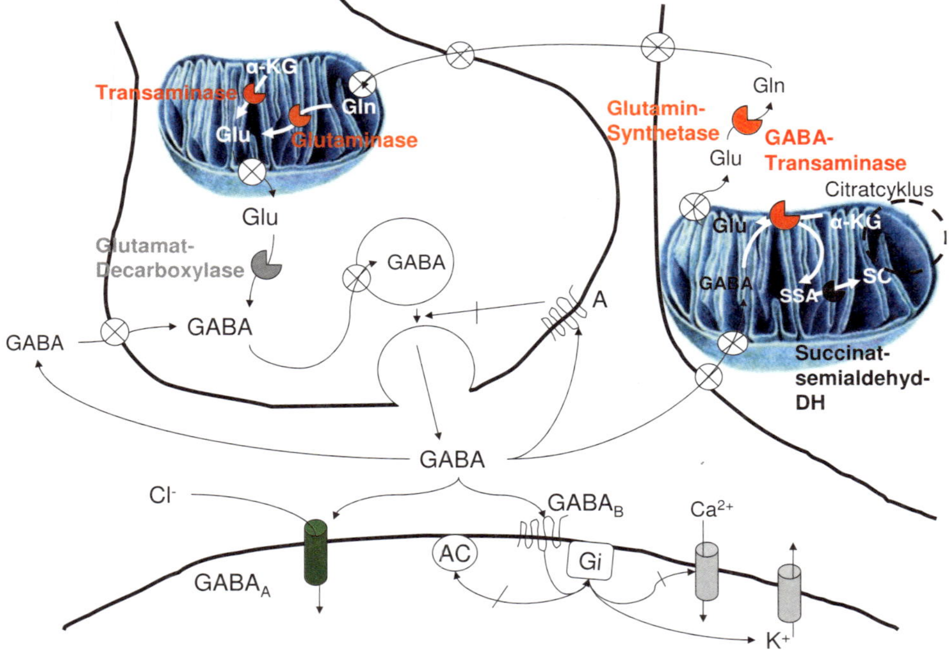

# 1.5.2 GABAerges System – Übersicht Rezeptoren

## 1.5.2 GABAerges System – Übersicht Rezeptoren

→ Allgemeines

- **$GABA_A$-Rez.**: Zusammensetzung und Modulation:
  19UE: α, β, γ, δ, ε, ρ → Zusammensetzung z.B. **Pentamer** $\alpha 1_2 \beta 2_2 \gamma 2$
  Agonist: GABA, Muscimol
  Antagonist: Bicucullin (kompetitiv), Picrotoxin (in Pore)

- **$GABA_B$-Rez.**: Zusammensetzung und Modulation:
  Homo- oder Heterodimere von BR1 + BR2 (= Untereinheiten des $GABA_B$-Rez.)
  **gekoppelt an Gi/o** → $K^+$-Kanal ↑ , $Ca^{2+}$-Kanal ↓ (βγ-UE) , cAMP ↓ (α-UE)
  Agonist: Baclofen (gegen Spastizität)

- **$GABA_C$-Rez.**: Zusammensetzung und Modulation:
  besteht aus ρ1- und ρ2-UE
  Agonist: GABA, Muscimol
  Antagonist: Bicucullin, NO
  Vorkommen: Gehirn und Retina, keine pharmakologische Bedeutung

## 1.5.3 Benzodiazepine (BDZ)

## 1.5.3 Benzodiazepine

WM: **Potenzierung der GABA-Wirkung am $GABA_A$-Rezeptor** (Bindung zwsichen α- u. γ-UE): Erhöhung der GABA-bedingten Öffnungsfrequenz

Wirkungen: **Sedativ/Hypnotisch** (z.B. Triazolam, Midazolam)
**Anxiolytisch** (z.B. Alprazolam, Lorazepam, Diazepam, Oxazepam)
**Muskelrelaxierend** (Tetrazepam, gegen verkrampfte quergestreifte Muskulatur)
**Antikonvulsiv** (Diazepam, Clonazepam)
**anterograde Amnesie** (Midazolam)

Pharmakokinetik: **Metabolisierung**: **Nitrazepam-Typ** ($NO_2$ → $NH_2$ → Acetylierung)
**Oxazepam-Typ** (Glukuronidierung, Inaktivierung)
**Diazepam-Typ** (langlebiger Metabolit mit (Teil-)Wirkung)
**Tetrazyklisches BDZ** (2x Hydroxylierung, 2x Glucuronidierung → schnelle Elimination)

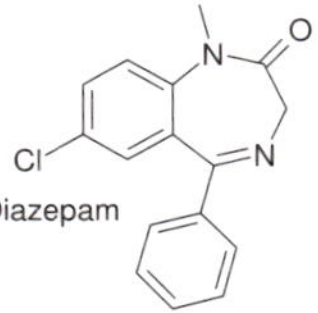

Diazepam

**HWZ**: kurz (2-5h): Triazolam, Midazolam
mittel (6-24h): Oxazepam, Temazepam, Alprazolam
lang (>24h): Clobazam, Diazepam, Flurazepam

Indikationen: Anxiolytikum (Panikattacken, Angstzustände), Sedierung (Diazepam, Lorazepam) bei akuten Erregungszuständen, Schlafmittel (Triazolam), Muskelrelaxans (Tetrazepam), Tokolyse, Anästhesiologie (orale Prämedikation, Opioid + BDZ)

NW: akut: **Müdigkeit, Schläfrigkeit, Konzentrationsschwäche, Muskelschwäche** → Gangunsicherheit; Beeinträchtigung des Reaktionsvermögens
chronisch: affektive Verflachung, kognitive Leistungseinbußen, neurologische Störungen
auf Säuglinge/Neugeborene durch Übertritt über Plazentarschranke oder Muttermilch: Hypothermie, **Floppy-infant-Syndrom**
paradoxe Reaktionen bei älteren Patienten: Schlaflosigkeit, Erregung, Reizbarkeit
**Abhängigkeit** psychisch und physisch (Entzugssyndrome); **Toleranz**

KI: Alkoholabusus/-genuss, Schlafapnoe, Schwangerschaft, akutes Engwinkelglaukom, Herz-u. Ateminsuffizienz, Myasthenia gravis, Leber- und Nierenschäden

## 1.5.3.1 Diazepam/Clonazepam

## 1.5.3.2 Flumazenil

## 1.5.3.1 Diazepam/Clonazepam

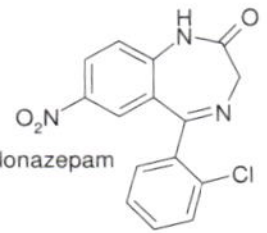

Clonazepam

WM: **Verstärkung der GABAergen Neurotransmission**

Pharmakokinetik: HWZ >20h

Indikation: **Status epilepticus** (epileptischer Anfall > 30min, lebensbedrohlich durch Atemstillstand und Acidose; bei überlebtem S.E.: erhebliche Neuronenuntergänge, epileptogene Reparaturen → rascher Erfolg wichtig); Clonazepam (p.o.) auch gegen Absencen, myoklonische Anfälle und evtl. tonisch-klonische und fokale Anfälle

NW: **Sedation, Atemdepression, Hypotension, Entzugsanfälle** (!), Diazepam: Ataxie

**! Keine Dauertherapie wegen Toleranzentwicklung !**

## 1.5.3.2 Flumazenil

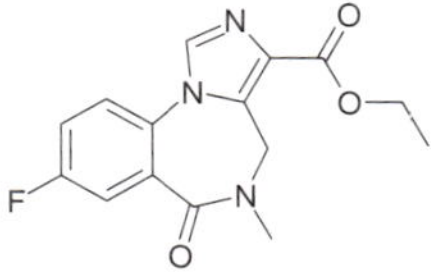


WM: **Verdrängung der BDZ vom GABA$_A$-Rezeptor**, nahezu keine intrinsische Aktivität

Indikationen: Antidot in der Anästhesie und bei BDZ-Intoxikationen

Pharmakokinetik: parenterale Applikation, da **hoher FPE**, **Wirkung nach 1-2min**, aber evtl. kommt Effekt der BDZ zurück, **HWZ = 1h**

NW: Übelkeit, Erbrechen, Unruhe, Angst, **Entzugssymptomatik**

# 1.5.4 Barbiturate

## 1.5.4 Barbiturate

Strukturen:

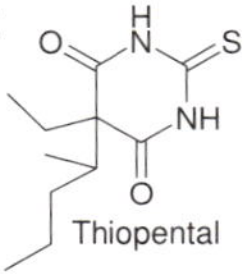

Thiopental

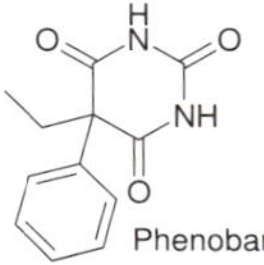

Phenobarbital

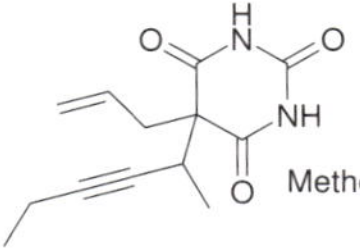

Methohexital

WM: **Aktivierung inhibitorischer $GABA_A$-Rezeptoren** (Verstärkung des $Cl^-$-Einstroms):
Erhöhung der **Dauer**, aber nicht der Frequenz der GABA-bedingten Öffnung des $Cl^-$-Kanals
**Hemmung von $Na^+$-Kanälen**

Wirkung: **unspezifische ZNS-Hemmung, Dämpfung des REM-Schlafs**
funktionelle Hemmung der Formatio reticularis

Pharmakokinetik: HWZ = 63-141h, renale Elimination, Metabolisierung über CYP

Indikation: als Schlafmittel obsolet, aber z.B. Einsatz von Phenobarbital als **Antiepileptikum**, Thiopental und Methohexital als **Injektionsnarkotika**

NW: bei Anwendung als Antiepileptikum: Schläfrigkeit, **Ataxie, Doppelsehen**, Konz.mangel, **Pseudodemenz, Entzugsanfälle**, **megaloblastische Anämie, Impotenz**, fetale Entwicklungsverzögerung → **nur AM 2.Wahl als Antiepileptikum**
bei Anwendung als Schlafmittel: allergische Hautreaktionen, **Abhängigkeit, Hang-Over-Effekt, paradoxe Erregung**, Enzugssymptomatik
→ **keine Anwendung mehr als Schlafmittel**
bei Anwendung als Injektionsnarkotikum: **negativ inotrope Wirkung am Herzen, Atemdepression, Porphyrie**
**! Verwendung als Suizidmittel möglich !**

KI: Akute Porphyrie, schwere Leber-/Niereninsuffizienz, zentral dämpfende Pharmaka, Alkohol

# 1.5.5 Z-Substanzen

# 1.5.6 Melatonin

## 1.5.5 Z-Substanzen
→ Zopiclon und Zolpidem

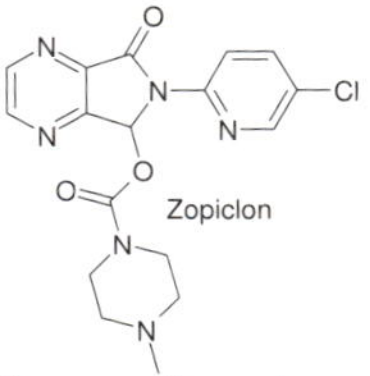
Zopiclon

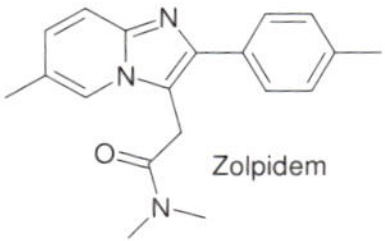
Zolpidem

WM: **Verstärkung der GABAergen Neurotransmission** im ZNS (durch BDZ-Antagonist Flumazenil aufgehoben)

Wirkung: **anxiolytisch, antikonvulsiv, muskelrelaxierend, sedativ**

Indikationen: Schlafmittel, teilweise anästhesiologische Prämedikation

Pharmakokinetik: HWZ (Zopiclon) = 5h, HWZ (Zolpidem) = 2,4h

NW: **Zopiclon**: **bitterer, metallischer Geschmack**, **trockene Mundschleimhaut**, **Einschränkung psychomotorischer Funktionen**

**Zolpidem**: Kopfschmerzen, Schwindel, Benommenheit, GIT-Beschwerden, Ataxie (Stürze) bei älteren Patienten

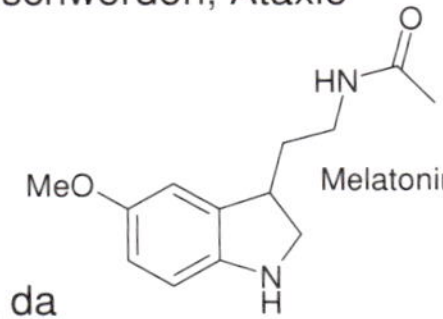
Melatonin

## 1.5.6 Melatonin

WM: **Agonismus an MT1, 2 und 3** → schlaffördernde Eigenschaften, da Beteiligung der Rezeptoren an der Steuerung zirkadianer Rhythmen und des Schlafes

Wirkung: **schlafanstoßend**

Indikation: primäre, durch schlechte Schlafqualität gekennzeichnete Insomnie bei Patienten >55 Jahre (kurzzeitige Behandlung)

NW: **Kopfschmerzen, Pharyngitis, Rückenschmerzen, Asthenie**

## 1.5.7 Chloralhydrat

## 1.5.8 Tiagabin

## 1.5.7 Chloralhydrat

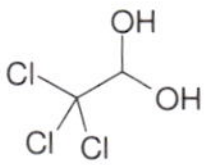

Chloralhydrat

WM: **Beeinflussung der GABAergen Neurotransmission durch Trichlorethanol**
Verlängerung der Non-REM-Phasen 2-4

Pharmakokinetik: **Metabolismus: zu Trichlorethanol (aktiv)** mit HWZ = ~8h
→ Trichloressigsäure
**Elimination** von Trichlorethanol als Glucuronsäurekonjugat im Harn

NW: Benommenheit, Schwindel, Kopfschmerzen, GIT-Beschwerden, psychische Beeinträchtigung, **Müdigkeit am nächsten Morgen**, allergische Reaktionen, **Schlafstörungen**

KI: Herzrhythmusstörungen (Vorsicht angesagt), GIT-Erkrankungen (Ulcus), Herz-/Leber-/ Niereninsuffizienz

**! Missbrauch und Abhängigkeit können beobachtet werden !**

## 1.5.8 Tiagabin

WM: **Blockade der GABA-Aufnahme in GABA-Neurone und Gliazellen**

Pharmakokinetik: hohe Proteinbindung, hepatischer Metabolismus, enterohepatischer Kreislauf, HWZ = 7-9h

Indikation: 2.Wahl bei Absencen und myoklonischen Anfällen, nicht bei tonisch-klonischen Anfällen

NW: **Schwindel, Müdigkeit, Nervosität**

WW: Metabolisierung beschleunigt
durch andere metabolisierte Antikonvulsiva

KI: **schwere Leberfunktionsstörung**

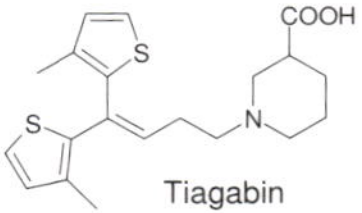

Tiagabin

## 1.6 Histaminerges System

# 1.6 Histaminerges System

## 1.6.1 Überblick Histamin

## 1.6.1 Überblick Histamin

→ Synthese von Histamin:

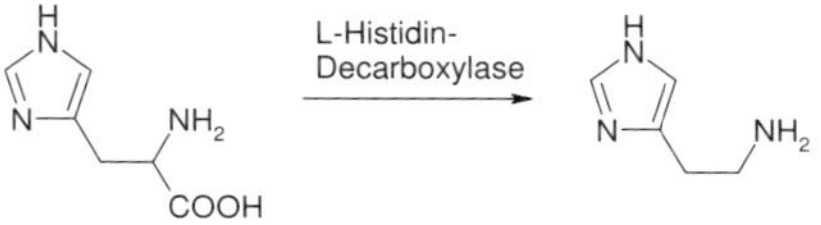


→ Metabolismus:

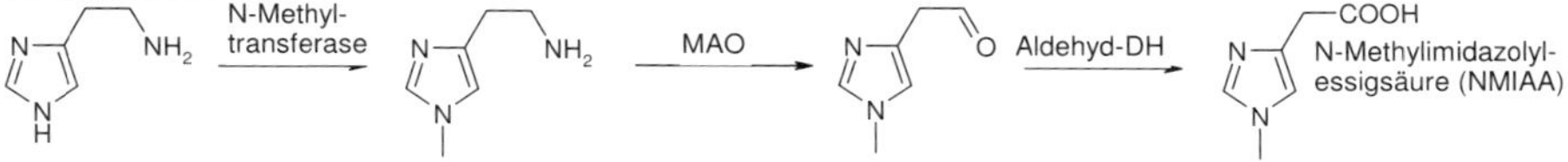


→ Bildung und Vorkommen:

Vorkommen in nahezu allen humanen Geweben

Bildung und Speicherung in Mastzellen (MZ) und zu geringem Teil auch in basophilen Granulozyten

→ Gewebe mit hoher Dichte von MZ zeigen höchste Histamin-Konzentrationen: Haut, Schleimhäute auch: Bronchien, Dünndarm

alternative Bildungsorte: Epidermis, Zellen der Magenschleimhaut, histaminerge Neurone im ZNS

! Keine Speicherfunktion

niedrige Konzentration im Blutplasma und den meisten Körperflüssigkeiten

→ Aktivierung von Mastzellen:

**Allergisch**: 1.Kontakt: IgE von B-Zellen produziert → binden mit Fc-Teil an MZ

2.Kontakt: Vernetzung benachbarter IgE durch Antigen →→ PLCγ → Freisetzung von Mediatoren wie Histamin

**Basische Histaminliberatoren**: Wespen-/Bienengifte

Pharmaka: **Muskelrelaxantien** (Alcuronium, Suxamethonium), **Analgetika** (Morphin, Pethidin), **Chemotherapeutika** (Chloroquin), **Iodhaltige Röntgenkontrastmittel** (Aktivierung des Komplementsystems)

**Degranulation durch Interaktion mit C3a oder C5a** (Komplementsystem)

# 1.6.2 Histamin – Übersicht Rezeptoren

## 1.6.2 Histamin – Übersicht Rezeptoren

| | $H_1$ | $H_2$ |
|---|---|---|
| **Kopplung** | **Gq/11** → PLC → DAG/ $IP_3$ | **Gs** → AC → cAMP |
| **Agonist** | 2-Methylhistamin, 2-(3-Trifluormethyl)-phenylhistamin | |
| **Antagonist** | 1.Generation: Clemastin, Dimetinden 2.Generation: Cetirizin, Loratadin, Fexofenadin | Cimetidin (Ranitidin, Famotidin, Nizatidin, Roxatidin) |
| Glatte Muskulatur (Bronchien, GIT, Gefäße, Uterus) | Konstriktion, Tonus ↑ → Spontanabort, Asthma | Direkte Vasodilatation, Relaxation (v.a. Arteriolen/Venolen) |
| Endothel | Stimulation der NO-Bildung → Vasodilatation | |
| Magenschleimhaut (Belegzellen) | | Stimulation der Salzsäuresekretion |
| Venolen | Gefäßpermeabilität ↑ (Fenestrierung) | |
| ZNS (als Neurotransmitter) | Stimulation sensorischer Nervenendigungen → Juckreiz, Schmerz, Alertheit | AP-Frequenzabnahme, Hyperpolarisation |
| Nebennierenmark | Stimulation der Hormonfreisetzung | |
| Herz | | Positiv ino- und chronotrop, arrhythmogen |
| Lymphozyten | | Chemotaxis |

$H_3$ und $H_4$ sind an Gi/o gekoppelt, haben aber pharmazeutisch keine Bedeutung

# 1.6.3 $H_1$-Antagonisten

## 1.6.3 $H_1$-Antagonisten

Strukturen:

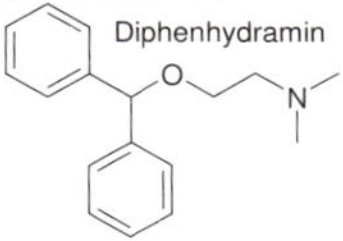


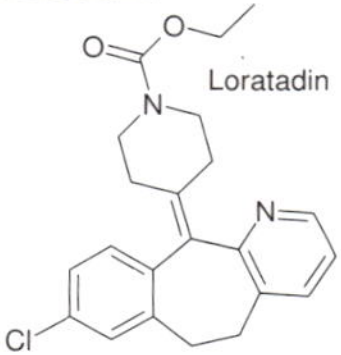


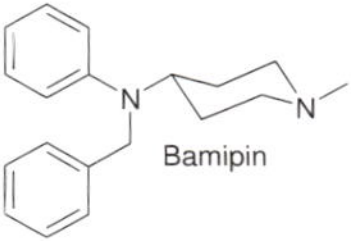


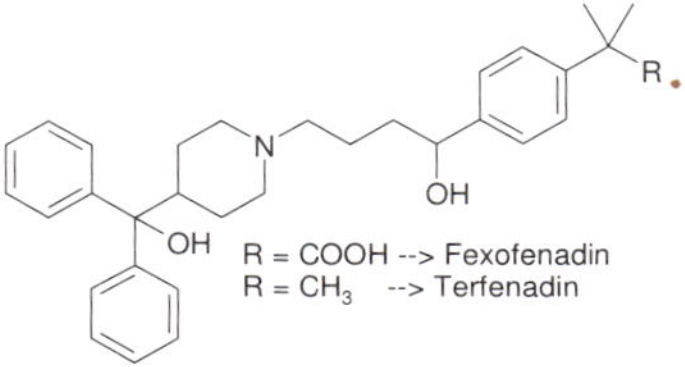


WM: **kompetitiver Antagonismus an $H_1$** → Hemmung der Bronchokonstriktion, Vasodilatation, Pruritus und der Erhöhung der Gefäßpermeabilität

*1.Generation*: **zentral dämpfende Wirkung** → therap.: **Sedativa/Hypnotika: Diphenhydramin**
**schwach anticholinerg** → therap.: **M. Parkinson: Benzatropin**
**$H_1$ im Brechzentrum** → therap.: **Antiemetika: Diphenhydramin, Meclozin**

*2.Generation*: **schlechter ZNS-gängig** → weniger zentrale Wirkungen: **Terfenadin, Fexofenadin**

Indikation: 2.Generation: **allergische Reaktionen** (Rhinitis, Urtikaria, zusammen mit $H_2$ Antagonisten prophylaktisch bei Gabe von Röntgenkontrastmitteln)
lokalanästhetisch bei allergisch bedingtem Hautjucken

NW: **Sedierung, Konzentrationsschwäche, Koordinationsschwäche/-störung, Vigilanz** (! Verkehrstüchtigkeit) → bei neueren Substanzen kaum noch, da kaum ZNS-gängig
**Appetitsteigerung + Gewichtszunahme**; GIT-Beschwerden
**Kardiotoxizität (Inhibition von $K^+$-Kanälen) bei Terfenadin/Astemizol** → bevorzugt: Cetirizin + Loratadin

WW: Potenzierung der Wirkung von Alkohol u.a. Sedativa
**CYP450-abhängige WW** mit Azol-Antimykotika, Makrolid-AB, Antiepileptika, Grapefruitsaft

KI: Schwangerschaft (1.Trimenon)

## 1.6.4 $H_2$-Antagonisten

## 1.6.4 $H_2$-Antihistaminika

Strukturen:

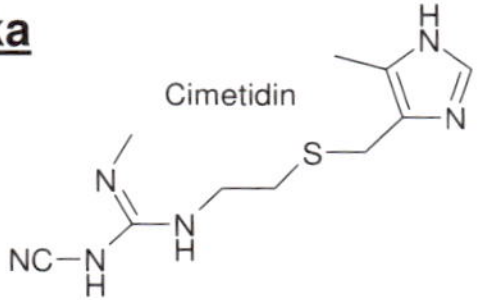

Cimetidin

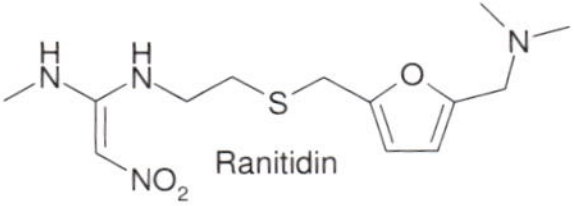

Ranitidin

weitere: Famotidin, Nizatidin, Roxatidinacetat

WM: **kompetitiver Antagonismus an $H_2$** → Hemmung der basalen und der durch Nahrung stimulierten Säuresekretion

Indikation: **Refluxösophagitis, Ulcustherapie, Gastritis, Schleimhautläsionen** (nur bei Fehlen von Helicobacter pylori als Monotherapie)
Effekt: Schmerzlinderung

NW: eher selten und schwach, aber bei Cimetidin am häufigsten:
**Antiandrogen**, Exantheme, **Schwindel, Kopfschmerz**, Benommenheit, transiente Erhöhung der Transaminasen, **Übelkeit, Erbrechen, Durchfall, Verstopfung**

WW: **Hemmung der CYP450-abhängigen Monooxygenasen** (v.a. Cimetidin) → Hemmung des eigenen Abbaus

## 1.6.5 Mastzellstabilisatoren

## 1.6.5 Mastzellstabilisatoren

Strukturen:

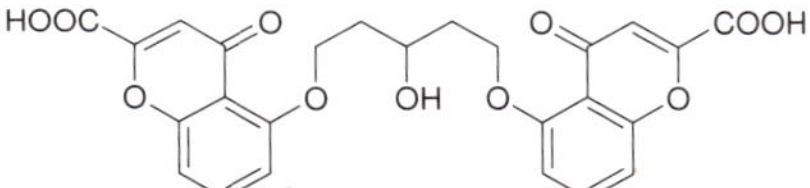


Cromoglicinsäure

WM: nicht ganz verstanden; **evtl. Anreicherung in Membran → Stabilisation oder Hemmung von $Cl^-$-Kanälen → Hemmung der Histaminfreisetzung**

Wirkung: **Hemmung der Degranulation und Desensibilisierung von Zellen gegenüber Entzündungsmediatoren**

Indikation: Prophylaxe von Erkrankungen mit allergischer Komponente

Pharmakokinetik: **lokale Applikation und Wirkung**; langsame Anreicherung in Mastzellen → **nicht gegen Akutzustände**; keine systemischen Reaktionen

NW: kaum unerwünschte Wirkungen
nach Inhalation evtl. **Irritationen des Rachens und der Trachea mit Hustenreiz und Reflexbronchokonstriktion**

# 1.7 Glutamaterges System

## 1.7.1 Glutamaterges System – Übersicht Neurotransmission

## 1.7.1 Glutamaterges System – Übersicht Neurotransmission

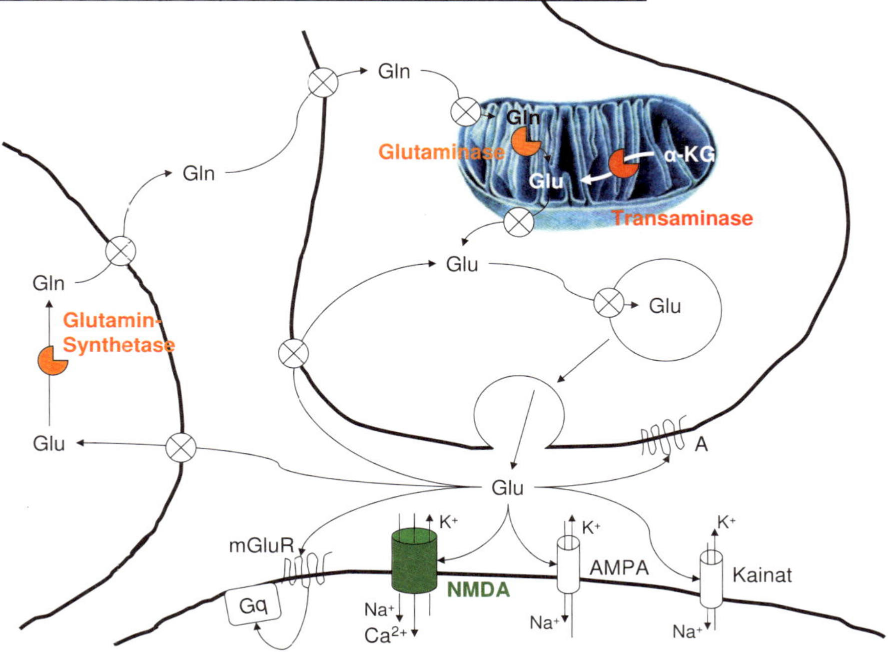

# 1.7.2 Glutamaterges System – Übersicht Rezeptoren

## 1.7.2 Glutamaterges System – Übersicht Rezeptoren

→ Allgemein: L-AS, wichtigster exzitatorischer Neurotransmitter im ZNS, 60% der Neurone im ZNS, wichtig für Sinneswahrnehmung, Motorik und höhere Gehirnfunktionen, „Geschmacksverstärker“ (umami)

→ Rezeptoren:

**AMPA-, Kainat- und NMDA-Rezeptoren**:
ligandenaktivierte ionotrope Rezeptoren (iGluR), nicht mit Nikotin-Rez. verwandt, 3 statt 4 transmembranäre Domänen

| | NMDA | AMPA | Kainat |
|---|---|---|---|
| Rezeptoren | NR1, NR2A-D, NR3 | GluR1-4 | GluR5-7, KA1,2 |
| Kanäle für | $Ca^{2+}$, $K^+$, $Na^+$ | $Na^+$, $K^+$ | |
| | Langsame Neurotransmission, neuronale Plastizität und Entwickl. Slow gating kinetics | Rasche exzitatorische Antwort (schnelle, erregende postsynaptische Potentiale (EPSPs) rapid gating kinetics | |

**Metabotrope Rezeptoren:**
GPCR ($mGluR_{1-8}$), nicht mit anderen metabotropen Rezeptoren verwandt, große extrazelluläre Domäne als Glutamatbindestelle (Venusfliegenfalle)

| | Gr.1 | Gr.2 | Gr.3 |
|---|---|---|---|
| Lokalisation | Postsynapt. | Prä-und postsynapt. | Präsynapt. |
| Kopplung | Gq/11 → PLC → $IP_3$ | Gi/o → Hemmung der AC | Gi/o → Hemmung der AC |
| Rezeptoren | mGluR1 + 5 | mGluR2 + 3 | mGluR4,6,7, 8 |
| Funktion | | Regulation versch. Ionenkanäle | Autorezeptor → Hemmung präsyn. $Ca^{2+}$-Kanäle |

**NMDA**: - bei Ruhepotenzial durch $Mg^{2+}$ blockiert
- **nur aktivierbar, wenn Zellmembran vordepolarisiert durch AMPA-Rez. und wenn Glycin als Cotransmitter vorhanden**
→ Einstrom von Kationen → langandauernde Steigerung der Erregungsübertragung = **Langzeitpotenzierung → ermöglichen logische Verknüpfungen**
- **durch Überstimulation kommt es zu Neurodegeneration (Exzitotoxizität)**

## 1.7.3 NMDA-Rezeptor-Antagonisten

## 1.7.3 NMDA-Rezeptor-Antagonisten

- **Ketamin** und Phencyclidin (Vorläufer)

WM: **Antagonismus am NMDA-Rezeptor** (Bindung an Rezeptor und Blockade des Ionenkanals)

Wirkung: **Schlaf und Schmerzfreiheit, aber Reflexe (lebenserhaltend) bleiben**
Katalepsie, Analgesie, reaktionslose/offene Augen, spontane Atmung, erhöhter Muskeltonus mit spontanen Bewegungen, Nystagmus, Erwachen unter Delirium (bad trips – seltener bei Kindern und Alten)

Indikationen: Kinderchirurgie, Katastrophenmedizin (wegen Analgesie über 30min)

NW: **hohes NW-Potential (Halluzinationen, bad trips)**
→ nur Notfall-AM, da Kreislaufstabilisierend (BP steigt)

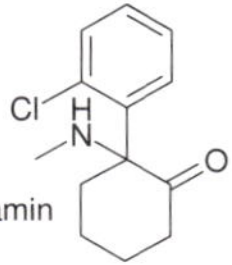

Ketamin

- **Amantadin**, Memantin

WM: **Blockade der Pore → Schutz vor Exzitotoxizität (Zerstörung der Nervenzelle)**
**auch: Blockade des Uncoating von Grippeviren** durch Hemmung des Matrix (H2)-Ionenkanals → Hemmung der Biosynthese von Influenza A und C Viren

Indikation: **M. Parkinson, Alzheimer, Prophylaxe der Influenza-A-Infektion/Therapie von Risikopatienten und medizinischem Personal bei Epidemie**

NW: **GIT-Störungen, neurologische Störungen** (Verwirrtheit, Unruhe, Schlafstörungen), Hautreaktionen, **periphere Ödeme, Sehstörungen, Blutbildveränderungen**

WW: Verstärkung anticholinerg wirkender Substanzen ($NMDA_A$-Antagonist), Verstärkung zentral wirkender Stimulantien

KI: *Absolut*: Lebererkrankungen, ZNS-Erkrankungen, ekzematöse Dermatitis, hochgradige Niereninsuffizienz
*Relativ*: Kinder < 1 Jahr, Schwangerschaft, Stillzeit

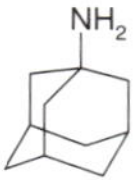

Amantadin

# 1.7.4 Opipramol

## 1.7.4 Opipramol

WM: **Bindung an sigma1- und sigma2-Stellen → Modulation des NMDA-Systems**
**H1-Antagonist**
NA- und 5-HT-Reuptake werden nicht gehemmt

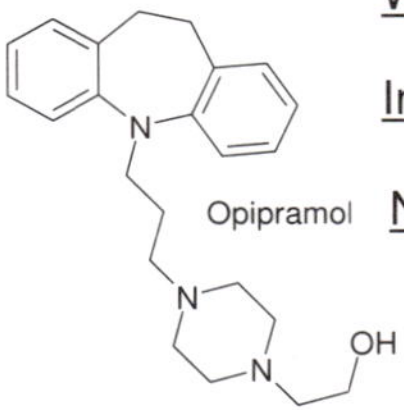


Opipramol

Wirkungen: **sedierend, angstlösend**, geringgradig stimmungsaufhellend

Indikationen: Angststörungen, somatoforme Störungen

NW: **anticholinerge NW**, Müdigkeit, verstopfte Nase, **Hypotonie, orthostatische Dysregulation**, **Tremor, Gewichtszunahme**, allergische Reaktionen, **Impotenz, Tachykardie, Palpitationen**

# 1.8 ATP/ ADP/ Adenosin-Rezeptoren

## 1.8.1 Übersicht ATP, ADP und Adenosin als Neurotransmitter

## 1.8.1 Übersicht ATP, ADP und Adenosin als Neurotransmitter

→ Rezeptoren:

**P1-Rezeptoren**: = Adenosin-Rezeptoren

| | A1 | A2A | A2B | A3 |
|---|---|---|---|---|
| Kopplung | Gi | Gs | Gs | Gi/o, Gq/11 |

**P2-Rezeptoren**: = purinerge Rezeptoren für ATP, ADP, UTP, UDP

| | P2Y1-P2Y12 | P2X1-P2X7 |
|---|---|---|
| Rezeptor | GPCR | Ionotrop<br>Tri-oder Tetramere<br>Homo-oder Heteromultimere |
| Wirkung | Relaxation der Darm-muskulatur | Regulation der Kontraktion der glatten Muskulatur (verstärkt Kontraktion) |

→ Effekte von Adenosin:
- **Vasodilatation** (A2 Koronargefäße) → Adenosininfusion → BP↓
- **Inhibierung der Plättchenaggregation** (A2)
- **Inhibierung der atrioventrikulären Überleitung + Reduktion der Kontraktionskraft**
- **Bronchokonstriktion**, speziell bei Asthma
- **Freisetzung von Mediatoren aus Mastzellen** (Bronchokonstriktion)
- **Stimulation nozizeptiver afferenter Neurone** (Herz!, Schmerz bei Angina pectoris)
- Inhibition der Transmitterfreisetzung an peripheren und zentralen Synapsen
- Neuroprotektion bei cerebraler Ischämie (Inhibition der Glutamat-Freisetzung)

# 1.8.2 Methylxanthine

## 1.8.2 Methylxanthine

Strukturen:

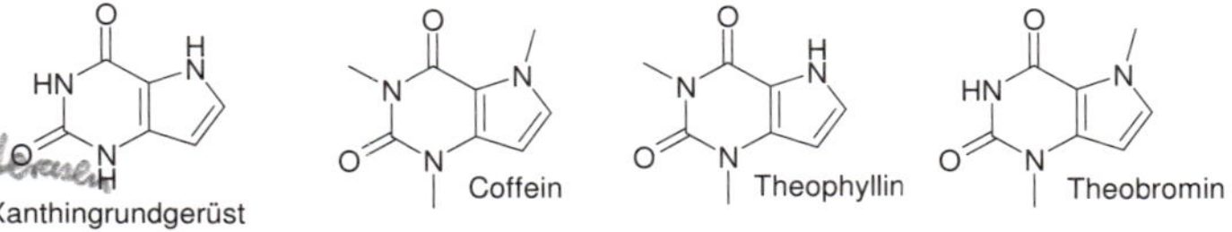


Phosphodiesterase

WM: - **Blockade von P1-Adenosinrezeptoren** (A1, A2A)
- **Hemmung von PDE** → Abbau von cAMP verlangsamt ↓ cAMP ↑
- **Freisetzung von $Ca^{2+}$ aus intrazellulären Speichern** → Kontraktion glatte Muskulatur und Skelettmuskulatur

Wirkung: - **ZNS**: **Psychostimulans**: Blockade der dämpfenden A1-Rezeptoren → Leistungsbereitschaft und Lernen ↑
- **Herz + Blutgefäße**: direkt oder indirekt über ZNS: **positiv ino- und chronotrop**, bei hohen Dosen Arrhythmien
  BP ↑ (niedrige Dosen Coffein) <-> BP ↓ (hohe Dosen Coffein)
- **Bronchien**: **Erschlaffung der glatten Muskulatur** (Blockade von A1), Förderung der mukoziliären Clearance, antiphlogistisch, Steigerung des Atemantriebs v.a. Theophyllin
- **Niere**: **Hemmung der Elektrolytresorption**, Vasoafferenzen dilatiert
- **Magen**: **Magensekretion** ↑

**! Physische und psychische Abhängigkeit und Toleranzentwicklung !**

Pharmakokinetik: orale BV ~100%, **niedriges Verteilungsvolumen (Gesamtkörperwasser)**
**Metabolismus**: Hydroxylierung an C8 + Demethylierung durch CYP-Enzyme (v.a. **1A2**), teilweise aktive Metabolite
5% unverändert renal eliminiert, HWZ = 5-8h

Indikationen: **Asthma** (Theophyllin), **Schmerzmittel-Kombipräparate** (Coffein), **Vorbeugung von Apnoeanfällen bei Frühgeborenen** (Coffein, Theophyllin)

NW: GIT-Störungen, **ZNS-Störungen (Krämpfe), Tachyarrhythmien**

**1.9 Agonisten/Antagonisten an Opioid-Rezeptoren**



**1.10 Neurokinine als Neurotransmitter**

# 1.9 Agonisten/Antagonisten an Opioidrezeptoren

## 1.9.1 Übersicht Opioidrezeptoren und körpereigene Liganden

## 1.9.1 Übersicht Opioidrezeptoren und körpereigene Liganden

→ Opioide Peptide: Prodynorphin: DynA, DynB, α-Neoendorphin
Proenkephalin: 4x Met-Enkephalin, LeuEnkephalin
Proopiomelanocortin (POMC): ACTH, ß-Endorphin, γ-MSH

→ Opioidrezeptoren:

| | **µ-Rezeptor** = MOR = OP3 | **δ-Rezeptor** = DOR = OP2 | **κ-Rezeptor** = KOR = OP1 |
|---|---|---|---|
| **Kopplung** | **GPCRs (Gi oder Go)**, Mitglieder der Rhodopsin-Unterfamilie (metabotrop) **Hemmung der AC, Öffnung von $K^+$-Kanälen, Hemmung von N- und L-Typ $Ca^{2+}$-Kanälen** = kurzfristige Wirkung (Stabilisierung der Zellmembran) **Aktivierung der PLC und der MAP-Kinasen** (langfristige Wirkung) | | |
| **Lokalisation** | prä- und postsynaptisch | | |
| **Natürliche Liganden** | ß-Endorphin | Enkephalin (auch µ) | Dynorphin (kaum Wirkung auf Schmerz, aber auch keine Suchtwirkung) |
| **Physiologische Wirkungen** | noch unklar; geringe Hinweise auf Beteiligung an Schmerzverarbeitung | | |

→ Opioidrezeptoren und ihre Liganden:

Volle Agonisten (intrinsische Aktivität 100%), partielle Agonisten (0<ISA<100), Antagonisten (ISA = 0)

**! Intrinsische Aktivität der Liganden ist rezeptorspezifisch !**

→ Toleranzentwicklung: **Abnahme der Wirksamkeit bei wiederholter Anwendung**

→ höhere Dosis für gleiche Wirkung notwendig, **Toleranz rezeptorspezifisch**, **Kreuztoleranz** (gilt auch gegenüber anderen Agonisten, die an diesen Rezeptor binden); **bedingt durch Änderung des Rezeptors oder der anschließenden Signaltransduktion**

# 1.9.2 Zentrale Wirkungen von Opioiden 2

## 1.9.2 Zentrale Wirkungen von Opioiden 2

→ **Antitussive Wirkung**:
- Dämpfung des Hustenzentrums in Medulla oblongata (nur bei Reizhusten anwenden, da bei Schleim Abhusten erforderlich)
- geringe Blockade durch Naloxon (→ atypische μ-Rezeptoren?!); Codein stark antitussiv bei geringer atemdepressiver Wirkung (durch Morphin, das zu 10% durch CYP2D6 aus Codein entsteht)
- **Toleranz**

→ **Übelkeit/Erbrechen**:
- Opioide aktivieren Chemorezeptor-Trigger-Zone in **Area postrema**
- beteiligte **μ-Rezeptoren** zeigen **Toleranzentwicklung**, aber individuell verschieden

→ **Miosis**:
- Aktivierung von **μ- und κ-Rezeptoren** im Kerngebiet des Nervus oculomotorius
- **sehr geringe Toleranzentwicklung** (stecknadelkopfgroße Pupillen)
- ! In Atemlähmung/Koma: Mydriasis möglich !

→ **Sedation**:
- dosisabhängig
- Morphin früher oral oder i.v. als Hypnotikum eingesetzt
- **μ-Rezeptor-**vermittelt; Wirkung am Locus coeruleus?

# 1.9.2 Zentrale Wirkungen von Opioiden 1

## 1.9.2 Zentrale Wirkungen von Opioiden 1

→ **Analgesie**:

- Morphin wirkt wahrscheinlich nur über **µ-Rezeptoren** (Hemmung der Freisetzung von Substanz P)
- Opioide blockieren Übertragung der Schmerzleitung (AP) im Hinterhorn, evtl. auch peripher; zusätzlich Dämpfung durch Einfluss auf höhere Zentren:
  - zentrales Rindengrau → medialer Raphekern → 5-HT/Enkephalin
  - N. reticularis → medialer Raphekern stimuliert → 5-HT/Enkephalin
  - Locus coeruleus → NA
  
  } Hemmung der Übertragung im Hinterhorn
- weitere Wirkungen im Neocortex und limbischen System diskutiert
- **Toleranz?**

→ **Euphorie (µ)/Dysphorie (µ, κ)**: **! µ kann zu Euphorie und Dysphorie führen**

- **nach i.v. Gabe** (Rauchen führt nicht zu Sucht), Missbrauch (Bedeutung bei Entstehung von Sucht?)
- Opioidrezeptoren im ventralen Tegmentum, DA-Neurone vom Tegmentum zu Nucleus accumbens über **µ-Rezeptoren**; durch Opioide aktiviert (bei den meisten Süchten aktiviert)
- **ausgeprägte Toleranz, daher Dosissteigerung bis zu 100fach**
- **bei analgetischem Einsatz: keine Sucht, auch wenn Euphorie auftritt**

→ **Atemdepression**:

- in therapeutischen Dosen **nur bei Patienten, die keine Schmerzen** haben, **bei Überdosierung** oder **normaler Dosis bei Kindern** (Atemzentrum noch unreif bis zum 12.Lebensjahr → Titration)
- Reduktion der Empfindlichkeit des Atemzentrums in der Medulla oblongata gegen $CO_2$: **Atemfrequenz und Minutenvolumen werden verringert**, evtl. auch Atemrhythmus gestört
- nur über **µ-Rezeptoren**, nicht über κ-Rezeptoren
- **Toleranz**, aber trotzdem häufigste Todesursache bei Missbrauch von Opioiden (! Reinsubstanz)

# 1.9.3 Periphere Wirkungen von Opioiden

## 1.9.3 Periphere Wirkungen von Opioiden

→ neuroendokrine Wirkungen:

- **Hemmung der Freisetzung von GnRH und ACTH** (μ-Rezeptoren)
- **Stimulation der Freisetzung von Prolactin + Wachstumshormon** (μ-Rezeptoren)
- **Hemmung der Freisetzung von Oxytocin** (κ-Rezeptoren)

→ Gabe von Morphin → **Reduktion der Wehentätigkeit**, aber Gefährdung des Kindes (Atemdepression) → **direkt ins Rückenmark**: analgetische Wirkung gut und keine Gefährdung des Kindes

→ Kardiovaskuläre Wirkungen:

- **Reduktion des Sympathikustonus**, daher Gefäßerweiterung, BP und HF↓

**! BP-Abfall gefährlich bei OP !**

- **zusätzlich Histaminfreisetzung** durch Morphin und Pethidin (BP↓ durch $H_1$)

→ GI-Wirkungen:

→ zentraler Effekt (über Nervus vagus) + lokale Wirkung über Nervenplexus und glatte Muskulatur:

- Hemmung der Kontraktion des Magens → **verzögerte Entleerung** (μ-Rezeptoren)
- im Dünndarm verstärkte Kontraktion einzelner Abschnitte der Ringmuskulatur → **Blockade der peristaltischen Welle**
- verminderter Einstrom von Wasser und Elektrolyten → **Obstipation + antidiarrhöische Wirkung** als Folge der Einzeleffekte (μ- und δ-Rezeptoren);
- Frequenz und Stärke der Kontraktionen im Ductus choledochus und Sphincter oddi erhöht → **verminderter Galleabfluss** (Rückstau der Gallenflüssigkeit → nicht bei Gallenkolik !)
- **keine Toleranz**

# 1.9.4 Morphinderivate

## 1.9.4 Morphinderivate

→ Morphin:

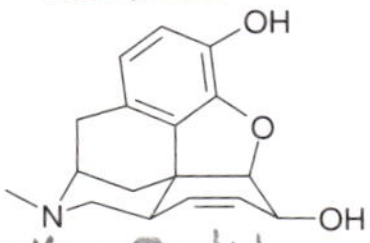


- Wirkdauer: 2-4 h
- rel. hydrophil
- analgetische Potenz = 1

Besondere Eigenschaften:
- **verengt Sphincter oddi** (Pethidin + Fentanyl deutlich geringer)
- **erhöht Diurese**, aber dämpft Blasenentleerung (KI: Prostatahyperplasie)
- **dämpft Wehen**, auch nach Oxytocin-Gabe
- **setzt Histamin frei** (~ Pethidin)
- orale BV ca. 50-70% (**ausgeprägter FPE**), PPB ca. 30%; Morphin oral (als Sulfat) und parenteral (s.c. und i.v.) appliziert
- **Metabolit Morphin-6-Glucuronid** ist stärker aber kürzer wirksam
  <-> Morphin-3-Glucuronid ist unwirksam

Indikationen: Schmerzmittel

→ Codein: Wirkung: **analgetisch durch Umwandlung (CYP2D6) in Morphin** (zu ca. 10%), v.a. bei Kindern angewandt
**ABER:** ca. **50% der Kinder** haben subnormale O-Dealkylierung von Codein (CYP2D6) → **Codein gering oder unwirksam**
Indikation: **Antitussivum und Analgetikum** (zusammen mit Paracetamol)

→ Heroin: Struktur: Diacetylmorphin
Kinetik: hohe Lipidlöslichkeit erlaubt schnelles Anfluten im Hirn → **Euphorie (als Kick → Missbrauch)**
*Metabolismus*: **Umwandlung in 6-Monoacetylmorphin und Morphin** (nach s.c.-Gabe schon in Peripherie!)
Indikation: früher Hustenmittel

→ Dihydrocodein: schwach wirksames Analgetikum und Antitussivum

→ Oxycodon: Analgetikum ; Hydrocodon: Antitussivum

# 1.9.5 Synthetische Opioide

## 1.9.5 Synthetische Opioide

→ Fentanyle (μ-Rez.):

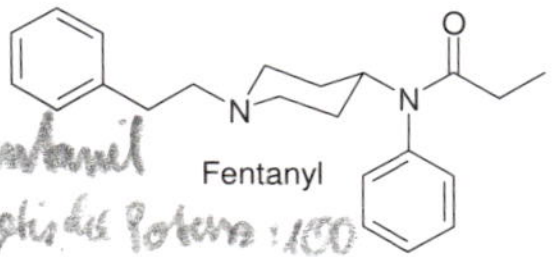


Substanzen: **Fentanyl, Alfentanil, Sufentanil**

Besondere Eigenschaften:

- Fentanyl ca. **100fach potenter als Morphin** (Sufentanil ca. 1000fach), Wirkdauer 48-72h <-> Morphin 2-3h
- **können Muskelstarre auslösen**
- **hohe Lipidlöslichkeit ermöglicht TTS** (bis 3d bei chronischem Basisschmerz); ! Nach i.v.-Gabe Rückverteilung möglich !
- lokale Applikation im Rückenmark erhöht Wirksamkeit

Indikationen: chronische Schmerzen (Tumor,…) + intra operationem

→ Levomethadon (μ-Rez.):

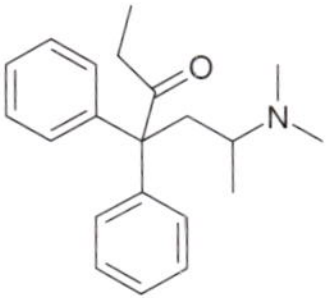

Wirkung: äquianalgetisch wie Morphin

Kinetik: **100% orale BV, langsame Penetration ins Gehirn**
hohe Eiweißbindung, **24-35h Wirkungsdauer**

Indikation: **Substitutionstherapie** (lindert nur Entzug, nicht „craving")
→ neuerdings **auch Buprenorphin** eingesetzt (höhere Affinität zu den Rezeptoren als Antagonisten → nicht verdrängbar durch Antagonisten)

→ Pethidin (μ-Rez.):

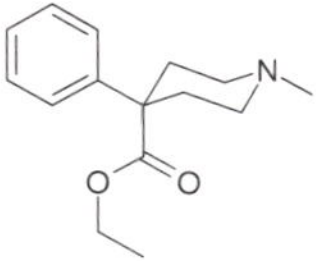

Wirkung: 0,1-0,2fache analgetische Wirkung von Morphin
**ABER**: **bei äquivalenten Dosen seltener Euphorie, Miosis**, …
! Histaminfreisetzung

## 1.9.6 Opioide mit geringer Wirksamkeit

## 1.9.7 Gemischte Agonisten

## 1.9.8 Antagonisten

## 1.9.6 Opioide mit geringer Wirksamkeit

→ Codein, Hydrocodein

→ Tramadol:

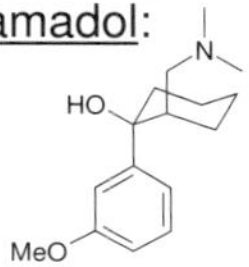


WM: Opioid ???

**5-HT-/ NA-Reuptakehemmer**

Wirkung: Analgesie ca. 0,1x Morphin

Kinetik: orale Absorption ca. 90%, Wirkdauer 8-12h

→ Tilidin:

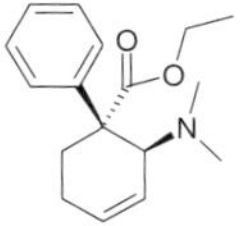


Struktur: **„Prodrug" von Nortilidin**

Wirkung: **keine antitussive Wirkung**

Applikation: Valoron®N: **zusammen mit Naloxon** → bei oraler Applikation: Naloxon metabolisiert → Tilidin kann wirken <-> i.v.: Naloxon nicht metabolisiert → Antagonisierung der Tilidinwirkung → **für Missbrauch ungeeignet**

## 1.9.7 gemischte Agonisten:

Buprenorphin: µ-Agonist, κ-Antagonist
Pentazosin: µ-Antagonist, κ-Agonist
Nalbuphin: µ-Antagonist, κ-Agonist
} starke Analgetika

## 1.9.8 Antagonisten:

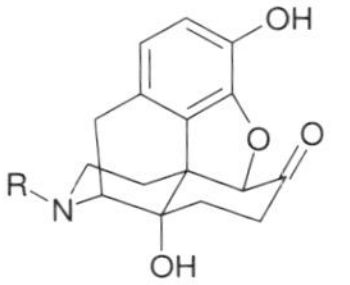


Naloxon: R = $-CH_2-$◁

Naltrexon: R = $-CH_2-CH=CH_2$

Naloxon: **Antagonist an allen Opioidrezeptoren**
**hoher FPE,** Wirkdauer nach parenteraler Gabe: **30-45min**

Naltrexon: **Antagonist an allen Opioidrezeptoren**
orale Gabe möglich, Wirkdauer **24-48h**

# 1.9.9 Allgemeine Eigenschaften der Opioide 1

## 1.9.9 Allgemeine Eigenschaften der Opioide 1

→ Indikationen:

- posttraumatische Schmerzen, Tumorschmerzen, Herzinfarkt, traumatische Schmerzen
- chronische, aber nicht neurogene Schmerzen
- Antitussiv: in verwendeten Dosen keine euphorisierende oder atemdepressive Wirkung
  → Codein (10 oder 20mg), Dihydrocodein, Hydrocodon, Dextromethorphan, Noscapin
- früher: antidiarrhöische Wirkung: Opiumtinktur (1% Morphin)
- Wirkung auf Opioidrezeptoren, aber keine Penetration durch Blut-Hirnschranke oder schlecht löslich: **Diphenoxylat, Loperamid** → Indikation: Diarrhö

→ Kinetik der Opioide:

- *Absorption*: **Aufnahme durch Schleimhäute gut, aber FPE** (bei Morphin 50-70%)
- *Verteilung*: Plasmaeiweißbindung zwischen 25% (Morphin) und 90% (Methadon)
  **Penetration der Bluthirnschranke**: **Heroin > Fentanyle > Methadon > Morphin**
- *Elimination*: **CYP3A4**: Hydrolyse, Kopplung, renale Elimination
  **Biologisch aktive Metabolite**: **Morphin-6-G** (stärker wirksam und höhere Plasmaspiegel als Morphin); **Codein – Hydrocodon**; **Heroin – Morphin**

→ WW: Verstärkung der Sedierung, Atemdepression und/oder analgetischen Wirkung:
Sedativa, Alkohol, SSRI, Tricyclische Antidepresiva, MAO-Hemmer, Carbamazepin
Abschwächung: Phenothiazine

→ Unerwünschte Wirkungen:

**Toleranz**: **Atemdepression** (wenn Patient Schmerzen hat: gering), **Sedierung, Dysphorie**
**keine Toleranz**: **Obstipation** → Gabe von Laxantien (klinische Studien: GIT-Antagonist)
**Sonstige**: **Übelkeit, Erbrechen** (initial, bleibt manchmal), **BP-Abfall + Bradykardie** (Morphin, Pethidin), **Juckreiz, Urticaria**
Pränatal: Entzug, Missbildungen, Krämpfe, kognitive Defekte

# 1.9.9 Allgemeine Eigenschaften der Opioide 2

## 1.9.9 Allgemeine Eigenschaften der Opioide 2

→ (Relative) Kontraindikationen der Opioide

→ eingeschränkte Atemfunktion (Emphysem, Cor pulmonale, Asthma)
→ erhöhter intrakranieller Druck (Gefahr der Atemdepression)
→ niedriger Blutdruck
→ Gefahr der Harnretention, aber verstärkte Harnproduktion → Prostatahyperplasie !
→ Niereninsuffizienz: Ausscheidung von Methadon oder Morphin-6-Glucuronid
→ Kolikschmerzen (besser: Fentanyle)
→ Geburt (außer direkt ins Rückenmark)

→ Vergiftung und ihre Therapie:

- **akute Vergiftung**: zufällig oder gewollt

*Symptome*: Schläfrigkeit ( → Dämmerzustand bis Koma), Atemfrequenz↓ , BP↓ , Körpertemperatur ↓, Pupillen stecknadelförmig (bei Hypoxie weit), Erschlaffung der Skelettmuskulatur (bei Fentanyl; Gefahr der Rhabdomyolyse), evtl. Lungenödem

THERAPIE: **Aufrechterhaltung der Atmung**: Freihalten der Atemwege, Beatmung
**Naloxon/Naltrexon** (0,4-2mg) **i.v.**, bei Unwirksamkeit nach 2-3min wdh (max. 10mg)
**! Wirkungsdauer der Antagonisten kürzer als Agonisten → Wdh der Gabe !**

- **chronische Vergiftung**: durch Opioid(Heroin)-Missbrauch:

1. i.v.-Applikation: starke Euphorie/Glücksgefühl für wenige min, dann 4-6h Zustand wohliger Dämpfung + Reizabschirmung; Angst/Unlust weg, Probleme/Konflikte erscheinen von geringer Bedeutung

→ nach wdh Gabe: Euphorie kürzer, da Toleranz → schließlich nur noch Bekämpfung von Entzugssymptomen (mit steigender Toleranz sinkt Dosierungsabstand)

*Gründe für Therapie*: Infektionsrisiko, schwankende Reinheit Heroin, einseitige Ernährung, soziale Verwahrlosung

THERAPIE: **Entgiftungsphase** (stationär, Minderung der Entzugssymptomatik: Diazepam, Haloperidol oder Clonidin [beste Wirksamkeit]) → **Entwöhungsphase** (psychologische Betreuung)
*Alternativ*: **Substitutionstherapie** mit Methadon, aber Entzug angestrebt

# 1.10 Neurokinine als Neurotransmitter

## 1.10.1 Substanz P, Neurokinine

## 1.10.1 Substanz P, Neurokinine

→ Allgemein: Peptide als Neurotransmitter; führen zu schneller Kontraktion glatter Muskulatur

Rezeptoren: NK1 – **Schmerzentstehung, Erbrechen**, … (v.a. Substanz P)

NK2 – **direkte Kontraktion der glatten Muskulatur** des Darms

NK3 – an cholinergen Neuronen des Darm-NS → **indirekte Kontraktion der glatten Muskulatur durch Ach-Freisetzung**

Lokalisierung: Substanz P und Neurokinin A auf 1 Gen codiert → oft gemeinsam exprimiert <-> Neurokinin B auf anderem Gen

→ Wirkungsweise und Wirkorte:

1. **Transmitter im Darm-Nervensystem**: **Erregung der glatten Muskulatur direkt oder über Ach-Freisetzung**
2. **Transmitter der primären afferenten Neurone**: v.a. **Schmerzentstehung**
3. Cotransmitter in vielen GABAergen Neuronen
4. Hinweis auf Cotransmission von Substanz P mit 5-HT in vielen Raphe-Neuronen

↗ **NOZIZEPTION:**

mechanisch, thermisch, chemisch, toxisch → Gewebsirritation, -schädigung, -verletzung

→ Freisetzung exzitatorischer Neurotransmitter, Substanz P

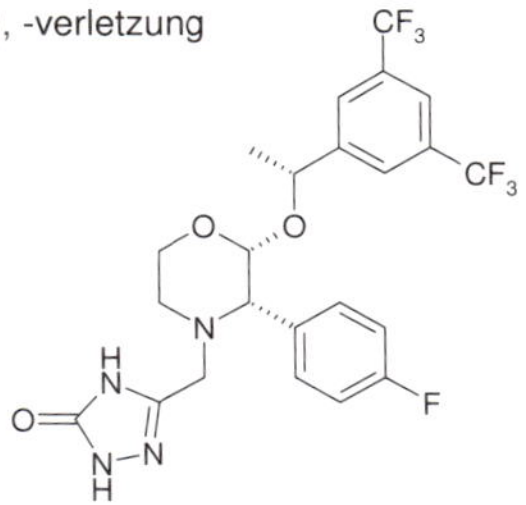


### APREPITANT

WM: **hochselektiver Antagonist am NK1-Rezeptor**, geringe Affinität zu 5-HT3- und DA-Rezeptoren

Pharmakokinetik: gute orale BV + ZNS-Gängigkeit, HWZ = 9-13h

Indikation: **verzögertes Erbrechen**, evtl. auch akutes Erbrechen, aber 5-HT3-Antagonisten bevorzugt → wenn gegen akutes Erbrechen, dann in Kombination mit anderen Antiemetika

NW: **Müdigkeit, GIT-Störungen, Transaminasenanstieg**, Kopfschmerzen, Appetitlosigkeit

## 1.11 Intrazelluläre Rezeptoren

# 1.11 Modulation intrazellulärer Rezeptoren

## 1.11.1 Übersicht intrazelluläre Rezeptoren

## 1.11.1 Übersicht intrazelluläre Rezeptoren

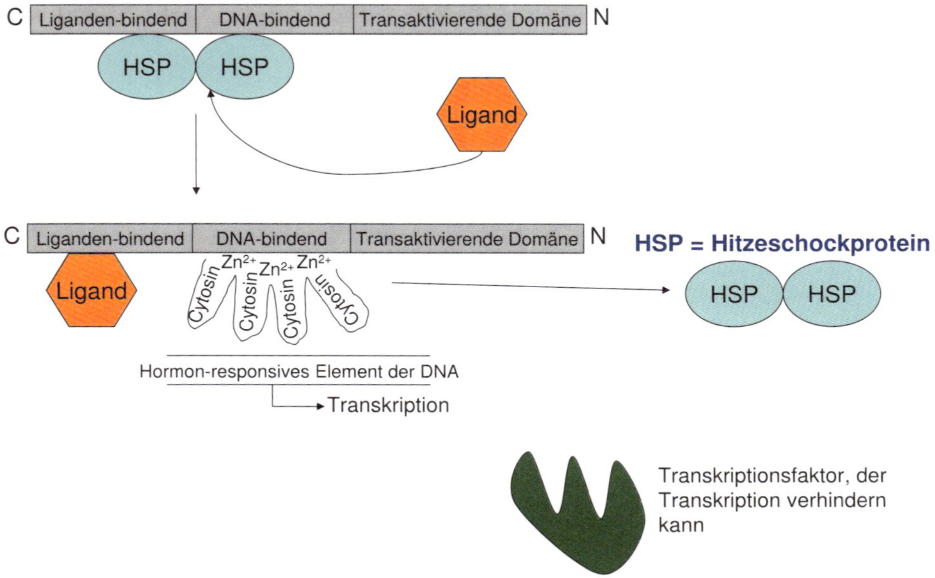

## 1.11.2 Glucocorticoide

### 1.11.2.1 Natürliche und synthetische Substanzen

### 1.11.2.2 Hormonsynthese und Regulation

## 1.11.2 Glucocorticoide

### 1.11.2.1 Natürliche und synthetische Substanzen:

Prednisolon

R1,R2,R3 = H

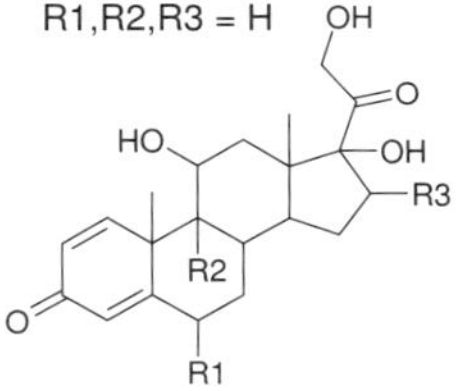


- Cortisol: keine Doppelbindung an $C_1/C_2$
- Methylprednisolon: R1= α-Methyl, R2= H, R3= H
- Triamcinolon: R1= H, R2= α-Fluor, R3= α-Hydroxy
- Betamethason: R1= H, R2= α-Fluor, R3= β-Methyl
- Dexamethason: R1= H, R2= α-Fluor, R3=α-Methyl

**! mit Ketogruppe an $C_{11}$ (Cortison, Prednison) unwirksam → Reduktion im Organismus notwendig (Cortisol, Prednisolon)**

! wenn F-Atom an $C_9$: GC-Aktivität ↑, MC-Aktivität ↑↑

**! SELEKTIVITÄT MR – GR**: Cortisol per se nicht selektiv: würde auch an MR in Niere binden, wird aber durch 11-β-Hydroxysteroid-DH Typ II inaktiviert = Schutzwall → Mikroumgebung wichtig

Weitere: Fludrocortiscon (MR), Prednisolon (GR), Fluocortolon (GR), Triamcinolon (GR), Dexa-/Betamethason (GR)

MR = Mineralocorticoid-Rezeptor; GR = Glucocorticoid-Rezeptor
MC = Mineralocorticoid GC = Glucocorticoid

### 1.11.2.2 Hormonsynthese und Regulation:

→ HORMONSYNTHESE:

de-novo-Synthese, keine Speicherung, Beteiligung von CYP-Enzymen,12-30mg/d, **circadianer Rhythmus**

→ REGULATION:

ACTH (Adrenocorticotropes Hormon) → Zona fasciculata (Hypothalamus[CRH= Corticotropin]-Hypophyse[ACTH]-NN-Axis) → Synthese von GC

Angiotensin II + $K^+$ → Zona glomerulosa → Synthese von MC

### 1.11.2.3 Wirkung von Glucocorticoiden

### 1.11.2.4 Wirkung von Mineralocorticoiden

### 1.11.2.5 Pharmakokinetik

## 1.11.2.3 Wirkung von Glucocorticoiden:

**antiphlogistisch, antiproliferativ, immunsuppressiv, antipruriginös**

langsame Wirkung über **cytosolische Rezeptoren**, schnelle Wirkung über membranständige Rezeptoren

→ **Stoffwechsel**: Gluconeogenese ↑, Glucosetoleranz ↓ , katabole Wirkungen, Umverteilung von Fettgewebe

→ **Knochen**: Hypocalciämie, katabole Wirkung (Osteoporose), Wachstum bei Kindern

→ **Skelettmuskulatur**: Atrophie, Steroidmyopathie

→ **Blut**: Erythrozyten ↑, Hämoglobin ↑, Thrombozyten ↑ , neutrophile Granulozyten ↑, Lymphozyten ↓ , Monozyten ↓, andere Granulozyten ↓

→ **Immunssystem**: Suppression: Cytokine ↓ , MHC ↓, proinflammatorische Enzyme ↓ , Mediatoren ↓

→ **ZNS**: Erregbarkeit ↑ , Euphorie, Unruhe, erhöhte motorische Aktivität

## 1.11.2.4 Wirkung von Mineralocorticoiden (Aldosteron)

→ Rezeptor vor allem im Sammelrohr und proximalen Tubulus

→ $Na^+$-Resorption ↑ , $K^+$-Ausscheidung ↑ → **Hypervolämie, Hypokaliämie**

WM: SGKinase phosphoryliert ENaC → Rückresorption von Natrium

## 1.11.2.5 Pharmakokinetik

hoher First-pass-Effekt

Orale BV: hoch (Cortisol, (Methyl-)Prednisolon, Fludrocortison), niedrig (Budenosid, Fluticason-propionat)

Plasmaproteinbindung: Cortisol + Prednisolon: 75% an CBG (Transcortin), 15% Albumin, 10% frei
synthetische Steroide: hauptsächlich an Albumin

Metabolismus: 11β-Hydroxysteroid-DH Typ I aktiviert Cortison und Prednison
Reduktion und Konjugation in der Leber (Methylprednisolon, Dexamethason, Budesonid über CYP3A4)

HWZ: 1,5 – 8 h << biologische Wirkdauer (8-72 h) wegen langer Wirkung der neu synthetisierten Enzyme

## 1.11.2.6 Indikationen

## 1.11.2.7 Nebenwirkungen

## 1.11.2.6 Indikationen

→ Substitutionstherapie

→ **Pharmakodynamische Therapie**:

- systemisch:
  - ~ **chronische Entzündungen**: Rheumatoide Arthritis, SLE
  - ~ **Allergie**: Anaphylaktischer Schock, Arzneimittel-Allergie
  - ~ Lunge: **Asthma bronchiale, COPD, toxisches Lungenödem**, kindliche Lungenreifungsstörung
  - ~ maligne Lymphome
  - ~ neurologisch: Hirnödem, Multiple Sklerose
  - ~ **Transplantation: Abstoßungsreaktionen**
  - ~ Hauterkrankungen: schwere großflächige Dermatitiden
  - ~ Erbrechen: **Cytostatika-induziertes Erbrechen**

  → meist (Methyl-)Prednisolon, in hohen Dosen Dexamethason
- lokal:
  - ~ Haut: **Psoriasis, Rosacea**
  - ~ Atemwege: Asthma bronchiale, allergische Rhinokonjunktivitis
  - ~ Augen: Keratitis, Konjunktivitis
  - ~ Gelenke: Arthrosen, Arthritiden
  - ~ Darm: Morbus Crohn, Colitis ulcerosa

## 1.11.2.7 Nebenwirkungen

→ wenig NW bei Substitutionstherapie und 1x Gabe hoher Dosen

→ **Osteoporose** (Calcium, Vitamin D, Bisphosphonate), Wachstumsstörung bei Kindern (Aufholung?), Hyperglykämie/**Diabetes**, Magenulcus, **Hypertonie**, Katarakt im Auge, Glaukomanfall, **Thromboseneigung** ↑, NNR-Insuffizienz, Wundheilung ↓, **Infektionen** ↑, **Cushing-Syndrom, Depressionen**, Myopathien, Hypernatriämie/Hypokaliämie

Lokal: **orale Candidiasis**, Heiserkeit, **Atrophien (Pergamenthaut), Striae, Steroidakne**, periorale Dermatitis, Pigmentverschiebungen, Follikulitis, Purpura, Kontaktallergien

**!!! Cushing-Schwelle: 7,5mg/d Prednison** (! Je nach GC unterschiedlicher Wert)

## 1.11.3 Sexualhormone

### 1.11.3.1 SERMs

## 1.11.3 SEXUALHORMONE

### 1.11.3.1 SERMs

WM: gewebe-, zell- und zielgenspezifisch agonistische + antagonistische Estrogenwirkung an Estrogenrezeptoren (ER):

**ERß-agonistisch** (Knochen, Gefäße, Prostata, Hippocampus, Gehirn)

**ERα-antagonistisch** (Brustdrüsen, Uterus, Hypophyse, Hypothalamus)

Substanzen: Tamoxifen, Toremifen, Raloxifen, Clomifen

Indikationen: Tamoxifen: adjuvante und palliative Therapie des estrogenabhängigen Mamma-Carcinoms (! Cis hat estrogene Wirkung <-> trans antiestrogen → trans auf dem Markt)

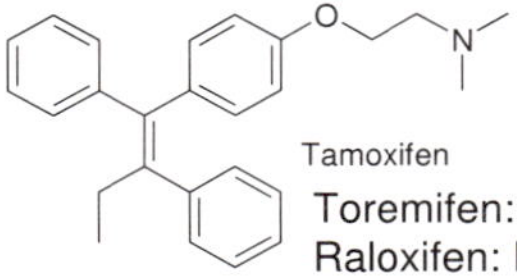


Tamoxifen

Toremifen: metastasierender Brustkrebs

Raloxifen: Prophylaxe und Therapie der postmenopausalen Osteoporose

Clomifen: Ovulationsinduktion bei anovulatorischen Patientinnen (Bindung an ER → Rezeptorkonzentration ↓ → negative Rückkopplung aufgehoben → GnRH (= GonadotropinReleasingHormon) ↑ → Follikelreifung)

NW: **Hitzewallungen, Wassereinlagerungen, Thrombopenien**, Übelkeit, Erbrechen

Tamoxifen: **Endometriumhyperplasie, - polypen, - carcinome**

Resistenzentwicklung von Tumorzellen: Down-Regulation der ER, verändertes ERα/ERβ-Verhältnis, verändertes Expressionsspektrum von Koregulatoren, MAPK- und Aromatase-Aktivität↓

# 1.11.3.2 Hormonelle Kontrazeption 1

## 1.11.3.2 Hormonelle Kontrazeption 1

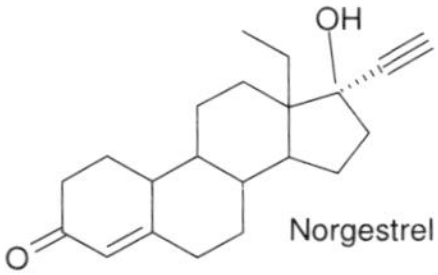

Norgestrel

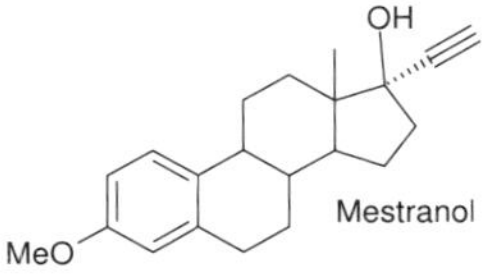

Mestranol

→ **Orale Kontrazeptiva**:

a) Estrogen-Gestagen-Präparate

- **Einphasenpräparate**
  - → **Hemmung der GnRH-Sekretion → LH-Gipfel fehlt** (auch durch Gestagen allein → Estrogen soll Endometrium stabilisieren, Durchbruchblutungen verhindern + Progesteron-Rezeptoren induzieren)
  - → Beeinflussung des Endometriums + des Cervicalsekrets
  - → **Mikropillen mit < 50µg Ethinylestradiol**
- **abgestufte Einphasenpräparate**
  - → bessere Anpassung an hormonelle Verhältnisse des Normalzyklus
- **Zweiphasenpräparat (Sequentialpräparat)**
  - → Imitation der physiologischen Verhältnisse, aber Zykluskontrolle schlechter Ovulationshemmung v.a. durch Estrogen → höhere Dosierung

b) Minipille

- → **Beeinflussung des Cervicalsekrets** und evtl. auch des Endometriums (→ ungünstig für Nidation); teilweise Ovulationshemmung
- → **Nachteil**: geringe Sicherheit, schlechte Zykluskontrolle

→ **Parenterale Kontrazeptiva = Depotpräparate** (8-12 Wochen)

- → **hochdosierte Gestagene i.m**. (Depotwirkung durch Kristallsuspension oder Veresterung mit langkettigen Fettsäuren)
- → **Pflaster: Ethinylestradiol + Norelgestromin**

→ **Notfall-Kontrazeption**

- **Pille danach: Levonorgestrel hoch dosiert** (spätestens 72h danach)
  ! Kein Abtreibungsmittel → Rezeptpflicht !
- **NW**: Übelkeit, Erbrechen, Müdigkeit, Schwindel

## 1.11.3.2 Hormonelle Kontrazeption 2

## 1.11.3.3 Selektive Progesteronrezeptor-modulatoren

## 1.11.3.2 Hormonelle Kontrazeption 2

Substanzen: Estrogene: Ethinylestradiol, Mestranol
Gestagene: Norethisteron, Lynestrenol, Levonorgestrel, Gestoden

Erwünschte Wirkungen:
funktionelle Sterilität, Verbesserung der Dysmenorrhö, Eisenmangelanämie seltener, Akne seltener, mastopathische Veränderung und gutartige Veränderungen ↓, Ovarialzysten ↓, Adnexitiden ↓, Risiko für Endometrium- und Ovarial-Carcinom ↓

NW: - **thromboembolische und cardiovaskuläre NW:**
→ Gerinnungsfaktoren ↑, gerinnungshemmende Faktoren ↓ → erhöhtes Risiko für Thromboembolien (v.a. bei Nicotinabusus und **wenn Ethinylestradiol > 50µg)**
- **Wassereinlagerung /-retention**

WW: **mit CYP-Induktoren** → beschleunigter Abbau von Estrogenen durch Hydantoine, Rifampicin, Phenylbutazone, Barbiturate

KI: vorausgegangene thromboembolische Prozesse, Hepatitis, Mamma- und Korpuscarcinom

## 1.11.3.3 Selektive Progesteronrezeptormodulatoren

→ **Mifepriston**: Indikation: **Schwangerschaftsunterbrechung**: vor 7. Woche: 80% kompletter Abort, nach 8. Woche: 33% kompletter Abort
**! In Kombi mit Prostaglandinen: kompletter Abort bei nahezu 100%**
außerdem: Weheneinleitung, Kontrazeption, Postkoitalinterzeption, Hormonersatztherapie in Kombi mit Estrogenen, Endometriose, Myome, Mamma-Carcinom

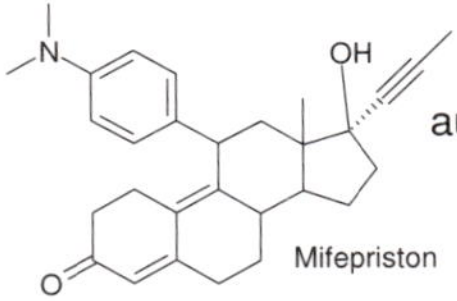

Mifepriston

# 1.11.4 Schilddrüsenhormone

## 1.11.4.1 Biosynthese

## 1.11.4 Schilddrüsenhormone

### 1.11.4.1 Biosynthese

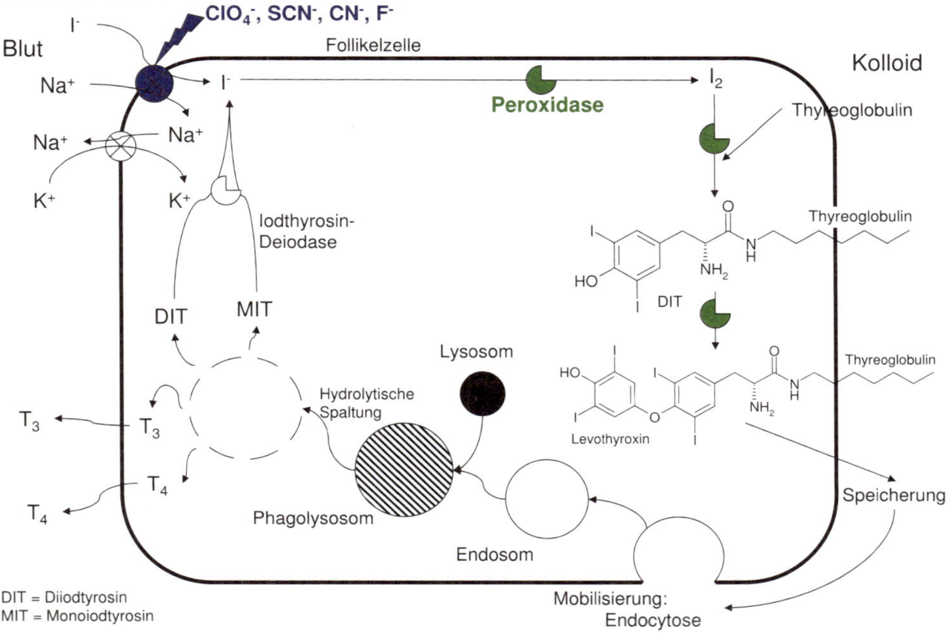


DIT = Diiodtyrosin
MIT = Monoiodtyrosin

## 1.11.4.2 Regulation der Synthese und Wirkungen der Schilddrüsenhormone

## 1.11.4.2 Regulation der Synthese und Wirkungen der Schilddrüsenhormone

Regulation der Synthese

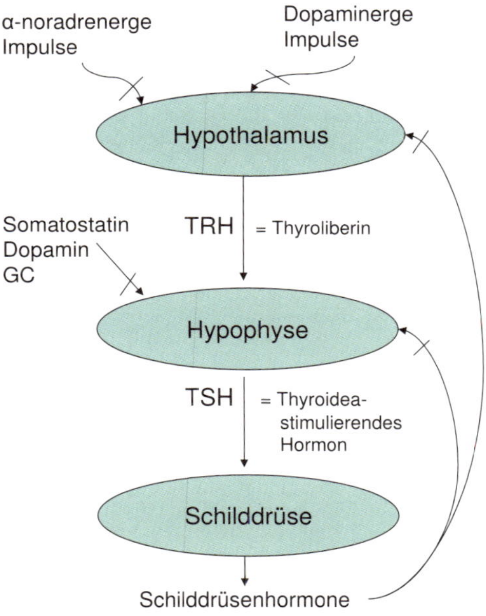


Wirkungen

**! Nur $T_3$ wirksam**
**$T_4$ = Speicher- und Zirkulationsform**
**$rT_3$ unwirksam**

→ normales Wachstum und Reifung
→ Metabolismus von Kohlenhydraten, Fetten, Proteinen, ...
→ Erhöhung des $O_2$-Verbrauchs und der Wärmeproduktion → Erhöhung des Grundumsatzes
→ Modulation der glykogenolytischen Wirkung von Glucagon und Catecholaminen
→ Förderung des Insulinabbaus → postprandiale Hyperglykämie bei Hyperthyreose
→ Aktivierung von Osteoblasten und -klasten
→ Entwicklung und Funktion des ZNS
→ Herz: Erhöhung von Kontraktilität und Frequenz → arrhythmogen

# 1.11.4.3 Pharmakokinetik und therapeutischer Einsatz der Schilddrüsenhormone

## 1.11.4.3 Pharmakokinetik und therapeutischer Einsatz der Schilddrüsenhormone

| | $T_4$ | $T_3$ |
|---|---|---|
| **Sekretion** | 90µg/d | 8µg/d |
| **Serumkonzentration** | 6-8µg/100ml | 100-150ng/100ml |
| **Proteinbindung im Blut** | Bindung an TBG, TBPA, Albumin; 0,5 Promille ungebunden | Bindung an TBG; 5 Promille ungebunden |
| **Biologische HWZ** | 7d | 1d |

→ **Substanzen, die Proteinbindung beeinflussen**:

1. Konkurrenz: Salicylate, Heparin, Diazepam, Sulfonylharnstoffe, Phenylbutazon, Diphenylhydantoin, Penicillin
2. Erhöhung der TBG-Kapazität: Estrogene, Methadon, Clofibrat, 5-FU, Heroin

Metabolismus:

**1. Deiodierung:** $T_4$ → $T_3$ 50% / → $rT_3$ 50% } in allen Organen, aber Leber und Niere haben höchste Aktivität und Leber arbeitet für andere Organe ⟺ Rest für Eigenbedarf

**2. Leber**: - weitere Deiodierung von $T_3$ und $rT_3$
- Konjugation mit Glucuronsäure oder Sulfat → Ausscheidung mit Galle → im Darm: bakterielle Spaltung und Reabsorption

**3. Leber, Niere, Gehirn, Muskel**: $T_4$ und $T_3$ inaktiviert durch Desaminierung + Decarboxylierung

Indikationen: Hypothyreose

NW: **Tachykardie**, Herzklopfen, **Herzrhythmusstörungen, pektanginöse Zustände**, Diarrhö Kopfschmerzen, **Muskelschwäche, Krämpfe, Flush, Fieber**, Erbrechen, Tremor, **Menstruationsstörungen**, Schlaflosigkeit, **Hyperhidrosis, Gewichtsverlust**, innere Unruhe

KI: Myokardinfarkt, tachykarde Rhythmusstörungen, Koronare Herzkrankheit, Myokarditis

# 1.11.4.4 Therapie der Hyperthyreose

## 1.11.4.4 Therapie der Hyperthyreose

### 1. Chirurgie

→ subtotale Thyreoidektomie

### 2. Radioaktives Iod ($^{131}$Iod)

**ß-und γ-Strahler** → Strahlenschädigung der vergrößerten Schilddrüse
**HWZ = 8d**, gute Selektivität
**Nicht bei Schwangeren + Kindern** (auch nicht bei Myxödem-Koma)

### 3. Iodid-Gabe ~ Lithium

Dosis >5mg/d (normal 50µg/d) → **Hemmung der Iodorganifizierung und des Einbaus in Thyreoglobulin** → $T_4$-Produktion und Freisetzung ↓ + **Hemmung der Deiodase**
→ hauptsächlich Einsatz vor OP, da Blutversorgung ↓ + Drüse kleiner (kurzfristig wirksam!)

### 4. Perchlorat

**Hemmung der Iodidaufnahme** → Wirkung nur kurzfristig

### 5. Thioamid-Thyreostatika

WM: **kompetitive Hemmung der Peroxidase** (Iodisation + Kopplung)
**PTU zusätzlich Hemmung der Deiodase**

Substanzen: Propylthiouracil (PTU), Thiamazol, Carbimazol

Pharmakokinetik: **langsamer Wirkungseintritt: nach 1-4 Wochen**; volle Wirkung erst nach Erschöpfung der Vorräte (3 Monate) <-> PTU früher wegen Wirkung auf Deiodase
**Plazentagängig, in Muttermilch** (außer PTU)
**Metabolismus**: Carbimazol → Thiamazol (→ Wirkung gleich!)
HWZ = 4-6h, aber Anreicherung in Schilddrüse → Applikation 1x/d
<-> PTU HWZ = 2h → 6x/d

NW: **Agranulocytose, Leukopenie**, allergische Reaktionen (Urticaria), **Hypothyreose**

**! bei thyreotoxischer Krise**: ß-Blocker, da Arrhythmien gefährlich: **Propranolol = ß-Blocker + Hemmstoff der Deiodase** + Thiamazol i.v. + Hydrocortison + Heparin gegen Emboliegefahr

# 1.11.5 Vitamin A

## 1.11.5 Vitamin A

Synthese: Provitamine α,β,γ-Carotinoide → all-trans-Retinal → trans-Retinol

WM: Vit.A-abhängiges Gewebe: Retina, Hoden, Ovar, Lunge, GIT, Urogenitaltrakt
→ **Bindung an nukleäre Rezeptoren**: RAR α,β,γ: all-trans-Retinsäure
RXR α,β,γ: 9-cis-Retinsäure

Funktionen: **Sehen** (Nacht, Tag, Farbe), **Integrität des Epithels gegen Infektionen, Immunität, Blutbildung, Skelett, Wachstum, Fortpflanzung, Embryonalentwicklung**

Indikationen: *oral*: Akne, Psoriasis → Isotretinoin
*topisch*: Tretinoin, Adapalen, Tazaroten
→ oral oder topisch je nach Ausbreitung und Schweregrad

Nahrungsquellen: z.B. grünes Blattgemüse, gelbe Früchte, Karotten

Mangel: **Nachtblindheit, Keratomalazie** (Verhornung von Cornealzellen des Auges), **Xerophtalmie** (Verhornung von Talgdrüsen, Eintrocknen von Haut/Bindehaut), **Atrophie der Speicheldrüsen und Schleimhäute**

Hypervitaminose: **Teratogenität**: Spontanaborte, Fehlbildungen (Ohren, Gesicht, ZNS, Gaumenspalte, kardiovaskuläres System, Augen, Innenohr, Hydrocephalus)
→ Bedarf von Schwangeren: 6000 I.E. und nicht höher!
**akute Intoxikation**: GIT-Beschwerden, Hepatosplenomegalie, toxische Hepatitis
**chronische Intoxikation**: bei > 50 000 I.E. am Tag
Appetitverlust, Haarausfall, Austrocknen der Haut

KI: Frauen im gebärfähigen Alter: Isotretinoin: mindestens 1 Menstruationszyklus sicher verhüten (vor und nach der Behandlung)
Acitretin: mindestens 2 Jahre nach der Behandlung sicher verhüten

# 1.11.6 Calciumstoffwechsel

## 1.11.6.1 Vitamin D

## 1.11.6 Calciumstoffwechsel

### 1.11.6.1 Vitamin D

Synthese: **7-Dehydrocholesterin** wird in **Haut** durch UV-Licht zu **Cholecalciferol**/Vit. D3
→ in der **Leber** zu **Calcidiol**/25-Hydroxy-Vit.D3
→ in **Niere durch 1α-Hydroxylase** zu **Calcitriol**/1α,25-OH-Vit.D3

Regulation
→ niedrige Calciumkonzentration → Stimulation der NebenSchilddrüse zur **PTH-Sekretion** → PTH **stimuliert 1α-Hydroxylase** → Calcitriol ↑ → Resorption der Knochen ↑, Absorption im Darm ↑
→ niedrige Phosphatkonzentration stimuliert direkt die 1α-Hydroxylase

Wirkung von Vit. D-Hormon auf Calciumhaushalt
→ Darm: Calcitriol bindet an cytoplasmatischen Rezeptor → Transkriptionsaktivierung eines Gens für TRP-Kanal → **intestinale Calcium- und Phosphat-Resorption** ↑
→ Knochen: **Mobilisation von Calcium und Phosphat**; Indirekt: **Förderung der Mineralisierung**
→ Niere: Förderung der **Rückresorption von Calcium und Phosphat im proximalen Tubulus**
→ Haut: Stimulation der Akkumulation + Synthese von 7-Dehydrocholesterol
→ Sonstiges: Bildung von Calbindin ↓ → $Ca^{2+}$-Aufnahme in Zellen ↓, antiproliferativ auf Tumorzellen, Haut- und Immunzellen, neuroprotektiv, Einfluss auf Insulin-Sekretion, Gonaden

Indikationen
**Rachitis-Prophylaxe**: frühes Zeichen: Alkalische Phosphatase im Blutserum
→ in Schwangerschaft und Stillzeit
**Therapie der Rachitis und der Osteomalazie**
**Hypoparathyreoidismus**: **! Calcitriol-Derivate, da Vit. D nicht zu Calcitriol umgebaut !**
**Osteoporose**

synthetische Substanzen
**Dihydrotachysterol, Alfacalcidol, Paricalcidol, (Ergocalciferol)**

NW: **Hypercalcämie, Nieren-Calcinose**

# 1.11.6.2 Parathormon

### 1.11.6.2 Parathormon

#### Synthese

Peptidhormon (84AS, **34 AS biologisch aktiv**) aus der **Nebenschilddrüse**

#### Regulation

→ Calcium-Rezeptoren an Nebenschilddrüse, die Calciumkonzentration messen
→ wenn zu hoch: **Calcium-Konzentration intrazellulär ↑→ PTH-Freisetzung ↓**

#### Wirkungen von PTH auf Calciumhaushalt

→ Knochen: **Stimulation der Osteoklasten**
**Stimulation der Osteoblasten** (v.a. bei chron. Einwirkung)
} **Steigerung des turn-over, aber Osteolyse überwiegt**

**! Bei kurzfristiger Stimulation überwiegt Knochenaufbau !**

→ Niere: Förderung der **Phosphatausscheidung** und der **Calciumrückresorption**
**Steigerung der Aktivität der renalen 1α-Hydroxylase**, Steigerung der Elektrolytausscheidung, Retention von Protonen

→ Sonstige: Senkung der Calciumkonzentration in Milch, Schweiß und Augenwasser

#### synthetische Substanzen

→ **Cinacalcet** = Calciummimetikum

WM: erhöht Empfindlichkeit des Calcium-Sensors der Nebenschilddrüse
→ **täuscht erhöhtes Calcium vor** → PTH ↓

Indikationen: sekundärer Hyperparathyreoidismus, Verminderung der Hypercalcämie bei Nebenschilddrüsen-Carcinom

NW: Übelkeit, Erbrechen

→ **Teriparatid**

Struktur: AS 1-34 des PTH

Wirkung bei pulsatiler Gabe:
Aktivierung von bone-lining cells zu Osteoblasten, Hemmung der Apoptose der Osteoblasten →
**Trabekel-Volumen ↑ , Trabekel-Vernetzung ↑ , Knochendichte ↑ ,
Frakturrate + Schmerzen ↓**

Indikationen: Osteoporose

# 1.11.6.3 Calcitonin

### 1.11.6.3 Calcitonin

**Synthese**

Peptid mit 32 AS aus **parafollikulären C-Zellen der Schilddrüse**

**Regulation**

→ abhängig vom Serum-Calcium-Spiegel: **wenn $Ca^{2+}$ ↑ → Sekretion ↑**

→ Hemmung der Sekretion durch Dopamin, Somatostatin, $H_2$-Rezeptor-Antagonisten, Calcitriol

**Wirkungen**

→ Skelett: **Hemmung der Osteoklasten/Osteozyten, Minderung des $Ca^{2+}$-Ausstroms aus Knochen/ Speicherung von $Ca^{2+}$ in Knochen**

→ Niere: Calcitonin-Rezeptor an Tubuli → **renale $Ca^{2+}$- und Phosphatausscheidung** ↑ bei pharmakologischer Dosierung

→ ZNS: **analgetisch**

→ GIT: Verlangsamung des Verdauungsprozesses + Hemmung der Magensekretion und des exo- und endokrinen Pankreas

**Substanzen**

Calcitonin parenteral oder als Nasenspray

**synthetisch oder vom Lachs** (stärkere Wirkung und HWZ verlängert)

**Indikationen**

Hypercalcämie, **Tumoren und Knochenmetastasen (da zusätzlich analgetisch),** Morbus Paget, Osteoporose, Osteogenesis imperfecta

**Nebenwirkungen**

- subjektive Empfindungen: Wärme, leichte Übelkeit
- vorübergehend schlechte Glucose-Toleranz (Störung der Insulinfreisetzung)
- selten: allergische Symptome
- Wirksamkeitsverlust durch Down-Regulation der Calcitonin-Rezeptoren am Erfolgsorgan = **Tachyphylaxie**
- Antikörperbildung möglich → Wirkverlust

## 1.11.6.4 Fluorid

## 1.11.6.5 Bisphosphonate

## 1.11.6.6 Strontiumranelat

### 1.11.6.4 Fluorid

WM: **osteoanabol durch Hemmung der Thyrosinphosphatase** → mitogene Wirkung,
**Einbau in Hydroxyapatit → Resorptionshemmung, Knochendichte** ↑, aber minderwertig

Substanzen: NaF, $Na_2FPO_3$

NW:: GIT-Irritationen, **„Lower extremities pain syndrome", Fluorose**

### 1.11.6.5 Bisphosphonate

WM: **N-haltig: Hemmung der Farnesylpyrophosphatsynthase und damit der Isoprenylierung kleiner GTPasen** (Alendronat, Zoledronat, Pamidronat, Risedronat)
**nicht N-haltig: direkte Interaktion mit ATP → cytotoxisch** (Etidronat, Clodronat)

Wirkung: **Hemmung der Mineralisierung und Osteolyse; Hemmung der Rekrutierung ruhender Osteoklasten, Hemmung der Adhäsion und Aktivierung der Osteoklasten, Induktion der Apoptose der Osteoklasten**

Substanzen: Etidronat (nur Anwendung im Wechsel mit $Ca^{2+}$ wegen Hemmung der Mineralisation)
Alendronat, Risedronat (kontinuierliche Anwendung), Clodronat, Pamidronat

Einnahme: sitzend/stehend, mit viel Wasser auf nüchternen Magen wegen geringer BV, Reizung/Verätzung der Speiseröhre

Pharmakokinetik: HWZ > 10Jahre (Einsatz bei Morbus Paget und Osteoporose)

NW: GIT-Störungen (bei Etidronat und Risedronat häufig), **Ösophagitis, oropharyngeale Ulcerationen** (Alendronat), Osteomalazie (Etidronat)

### 1.11.6.6 Strontiumranelat

WM: **Stimulation der $Ca^{2+}$-Rezeptoren → $Ca^{2+}$↑ → Aktivierung der Osteoblasten**
**Hemmung der Carboanhydrase II** → keine Säure-Produktion → Hemmung des Knochenabbaus
**Hemmung des Vitronectin-Rezeptors** → Hemmung der Osteoklasten-Aktivität

Pharmakokinetik: BV 25%, beeinflusst durch Nahrung + $Ca^{2+}$, HWZ = 60h <-> im Knochen 41d

NW: GIT-Störungen

WW: Nahrung, Milchprodukte, Calcium, Antacida, Tetracycline, Chinolone

## 2 Modulation von Enzymen

# 2. Modulation von Enzymen

## 2.1 MAO-Inhibitoren

### 2.1.1 MAO-A-Inhibitoren

### 2.1.2 MAO-B-Inhibitoren

## 2.1 MAO-Inhibitoren

### 2.1.1 MAO-A-Inhibitoren: Tranylcypromin, Moclobemid

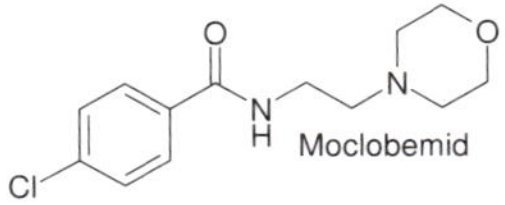

Moclobemid

WM: **Hemmung eines abbauenden Enzyms von 5-HT und NA**
! Hemmung durch Tranylcypromin unselektiv (MAO-A vs. MAO-B) und irreversibel (kovalent)

Wirkung: **stimmungsaufhellend** (nach 2 Wochen), antisuizidale Wirkung, **psychomotorisch aktivierend** (stark antriebssteigernd)

Indikationen: Depression (Moclobemid); Panik/Angststörungen, Bulimie (Tranylcypromin)

Pharmakokinetik: Moclobemid: orale BV 50-80%, aktiver Metabolit, HWZ = 2h

NW: Tranylcypromin: **orthostatische Hypotension, hypertone Krise**, „cheese-effect“
Schwindel, Kopfschmerz, Schlafstörung/-losigkeit, Agitiertheit, Tremor, Verwirrtheit

KI: Kombi mit anderen Antidepressiva

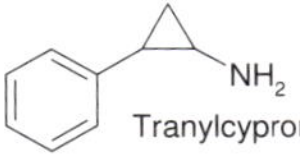

Tranylcypromin

### 2.1.2 MAO-B-Inhibitoren: Selegilin, Rasagilin

WM: unklar: Hemmung der MAO-B (Abbau von DA), aber in DA-Neuronen nur MAO-A
? Neuroprotektion, da aus DA evtl. toxischer Metabolit entsteht

Selegilin
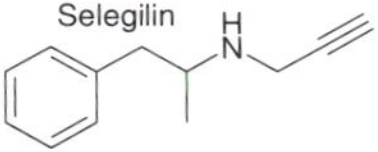


Rasagilin
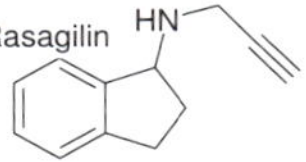


Indikation: Morbus Parkinson

NW: **BP-Anstieg, Herzfrequenzanstieg, Angst, Schlafstörungen**
bei Kombi mit L-Dopa: orthostatische Hypotension
mit SSRI: Serotonin-Syndrom

KI: Kombi mit SRI und Ephedrin

# 2.2 COMT-Inhibitoren

## 2.2 COMT-Inhibitoren: Entacapon, Tolcapon

Substanzen: Entacapon, Tolcapon

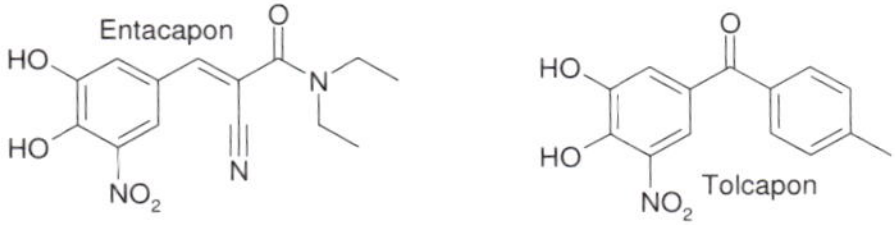


WM: **Hemmung der Catechol-O-Methyltransferase**

Indikation: bei „end-of-dose"-Fluktuationen während L-Dopa-Gabe
Kombinationspräparat: L-Dopa, Carbidopa, Entacapon

NW: bei Tolcapon **Leberschädigung**

# 2.3 Hemmung der Cyclooxygenase (COX)

## 2.3.1 Überblick COX, LOX, Prostaglandine

## 2.3.1 Überblick COX, LOX, Prostaglandine

! Für antiphlogistische Wirkung höhere Dosierung notwendig als für Analgesie !

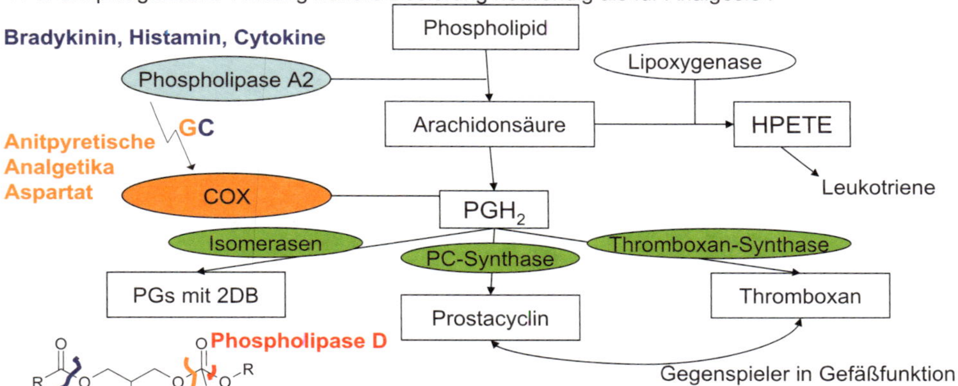


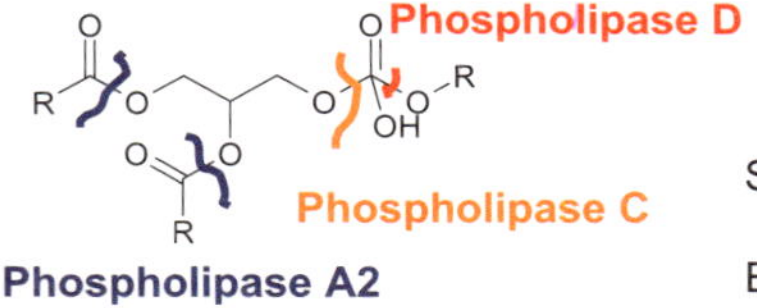


Substrate von COX: Eicosatetraensäure (Arachidonsre), EPA (20:5), Dihomo-γ-Linolensäure (20:3)

Eigenschaften: Cyclooxygenase + Peroxidase

**2 Isoformen der COX**:

COX1: **konstitutiv aktiv in Blutgefäßen, Magen, Darm, Blutplättchen, Urogenitalsystem**
→ Reaktion auf physiologische Stimuli → **„house-keeping-functions"**

COX2: in Hirn, Testis, Macula densa konstitutiv, sonst **induzierbar** durch Cytokine, TNFα u.a. Entzündungsmediatoren (Hemmung der Induktion durch GC) → **Entzündung, Schmerz, Wundheilung**, Fertilität,…

## 2.3.2 Übersicht Prostaglandinrezeporen

## 2.3.3 Patienten mit besonders hohem Risiko unter NSAR-Therapie

## 2.3.2 Übersicht Prostaglandinrezeptoren

| | | | |
|---|---|---|---|
| **DP** | $PGD_2$ | cAMP-Anstieg | Erschlaffung |
| **$EP_{1-3}$** | $PGE_2$ | 1: $IP_3$/DAG, $Ca^{2+}$<br>2: cAMP-Anstieg<br>3: cAMP-Anstieg/ Verminderung | Kontraktion<br>Erschlaffung<br>Kontraktion |
| **FP** | $PGF_{2\alpha}$ | $IP_3$/DAG, $Ca^{2+}$ | Kontraktion |
| **IP** | $PGI_2$ (Prostacyclin) | cAMP-Anstieg | Erschlaffung der glatten Muskulatur |
| **TP** | Thromboxan (THX) | $IP_3$/DAG, $Ca^{2+}$ | Kontraktion der glatten Muskulatur |

## 2.3.3 Patienten mit besonders hohem Risiko unter NSAR-Therapie

- GIT-Komplikationen: >65/70 Jahre
  bekannte Ulcuskrankheit, GIT-Blutungen in Anamnese
  Corticosteroidtherapie
- Störungen der Nierenfunktion: >65/70 Jahre
  vorbestehende Nierenerkrankung, Flüssigkeitsdefizit
  arterielle Hypertonie, Herzinsuffizienz
  Komedikation: Diuretika, ACE-Hemmer

# 2.3.4 Allgemeine Wirkungen der COX-Hemmer

## 2.3.4 Allgemeine Wirkungen der COX-Hemmer

**! Nur Hemmung der Cyclooxygenasefunktion, nicht Hydroperoxidasefunktion !**

1. Analgesie (COX2): PGs sensibilisieren Nozizeptoren gegenüber Mediatoren [Bradykinin, Kallidin und Cytokine (IL-1, IL-8, TNFα)] → Schmerzdämpfung durch Hemmung der PG-Synthese

   → **besonders gut:** bei Kopf- und Zahnschmerzen, Dysmenorrhö ($PGF_{2\alpha}$ und E bei Abstoßung der Schleimhaut freigesetzt → Kontraktionen = schmerzhaft), Gelenk- und Muskelschmerzen

   **Gut:** post-OP-Schmerzen mit entzündlicher Beteiligung, evtl. auch prä-OP

   **Schlecht**: Eingeweideschmerzen

2. Antipyrese (COX2): **Temperatursenkung nur bei Fieber**

   Grund: bakterielle Toxine setzen IL-1ß, IL-6, Interferon und TNFα frei → Aktivierung der $PLA_2$ + $COX_2$ → Bildung von $PGE_2$ im Hippothalamus steigt → Erhöhung des TemperaturSollwerts → Schüttelfrost, Fieber

3. Antiinflammatorisch (COX2): bei Entzündungen der Muskeln und Gelenke: PGs tragen bei zu Vasodilatation, Ödem, Zellmigration

   → durch COX-Hemmer: Schmerzreduktion (symptomatisch), **keine Verzögerung des Verlaufs**

   ! $PGE_2$ und $I_2$ können lysosomalen Knochenabbau verzögern → **Knochenabbau ↑ bei COX-Hemmung !**

4. Verzögerung der Blutgerinnung

   GRUND: Hemmung der Thromboxan-Synthese in Thrombozyten (COX1):

   COX1 in Thrombos durch ASS irreversibel geschädigt und in Thrombos keine Transkription vorhanden → Thrombos ausgeschaltet → 1 Tag bis wieder funktionsfähige Thrombos

   **!! Bei anderen COX-Hemmern nicht, da keine kovalente, irreversible Hemmung !!**

5. Wirkung der NSAIDs gegen Alzheimer? (Prophylaxe; evtl. auch bei Colon-Carcinom)

   Metaanalyse mit Ibuprofen, Sulindac und Indomethacin: Hemmung der γ-Sekretase

# 2.3.5 Allgemeine Nebenwirkungen der COX-Hemmer

## 2.3.5 Allgemeine Nebenwirkungen der COX-Hemmer

a) GIT: **Gastrointestinale Geschwüre** (Magen, 12-Fingerdarm), Sodbrennen, Diarrhö, Übelkeit, Erbrechen (NW bereits nach 5 Tagen Einnahme)

**URSACHEN**: - PGE, gebildet durch COX1, hemmt Säurebildung in Belegzellen, erhöht Blutfluss und Schleimbildung (Schutz für GIT)
→ **selektive COX2-Hemmer günstiger**
- **direkte Säurewirkung** (im Magen protoniert → Aufnahme in Zellen möglich)
- Helicobacter-pylori-Infektion fördert Effekt der COX-Hemmung (additiv)

→ **Begleitmedikation mit Protonenpumpenhemmern ?!**

b) **Blutungsneigung** (COX1-Hemmer)

c) **Hemmung der Uterusmotilität**: PGs $E_2$ und $F_{2\alpha}$ stimulieren Uterus → Verwendung zur **Tocolyse** möglich (Tocolyse auch durch ß2-Mimetika: Dämpfung der glatten Muskulatur, aber NW **Steigerung der Herzfrequenz** → schlecht für Schwangere!)

d) **Vorzeitiger Verschluss des Ductus arteriosus Botalli** [zwischen A. pulmonalis und Aorta = Umgehung des Lungenkreislaufs (?)], der durch PGs offen gehalten wird

e) Nierenfunktion (COX2): **Verminderung des renalen Plasmaflusses**, Retention von Natrium und Wasser bei Saluretika-Gabe (Verminderung der diuretischen und antihypertensiven Wirkung von Diuretika)

f) **Überempfindlichkeitsreaktionen**: Rhinitis, Urtikaria, Photosensibilität, Bronchialasthma, Hypotension, Schock

**URSACHE**: **metabolischer Shunt zu Leukotrienen** durch vermehrtes Angebot von Arachidonsäure an 5-Lipoxygenase → z.B. bei Disposition: Auslösung von Asthma !!!

## 2.3.6 Coxibe

## 2.3.6 Coxibe

→ Substanzen:
COX1:COX2
= 1:30

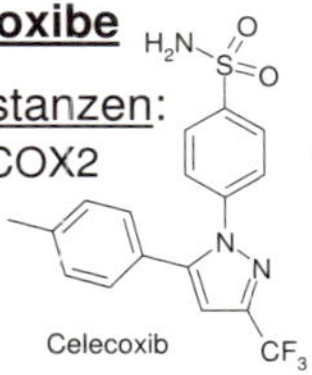

Celecoxib

Andere: **Valdecoxib** (vom Markt wegen schwerer NW: cardiovaskulär, Anaphylaxie, Lyell-Syndrom)
**Parecoxib**: wasserlösliches Prodrug von Valdecoxib, injizierbar
**Etoricoxib**: COX1:COX2 = 1:106
**Lumiracoxib**: COX1:COX2 = 1:700

→ WM: **selektive COX2-Hemmung**, da COX1-Hemmung hauptsächlich für NW verantwortlich

→ Indikationen: akuter Schmerz (post-OP), primäre Dysmenorrhö, kurzfristig bei arthritischen Schmerzen unter Beachtung der KI (Osteoarthritis, rheumatoide Arthritis)

**! Bei jeder Anwendung zeitliche Begrenzung: so lange wie nötig, aber nicht länger als 3 bis max. 6 Monate !**

**! Summation: NW auch, wenn Einnahme 4 Wochen – Pause – 5 Monate o.ä. !**

→ NW: **erhöhte Inzidenz für Schlaganfall und Herzinfarkt** (v.a. bei Rofecoxib → wurde vom Markt genommen) bei Gabe > 6 Monate:

**URSACHE**: ASS hemmt COX1 und 2 → Gleichgewicht THX und PGI (Vasokonstriktion – Vasodilatation)

<-> nur COX2-Hemmung: **Umbau der Gefäße**: innerer Teil der Gefäße dicker als bei Kontrollen → Arteriosklerose verstärkt → erhöhte Gefahr für Herzinfarkt und Schlaganfall

**! Nur bei Rofecoxib wirklich kaum GIT-Beschwerden <-> bei Celecoxib nicht geklärt !**

→ KI: **kardiovaskuläre Risikopatienten**, Allergien, GI-Ulzera
**bei Patienten >65 Jahre** nur mit strenger Indikationsstellung und mit besonderer Vorsicht
nicht postoperativ einsetzen!

# 2.3.7 Salicylate

## <u>2.3.7 Salicylate (AN: gut, AP: gut, AI: gut)</u>

→ <u>Substanzen</u>: **ASS, SS, Na-Salicylat**

→ <u>Acetylsalicylsäure</u>:

- *besondere Wirkungen:* **Irreversibel** → andauernde Blockade der Thrombozyten, unabhängig vom Plasmaspiegel
- *besondere Indikationen*:
  - a) **Thromboseprophylaxe**: Hemmung der Thrombo-Aggregation wenn THX-Spiegel <5% über 24h → dann Coronarinfarkt- und Apoplexieprophylaxe (nur COX1)
    ! Hemmung der Thrombo-Aggregation haben andere NSAIDs nicht, zu wenig oder zu kurz; Ibuprofen hemmt sogar die Wirkung von ASS (da kompetitiver Antagonist)
  - b) **Verhinderung der strahlenbedingten Diarrhö**
- *besondere NW:*
  - a) verschiedene ZNS-Effekte (=**Salicylismus**) bei >10g/d: Verwirrung, Taubheit (Prestinhemmung), Stupor, Koma
    !Bei Therapie der chronischen Polyarthritis im Bereich 10g/d <-> Kopfschmerztherapie!
  - b) Atmung: bei hohen therapeutischen Dosen (8-10g/d) **Abkopplung der oxidativen Phosphorylierung**; bei Vergiftung (>10g/d) direkte Stimulation des Atemzentrums → $CO_2$ Abatmung ↑ → respiratorische Alkalose → $HCO_3^-$-Verlust über Niere (Kompensation) → bei noch höheren Dosen: $HCO_3^-$-Mangel → metabolische Acidose
  - c) Übelkeit, Erbrechen, chronische Magenblutungen (ohne Schmerzen bis Anämie)
  - d) **Reye-Syndrom**: Leberschädigung + Enzephalopathie bei Virusinfektion (KI bei Kindern)
  - e) **Uricosurie**: erst Hemmung (1-2g/d), dann Verstärkung (>5g/d)
    **! Interaktion mit Probenecid (Hemmung der uricosurischen Wirkung)**
- *Pharmakokinetik*: Absorption im Magen; ASS: hohe Plasmaproteinbindung (WW mit Cumarinen), HWZ (ASS) = 2-4h

**Metabolismus:** Esterhydrolyse, Oxidation, Kopplung an Glucuronsäure + Sulfat
! Ab 4g/d partielle Sättigung von Leberenzymen !

# 2.3.8 Paracetamol

## 2.3.8 Paracetamol

→ Struktur: Metabolit von Phenacetin

→ WM: keine Hemmung der peripheren COX1 oder 2

evtl. **CB1-Agonist nach Bindung von p-Aminophenol an Arachidonsäure**

→ N-Arachidonoylphenolamin → Aktivierung von CB1 führt zu Schmerzsenkung

Grund für Annahme: CB1-Antagonisten verhindern Wirkung von Paracetamol

→ Wirkung: **nur analgetisch und antipyretisch**, **nicht antiinflammatorisch**

→ Pharmakokinetik: **HWZ = 2-4h**

**Metabolisierung**: Konjugation mit Sulfat oder Glucuronsäure

! Wenn > therapeutische Dosis: Konjugate erschöpft → Oxidation zu Chinonimin durch CYP → Entgiftung mit GSH → wenn erschöpft: Schädigung von Membranen

→ Leber- und Nierentoxizität (tritt nach 1-2d auf)

→ Indikationen: Analgetikum, wenn ASS nicht verwendet werden kann (da Blutungsneigung, Geschwüre); leichtere bis mittlere Schmerzen; Fieber

Dosen: 400-1000mg, Tagesdosen 4g

→ NW:

- **bedingt durch Vergiftung nach 2-3facher therapeutischer Dosis (>10g):**

  initial: Übelkeit, Erbrechen

  **nach 1-2 Tagen: Leber- und Nierentoxizität**

  **Therapieversuch (nur innerhalb 12h): Acetylcystein und Methionin**

  → solch hohe Dosen geeignet für Selbstmord !!! → Verschreibungspflicht für Großpackungen (30 Tabletten und mehr)

- **Hautausschläge und andere allergische Reaktionen möglich**

  **! Bronchospasmus (allergisches Asthma) !**

Paracetamol

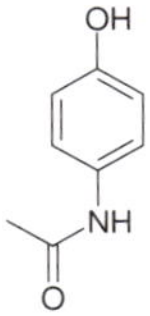


→ KI: Leber-/Niereninsuffizienz, Alkoholismus

# 2.3.9 Pyrazolone

## <u>2.3.9 Pyrazolone</u>

→ <u>Substanzen</u>:

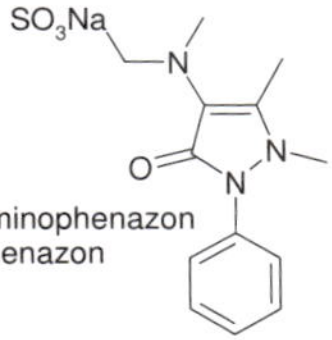


Metamizol
--> Methylaminophenazon
--> Aminophenazon

früher: Dimethylaminophenazon

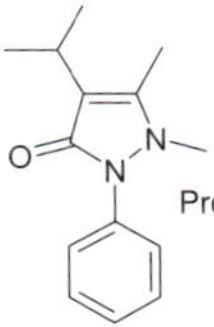


Propyphenazon

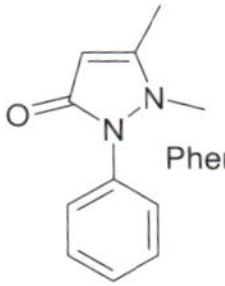


Phenazon

→ <u>Wirkung</u>: **sehr gut analgetisch, gut antipyretisch, entzündungshemmend**, (Verzögerung der Blutgerinnung), Verminderung der Häufigkeit von Colon-Carcinom
**stärker wirksam als Paracetamol**, **zusätzliche Spasmolyse**

→ <u>Indikationen</u>: postoperativ, Einsatz bei Koliken, auch bei Migräne

→ <u>Pharmakokinetik</u>: **HWZ = 4-100h**

→ <u>NW</u>: **Allergische Reaktionen**, Urtikaria, **Schock/BP-Abfall** bei i.v.-Gabe möglich (→ langsam injizieren!), **Knochenmarksdepression** → Blutbildkontrolle!

! Dimethylaminophenazon wegen KM-Suppression in USA außer Handel <-> in Dtl. wegen Nitratverunreinigung außer Handel !

**Phenylbutazon**: **Agranulocytose** (Knochenmarkssuppression)
→ nur als Monotherapie, aber eigentlich obsolet (HWZ = 70h)

# 2.3.10 Propionsäurederivate

## 2.3.10 Propionsäurederivate

→ Substanzen:

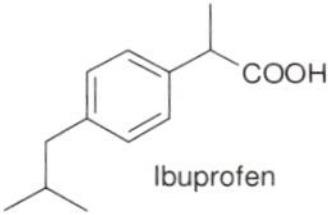


Ibuprofen

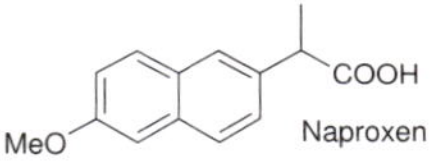


Naproxen

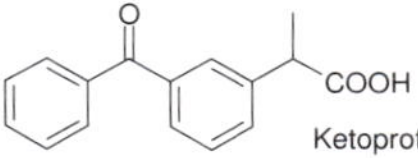


Ketoprofen

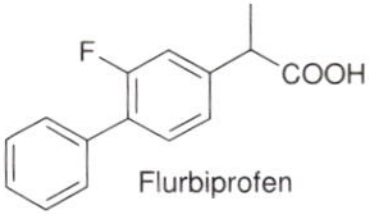


Flurbiprofen

→ Wirkung: **gute Analgetika, gute Antipyretika, antiinflammatorische** Wirkung bei Naproxen sehr gut, sonst gut

→ Indikationen: entsprechend den allgemeinen Indikationen für NSAIDs

→ Pharmakokinetik: HWZ (Ibuprofen und Ketoprofen) = 2h
HWZ (Naproxen) = 13h
HWZ (Flurbiprofen) = 4h

→ NW: in ganzer Gruppe weniger und geringere NW: Übelkeit, Erbrechen, **GIT-Ulzera, Bronchospasmus, Anaphylaktischer Schock**, Transaminasenanstieg, Kreatinin-/BP-Anstieg, **Blutbildstörungen, Ödeme, (kardiovaskuläre NW?)**
**Ketoprofen/Flurbiprofen: hohes Risiko für Magenblutungen**
**! Ibuprofen: bestes Wirkungs-/ NW-Profil !**

→ WW: **mit Diuretika: Verminderung der Diurese**

# 2.3.11 Essigsäurederivate

## 2.3.11 Essigsäurederivate

→ Substanzen:

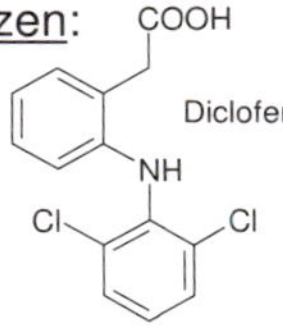

Diclofenac

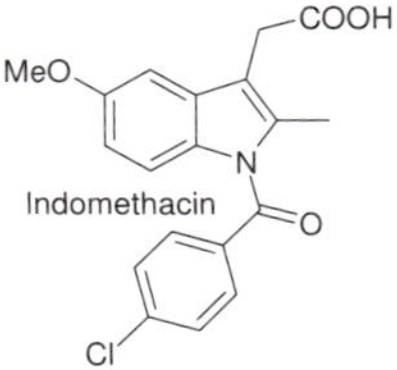

Indomethacin

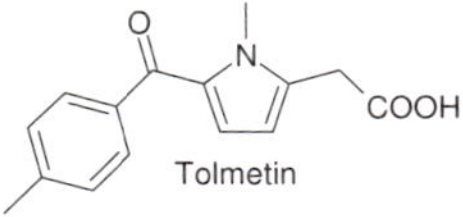

Tolmetin

Andere:
Sulindac
Etodolac

→ Wirkung: gut analgetisch und antipyretisch, sehr gut antiinflammatorisch (besonders bei Indomethacin, aber auch Diclofenac)

→ WM: **COX-Hemmung und Hemmung der Leukozytenmigration** (Indomethacin)
**Verminderung der intrazellulären Konzentration von Arachidonsäure** (Diclofenac)

→ Pharmakokinetik: HWZ (Indo + Diclo) = 2h, BV (Diclo) = 50%, **PPB 90%** (Indo)
HWZ (Tolmetin + Sulindac) = 1h

→ Indikationen: Indomethacin: **Antirheumatikum** (wegen NW) bei Versagen von ASS und bei Gicht, **Tokolyse, offener Ductus arteriosus botalli**
Sulindac: ähnlich eingesetzt wie Indomethacin
Diclofenac: starke, akute Schmerzen; rheumatische Erkrankungen

→ NW: Indomethacin: 35-50% (20% müssen wegen NW absetzen)
**Frontalkopfschmerz, Schwindel, Verwirrung, KM-Depression**
Etodolac: geringe Wirkung auf Magenschleimhaut
Tolmetin: **hohes Risiko für Magenblutung**
Diclofenac: geringeres Risiko für Magenblutung (als Indomethacin oder Naproxen)

# 2.3.12 Oxicame

# 2.3.13 Alkanone

# 2.3.14 Nefopam

## 2.3.12 Oxicame

→ Substanzen:

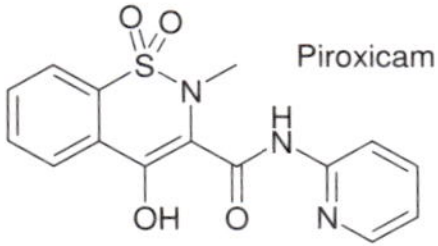

Piroxicam

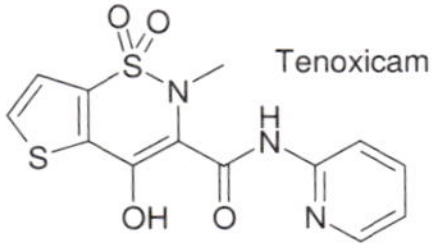

Tenoxicam

→ WM: **Hemmung von COX und der Leukozyten-Migration**

→ Wirkung: gut analgetisch und antipyretisch, **sehr gut antiinflammatorisch**

→ Pharmakokinetik: Plasmaeiweißbindung 99%, Dosis 20mg/d, **HWZ = 50h**

→ NW: **hohes Risiko für Magenblutung** (5% müssen Therapie abbrechen)

## 2.3.13 Alkanone

→ Substanzen: **Nabumeton**

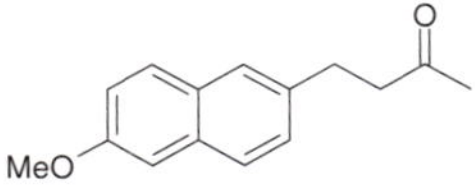

→ Wirkung: gut antiinflammatorisch

→ Pharmakokinetik: **aktiver Metabolit: 6-Methoxynaphtylessigsäure**

→ NW: **geringe Wirkung auf Magen (COX2), Hautausschläge**, ZNS-Symptome

## 2.3.14 Nefopam

→ WM: **Hemmung der neuronalen Aufnahme von NA, 5-HT, DA; auch anticholinerg und antihistaminerg**; keine COX-Hemmung

→ Wirkung: analgetisch

→ NW: **Anstieg von Herzfrequenz und Blutdruck**, GIT-Störungen, Schweißausbruch, Konfusion, Schläfrigkeit, Mundtrockenheit, Schwindel, Halluzinationen, Miktionsstörungen

→ KI: Glaukom, Prostatahyperplasie

# 2.4 Renin-Angiotensin-Aldosteron-System

## 2.4.1 Übersicht Renin-Angiotensin-Aldosteron-System

## 2.4.1 Renin-Angiotensin-Aldosteron-System:

RENIN: = Protease: Spaltung von Angiotensinogen zu Angiotensin I

ACE: = Protease: Spaltung von Angiotensin I zu Angiotensin II

! **Nicht spezifisch**: auch Abbau v. **Bradykinin, Subst. P, Kallidin** → Substanzen erhöht
→ Freisetzung von NO, $PGI_2$ + $PGE_2$ aus Endothelzellen → Dilatation der Gefäße
→ **Effekt auf Hypertonie erhöht, aber NW Reizhusten** (Kumulation von Bradykinin)

**Auslöser für physiologische Freisetzung**: Abfall des renalen Perfusionsdrucks (Barorezeptoren im Vas afferens), Abfall der $Na^+$-Konzentration (Macula densa), Aktivierung von ß1-Rezeptoren an iuxtaglomerulären Zellen der Niere (Bildungsort)

**ESCAPE-PHÄNOMEN**: **Chymase** kann AT I zu II spalten → wirksame Mengen AT II

ANGIOTENSIN I: selbst nicht aktiv → Abspaltung eines Dipeptids zum AT II durch ACE

ANGIOTENSIN II: Rezeptoren:

| | **AT1** | **AT2** |
|---|---|---|
| Effektor | Gq/11 | G-Proteine |
| Signaltransduktion/ Mediatoren | PLC → $Ca^{2+}$-Kanäle<br>Tyrosinkinasen, MAP-Kinasen<br>PLD, $PLA_2$ | cGMP, Phosphatasen |
| Lokalisation | v.a. Lunge, Leber, Hirn, Niere, **glatte Muskelzelle** | v.a. fetale Gewebe, Hirn, Reproduktionsgewebe |

AT1-Aktivierung bewirkt:
- Arteriolen/Blutgefäße: **Vasokonstriktion** (glatte Muskulatur)
- NNR: **Aldosteronfreisetzung** → $Na^+$- und $H_2O$-Ausscheidung ↓
- Niere: erhöhte glomeruläre Filtration bei gleichzeitig verminderter $Na^+$-Ausscheidung durch **Kontraktion efferenter Venolen**
- **erhöhter Sympathikustonus** (NA-Freisetzung)
- Hirn: **Bildung von ADH** in Hypophyse → $Na^+$- und $H_2O$-Ausscheidung ↓

! Chronische Stimulation von AT1: Stimulation mitogener Effekte + Hypertrophie des Herzens !

## 2.4.2 Renininhibitoren - Aliskiren

## 2.4.3 $AT_1$-Antagonisten

## 2.4.2 Renininhibitoren - Aliskiren

WM: **direkte Hemmung von Renin** → hohe Wirksamkeit ($IC_{50}$ = 0,6nM)

Pharmakokinetik: orale BV 2,6%, HWZ = 24h, Elimination hepatobiliär, volle Wirkung nach 2 Wochen

Indikationen: essentielle Hypertonie

NW: **Diarrhö, GIT-Beschwerden, Kopfschmerzen, Müdigkeit**

KI: Schwangerschaft

→ Vorteile: Senkung der Plasmareninaktivität (= **up-stream-Eingriff**), theoretische Organprotektion

Nachteile: **keine Überlegenheit gegenüber Sartanen**, teuer

duale Reninhemmung (Aliskiren + ACE-Inhibitoren/ $AT_1$-Antagonisten) → Hyperkaliämie

## 2.4.3 $AT_1$-Antagonisten

Strukturen:

andere:

Candesartan,

Irbesartan

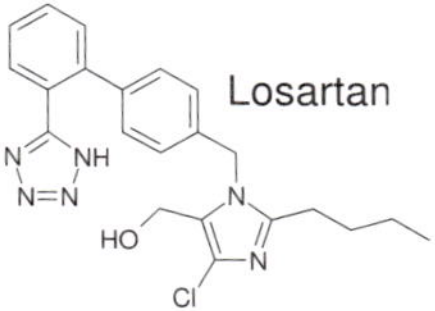


Losartan

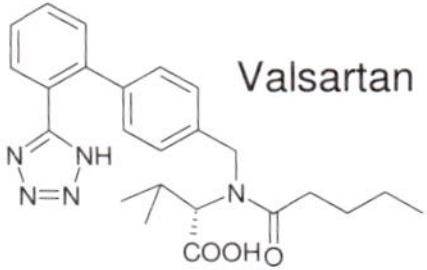


Valsartan

WM: **Antagonismus am $AT_1$-Rez.** (10000fach selektiver für 1 als 2) → kein Einfluss auf Bradykinin-Metabolismus (u.a.)

→ **kein Reizhusten, aber auch kein unterstützender Effekt durch NO**

Kinetik: orale BV 33%, hohe PPB (99%), HWZ 2h, wirksamer Metabolit (Losartan) 6-9h

ABER: **langsame Dissoziation vom Rez. → lang anhaltende Wirkung von 24h**

Ausscheidung: 60% biliär, 40% renal

Indikationen: essentielle Hypertonie, chronische Herzinsuffizienz

NW: selten: **(orthostatische) Hypotension, Schwindel, Angioödem** (seltener als bei ACE-Inhibitoren), **Obstipation, Hyperkaliämie**

KI: Schwangerschaft, Stillzeit, Nierenarterienstenose, primärer Hyperaldosteronismus, Leberinsuffizienz

# 2.4.4 ACE (Angiotensin-Converting-Enzyme)-Inhibitoren

## 2.4.4 ACE (Angiotensin-Converting-Enzyme)-Inhibitoren

Strukturen:

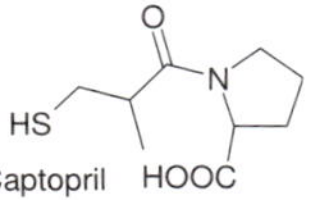

Captopril

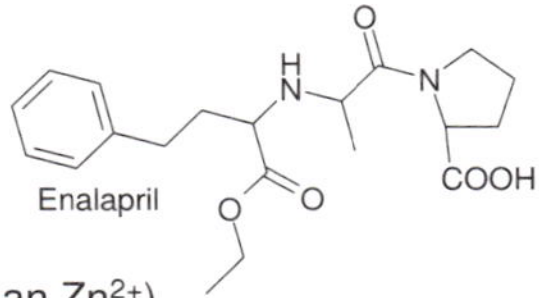

Enalapril

Andere: Fosinopril
Lisinopril
Quinapril
Ramipril

Analoga des C-terminalen Bereichs von AT-I

WM: **reversible Blockade des ACE** (Bindung an $Zn^{2+}$)

Kinetik: **BV sehr schwankend (15-75%)**

**Captopril + Lisinopril = aktiv, alle anderen Esterprodrugs** → Aktivierung durch Hydrolyse

**Wirkmaximum** bei Captopril nach 1-2h, alle anderen nach 3-8h

**Wirkdauer** bei Captopril 8-12h → 2-3x pro Tag (HWZ = 1,9h)

Rest ca. 24h → 1x pro Tag (HWZ = 11-17h)

**! Evtl. massive Blutdrucksenkung → einschleichend dosieren**

Elimination vorwiegend renal

Indikationen: Hypertonie, insbesondere bei Herzinsuffizienz

NW: **Reizhusten** (5-20%, altersabhängig – v.a. im Alter), **orthostatische Hypotonie** (v.a. bei gleichzeitiger Einnahme von Diuretika), **Hyperkaliämie** (insbesondere bei gleichzeitiger Einnahme von $K^+$-sparenden Diuretika), **Angioödem** (selten; = Überempfindlichkeitsreaktion: Lippenschwellung bis Ersticken), Geschmacksstörungen (v.a. Captopril), **Nierenfunktionseinschränkung, Proteinurie**, Exantheme, Leukopenie **! STOFFWECHSELNEUTRAL !**

KI: Schwangerschaft (fetale Missbildungen wegen Hemmung der Entwicklung der Niere), Stillzeit, Nierenarterienstenose

WW: **Synergismus mit Diuretika**

Grund: durch Diuretika steigt $Na^+$- und Wasserausscheidung an → Körper-$Na^+$ und Blutvolumen sinken → Aktivierung des RAA-Systems + Erhöhung des Sympathikustonus → Aktivierung durch ACE-Inhibitoren gehemmt

# 2.4.5 Aldosteronantagonisten

## 2.4.5 Aldosteronantagonisten

Substanzen:

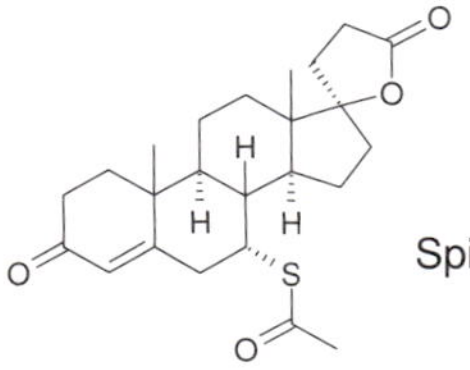


Spironolacton

Andere: Eplerenon

WM: **Verhinderung der Bindung von Aldosteron am Rezeptor**

**Eplerenon**: „**selektiver**" Aldosteron-Blocker: niedrigere Potenz am MR als Spironolacton, aber auch geringere Bindung an GC-Rez./Progesteron-/Androgenrez. → günstigeres NW-Profil bei gleicher Wirkung

Wirkort: spätdistaler Tubulus und Sammelrohr

Wirkung: Harn: Volumen↑ , $Na^+$↑ , $K^+$ ↓, $Cl^-$ ↑

Blut: evtl. hyperkaliämische Acidose

Kinetik: Spironolacton: oral gut resorbiert, Wirkungseintritt nach 30min, später 24-48h, max.3-5d Ausklingen 2-3d, renale Elimination

**Metabolismus**: **Spironolacton (HWZ 1,6h) → Canrenon (aktiv) → cancerogene Epoxide**

Indikation: Spironolacton: hepatogene, cardiale oder renale Ödeme

Eplerenon: linksventrikuläre Dysfunktion, Herzinsuffizienz (Symptome nach Herzinfarkt)

NW: Spironolacton: **Hyperkaliämie, Acidose, Gynäkomastie (antiandrogene Wirkung), Virilisierung**, Übelkeit, Erbrechen

Eplerenon: **geringere hormonelle NW**

# 2.5 Beeinflussung von Elektrolyttransportern

## 2.5.1 Schleifendiuretika

## 2.5.1 Schleifendiuretika

Substanzen:

andere: Torasemid,
Piretanid

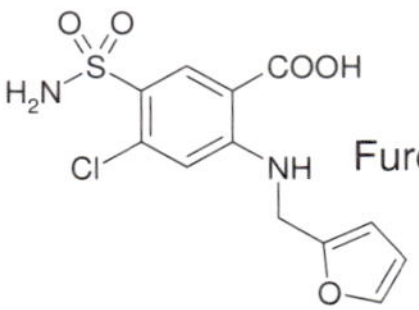

Furosemid

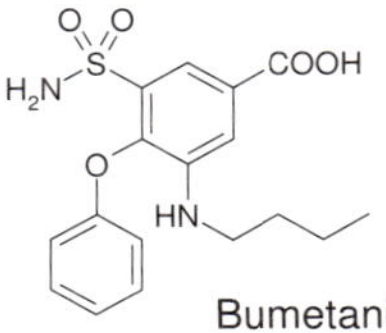

Bumetanid

WM: **Hemmung des $Na^+$-$K^+$-$2Cl^-$ -Symporters in der Henle-Schleife**

Wirkungen: Harn: Volumen ↑ (bis 26% der GFR), $Cl^-$ ↑↑, $Na^+$ ↑, $K^+$ ↑ (distal), $Ca^{2+}$/$Mg^{2+}$ ↑

akut: Harnsäure erhöht <-> chronisch: Harnsäure vermindert

! **Verhinderung des Tubulo-glomerulären Feedbacks** ($Na^+$-$K^+$-$2Cl^-$-Transporter an Macula densa: bei zu viel $Na^+$ in Tubulus → zu viel $Na^+$ in Macula Densa → Konstriktion Vas afferens <-> $Na^+$-Mangel: Renin-Freisetzung, PG-Beteiligung)

Blut: Hypovolämie, Hypokaliämie, Alkalose, Hyponatriämie

Kinetik: rasche orale Resorption, **kurze HWZ 0,5-1,5h**, Wirkdauer 3-5h, hohe PPB → Filtration gering → ausgeprägte tubuläre Resorption, renale Elimination

! Ausgeprägte individuelle BV !

! **High-Ceiling-Diuretika**: lineare Dosis-Wirkungsbeziehung über breiten Konz.bereich

! Nach 4h **stark erhöhte Harnausscheidung** (im Vgl. zu Thiaziden) → **Reboundeffekt** (Harnausscheidung ↓)

nach 24h: Furosemid insgesamt 800ml <-> Thiazide 1000ml, aber gleichmäßiger

Indikationen: Ödeme (hepatogen, cardial, renal), beginnende Herzinsuffizienz, eingeschränkt bei Hypertonie (da Gleichmäßigkeit erwünscht → Kombi mit Thiaziden oder $K^+$-Sparer)

NW: *wirkungsbedingt*: Hypo-kaliämie/-chlorämie/-volämie/-natriämie, Alkalose (durch $Cl^-$- u. $K^+$-Verlust), **Hyperurikämie** (kompetitiv am Carrier), **Ototoxizität** (ab 500mg/d)

*wirkungsunabhängig*: Urtikaria, **Parästhesien, Neutro-/Thrombopenie**

WW: Antikoagulantien (Wirkung erhöht), Lithium (Wirkung erhöht), COX-Hemmer (Wirkung erniedrigt)

# 2.5.2 Thiazide

## 2.5.2 Thiazide

Substanzen: abgeleitet von Carboanhydrasehemmern → minimaler Effekt auch proximal

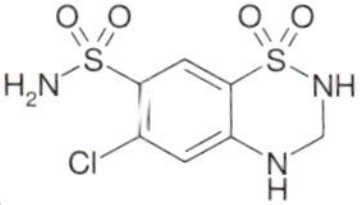

Hydro-
chlorothiazid = HCT
Relative Wirkung = 1

Chlortalidon
Rel. Wirkung = 1

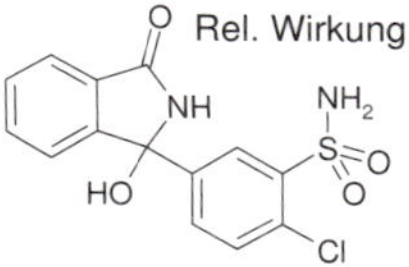

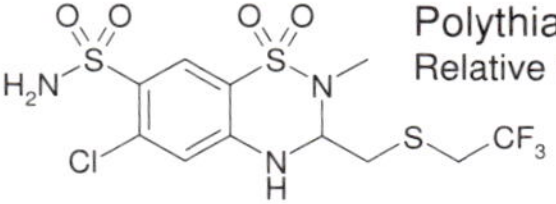

Polythiazid
Relative Wirkung = 25

Relative Wirkung: Indapamid = 20
Bendroflumethiazid = 10

WM: **Hemmung des $Na^+$-$Cl^-$ -Symports im initialen distalen Tubulus**

Wirkung: Harn: Volumen↑ , $Na^+/Cl^-$ (max. 5% der GFR)/ $K^+$ indirekt ↑, $Ca^{2+}$ ↓ , $Mg^{2+}$ ↑
Verdünnungsfähigkeit eingeschränkt, aber Harnkonzentrierung möglich
Gefahr der Hyponatriämie
Blut: Hypokaliämische Alkalose, **Nierendurchblutung unverändert** (evtl. chronisch vermindert bei gesenkter GFR, da **keine Unterdrückung des tubulär-glomerulären Feedback**)

Kinetik: rasche Aufnahme, orale BV 50-100%, hohe PPB, Passage der Plazentaschranke
HWZ (HCT) = 6-12h, HWZ (Indapamid) = 14h, **HWZ (Chlortalidon) = 40-60h**
hauptsächlich renal eliminiert (Filtration + v.a. tubuläre Sekretion)

Indikationen: Hypertonie, Diabetes insipidus renalis

NW: *wirkungsbedingt*: Hyponatriämie (CAVE: cardiale Ödeme), Hypokaliämie, Alkalose (durch Hypokaliämie, $Na^+/H^+$-Austausch erhöht), Hypovolämie, **Hyperglykämie** (erhöhte Insulinresistenz 3%), **Hyperuricämie** (3-6%)
*wirkungsunabhängig*: allergische Reaktionen, **erhöhte Blutlipide** (LDL, VLDL transient), **Gesamtlipide** bleiben hoch, Impotenz bei Männern

## 2.5.3 Kaliumsparer

## 2.5.4 Osmotische Diuretika

## 2.5.3 Kaliumsparer

Substanzen: 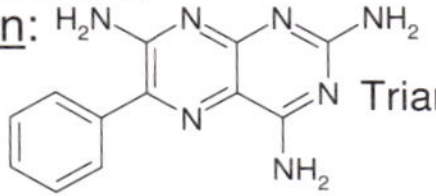 Triamteren 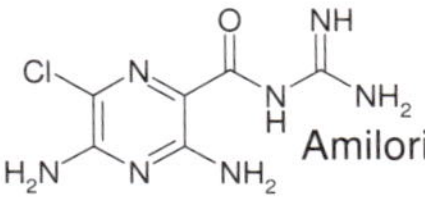 Amilorid

WM: **Blockade des ENaC im spätdistalen Tubulus und Sammelrohr**

→ Verminderung der $Na^+$-Resorption und der $K^+$-Sekretion

! Bildung von ENaC (epithelialer Natriumkanal) durch Aldosteron stimuliert

Wirkung: $K^+$-retinierender Effekt, kein Effekt auf GFR

Kinetik: gut resorbiert, Wirkungseintritt nach ca. 1h, Wirkmaximum nach ca. 3-4h
Wirkdauer 12-24h

Indikationen: **gegen Hypokaliämie durch andere Diuretika**
! Nicht allein für Diurese eingesetzt, da zu schwach !

NW: Hyperkaliämie, Acidose, Übelkeit/Erbrechen, **Wadenkrämpfe (höhere Dosen), Azotämie (Retention von $NH_3$, da $H^+$-Mangel), Folsäure-Mangel-Megaloblastenanämie**

## 2.5.4 Osmotische Diuretika

Substanzen: **Mannitol, Isosorbid, Glycerin**

WM: **Erhöhung des Anteils des extrazellulären $H_2O$** und dadurch des RPF und der GFR

→ verstärkte medulläre Durchblutung reduziert Markgradienten

→ **Reduktion der Funktion der Henle-Schleife und des Sammelrohrs**

Wirkung: Harn: Volumen ↑ , $Na^+$/ $Cl^-$/ $HCO_3^-$ evtl. ↑

Kinetik: Mannitol nicht oral resorbiert, Isosorbid und Glycerin oral resorbiert
alle renal eliminiert

Indikationen: Hirnödem, Glaukom (Volumenverminderung im Auge), **nicht Hypertonie**

NW: **Störungen des Flüssigkeits- und Elektrolythaushalts, Hypotonie, Thrombophlebitis**

# 2.5.5 Digitalisglykoside

## 2.5.5 Digitalisglykoside

Substanzen: **Digitoxin, Digoxin, Acetyl-Digoxin, Methyl-Digoxin**

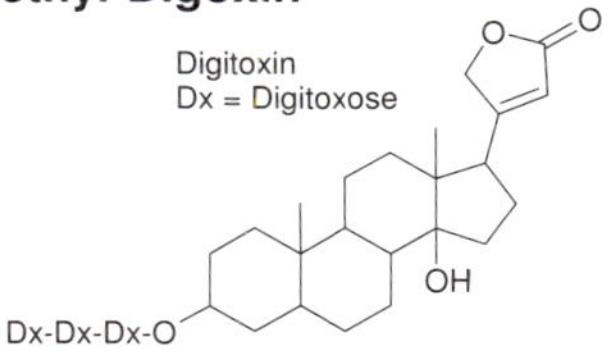


WM: **Hemmung der $Na^+$-$K^+$-ATPase** → weniger $Na^+$ raus → weniger $Na^+$ rein über $Na^+$-$Ca^{2+}$-Antiport → weniger $Ca^{2+}$ raus → **$Ca^{2+}$-Konz. steigt an** → **positiv inotrop**

Pharmakokinetik: **Digitoxin**: orale BV ~90%, **Vd = 0,6l/kg, Lebermetabolismus: 70%, HWZ = 7d**

**Digoxin**: oraleBV ~70%, **Vd = 7l/kg, Lebermetabolismus: 30%, HWZ = 1,5d**

Indikationen: Herzinsuffizienz, Sinustachykardie, Vorhoftachykardien

NW: $Na^+$-$K^+$-ATPase ubiquitär → **keine selektive Herzwirkung** → **therapeutische Breite gering**

*Herz*: **Herzrhythmusstörungen**

*ZNS*: **Kopfschmerzen, Müdigkeit, Verwirrtheit, Sehstörungen** (Sterne, gelbe Flecken), Schlaflosigkeit, psychische Veränderungen

*GIT*: **Erbrechen, Durchfall**

*Sonstige:* Muskelschwäche, allergische Reaktionen

## 2.5.6 Phasenprophylaktika („mood stabilizers")

→ **Lithiumcarbonat:**

WM: Li gelangt über den $Na^+$-Kanal in Zelle → **Blockade der $Na^+$-$K^+$-ATPase**
→ $K^+$ ↓ intrazellulär
Li wirkt präferentiell in den Zellen, in die es aufgenommen wurde
Li **hemmt Inositolmonophosphatase** → $PIP_2$ sinkt → **PLC-vermittelte Reaktionen** langsamer
**hemmt Adenylatcyclase** → **NW** (Niere, Schilddrüse)

Indikation: akute Phase der Manie, Phasenprophylaxe (Manie, Depression, bipolare Störung), Augmentation

Pharmakokinetik: therapeutische Plasmakonzentrationen: 0,5-1,5mmol/l
! **Kleine therapeutische Breite**: tox. Plasmakonz.: >1,5mmol/l
tödliche Plasmakonz.: >3mmol/l
→ Therapie: Flüssigkeitszufuhr, Hämodialyse
→ Plasmaspiegelkontrolle, Lithium-Pass

NW: GIT: Nausea, Erbrechen, Diarrhö
**Nervensystem: Tremor**
**Schilddrüse: Kropf, Hypothyreose** (hemmt TSH durch AC-Hemmung)
**Niere: Polyurie** (hemmt ADH durch AC-Hemmung), $Na^+$-Retention, Tubulusschädigung
Gewichtszunahme

WW: **mit Diuretika**

## 2.5.6 Phasenprophylaktika: Lithium

# 2.6 Carboanhydrasehemmer

## 2.6 Carboanhydrasehemmer

WM: **Hemmung der Carboanhydrase** ▼ und des $Na^+/H^+$-Austausch:

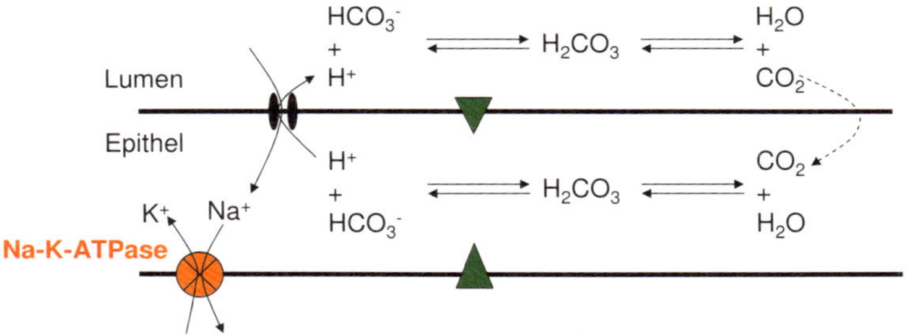


Substanzen: systemisch: **Acetazolamid**
lokal: **Dorzolamid, Brinzolamid**

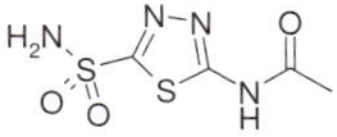

Acetazolamid

Wirkungen: Harn: Volumen ↑, $Na^+$ und $HCO_3^-$ ↑, pH ↑, $K^+$ stark erhöht (teilw. distal), $PO_4^{3-}$ ↑↑↑
Aktivierung des tubulo-glomerulären Feedbacks → GFR ↓
**! Teilweise in späteren Abschnitten kompensiert !**
Blut: Acidose bei Hypokaliämie (→ Wirkung lässt nach !!!)
Andere: **Verminderung der Kammerwasserproduktion**

Kinetik: Acetazolamid: rasch resorbiert + renal unverändert eliminiert

Indikationen: heute kaum noch als Diuretika → **Glaukombehandlung, Höhenkrankheit**

NW: **Somnolenz, Parästhesien**, Dämpfung, allergische Reaktionen, Fieber, Übelkeit, Erbrechen, **Depression, Anorexie, Gewichtsverlust**, Libidoverlust
! Kaum NW bei lokaler Anwendung bei Glaukom

# 2.7 ADH = Vasopressin

## 2.7 ADH = Vasopressin

→ Struktur:

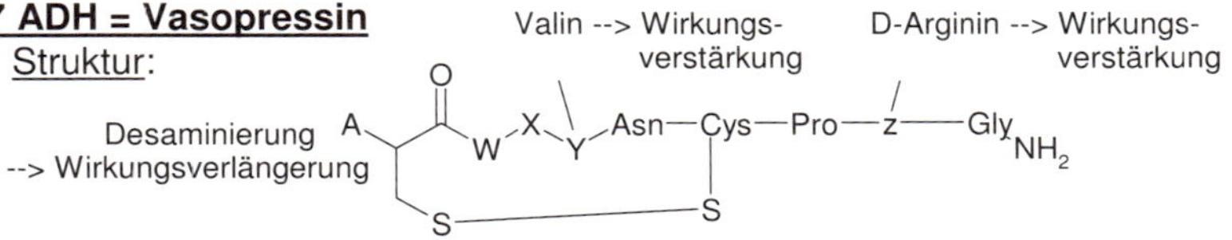


→ Regulation der Freisetzung:

Stimulation: BP-Abfall, Hypovolämie, Angiotensin II, hohe Plasmamolarität

Inhibition: EtOH, Phenytoin, GC

→ Rezeptoren:

V1a-Rez.: in glatter Muskulatur von z.B. Gefäßen, in Leber und Sammelrohr

V1b-Rez.: Erhöhung der ACTH-Freisetzung in der Hypophyse

V2-Rez.: Erhöhung der Permeabilität des medullären Sammelrohrs für Harnstoff (→ Markgradient erhöht)

vermehrter Einbau von Aquaporinen

→ Wirkungen:

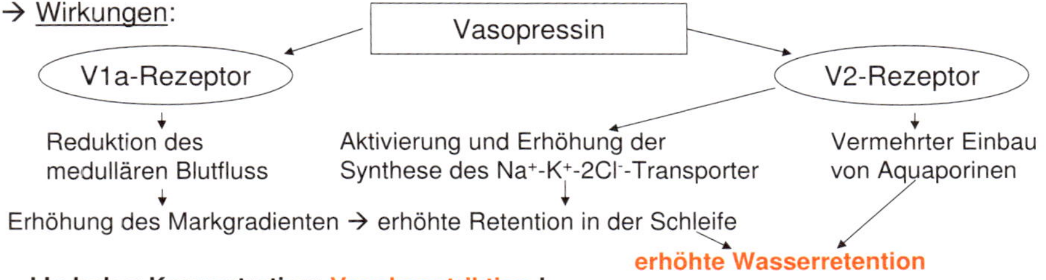


**! In hoher Konzentration: Vasokonstriktion !**

→ Indikation: wegen kurzer HWZ nicht therapeutisch einsetzbar

## 2.7.1 Vasopressin-Peptidagonisten

## 2.7.1 Vasopressin-Peptidagonisten

Substanzen: **Desmopressin, Felypressin, Terlipressin**

Indikationen: V1: Terlipressin bei Ösophagusvarizen
Felypressin als Zusatz zu Lokalanästhetika
V2: **Desmopressin bei Diabetes insipidus centralis** (ADH fehlt)
NICHT: Diabetes insipidus renalis (genug ADH, aber Resistenz der Tubuli o.ä.)
bei Gerinnungsstörungen (von-Willebrand-Faktor + Faktor VIII erhöht)
→ **ausgeprägte antidiuretische Eigenschaften, V2-selektiv**

# 2.8 Phosphodiesterase

## 2.8.1 PDE-3-Inhibitoren

## 2.8 Phosphodiesterase

## 2.8.1 PDE-3-Inhibitoren

Substanzen: **Amrinon, Milrinon, Enoximon**

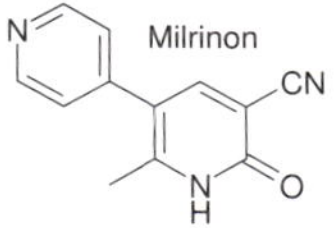


WM: **Blockade PDE-3** → **cAMP-Anstieg** → **positiv ino- und chronotrop**, Erweiterung der Gefäße → Schlag- und Herzzeitvolumen ↑ , Senkung peripherer Widerstand und Nachlast

PDE-3A: Erhöhung der Leistungsfähigkeit des Herzens

<-> PDE-3B: Bildung von Insulin

Indikationen: kurzfristige Therapie bei schwerer Herzinsuffizienz → Monitorüberwachung !!!

NW: **Herzrhythmusstörungen, Hypotonie durch Vasodilatation, ?Übersterblichkeit?**

→ NW erheblich → keine Langzeittherapie

# 2.8.2 PDE-5-Inhibitoren

## 2.8.2 PDE-5-Inhibitoren

Substanzen:

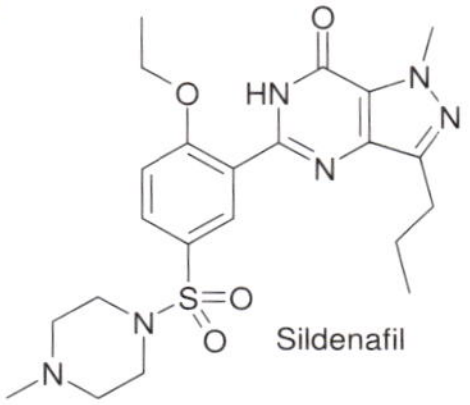
Sildenafil

Andere:
Vardenafil, Tadalafil

WM: 100-1000fach selektive **Blockade von PDE-5**
→ Hemmung des Abbaus von cGMP und damit verschiedener vasodilatorischer Mechanismen
→ Erschlaffung glatter Muskulatur

Kinetik: HWZ (Sildenafil) = 4h, HWZ (Vardenafil) = 5h, **HWZ (Tadalafil) = 17,5h**

Indikaitonen: **pulmonal-arterielle Hypertonie (PAH),** Kardioprotektion, endotheliale Dysfunktion, Erhalt der Erektionsfähigkeit nach urologischen Eingriffen, Sexualstörungen bei der Frau, **erektile Dysfunktion** (Ursachen: verringerter arterieller Einstrom in Schwellkörper + verstärkter Abstrom, geringe Testosteronspiegel, AM)

NW: **Kopfschmerzen, Sehstörungen, verstopfte Nase, Schwindel, Störung des Farbsehens** (nur Sildenafil, da auch Inhibition der PDE-6 im Auge)
Tadalafil: Dyspepsie, Rückenschmerzen, Myalgie

KI: Nitrate und andere Nitrovasodilatatoren

# 2.9 Nitrovasodilatatoren

## 2.9 Nitrovasodilatatoren

Substanzen:

Glyceroltrinitrat (GTN)

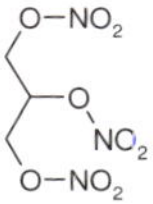

Isosorbiddinitrat (ISDN)

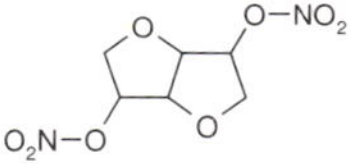

Isosorbid-5-mononitrat (ISMN)

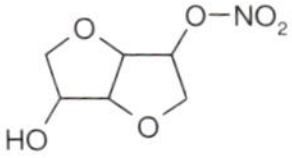

Penta-erythrityl-tetranitrat

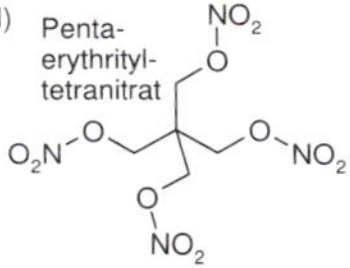

Molsidomin

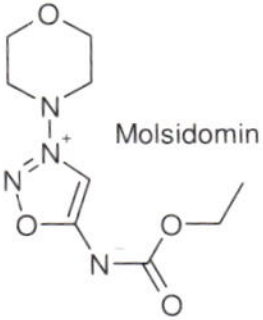

WM: **Freisetzung von NO durch ALDH2** (GTN, PETN in niedriger Dosierung) **oder P450** (ISDN, ISMN und GTN, PETN in hoher Dosierung)

**Freisetzung von NO aus Molsidomin nicht-enzymatisch**

→ **NO an lösliche Guanylylcyclase → cGMP → Relaxation der Muskelzelle**

! Umwandlung in NO in den verschiedenen Gefäßen unterschiedlich gut:

→ **Dilatation der Venen der unteren Gebiete → Vorlast sinkt** (= antianginös)

→ **Dilatation großer Koronararterien → Durchblutung des Herzens in Diastole** ↑

**ABER**: in pharmakologischen Dosen: kleine Arteriolen nicht dilatiert

→ **keine BP** ↓ (<-> in höheren Dosen i.v.)

Indikationen: Herzinfarkt, Angina pectoris, Herzinsuffizienz

Kinetik: ! Nur GTN schnell aus Mundschleimhaut (buccal, sublingual) resorbiert

→ nach 30s im Kreislauf !

| GTN | ISDN | ISMN | PETN | Molsidomin |
|---|---|---|---|---|
| HWZ = 2min | 30min | 240min (p.o) | p.o. | p.o. |

**Nitrattoleranz**: GTN chronisch → NA und Angiotensin II ↑ → endotheliale Dysfunktion → erhöhte Produktion von Reaktiven Sauerstoffspezies → Kopfschmerzen

→ **Vermeidung durch tägliche Nitratpause**

NW: **Kopfschmerzen, Schwindel, Schwäche, orthostatische Hypotension**

# 2.10 Endothelinsystem

# 2.11 $Ca^{2+}$-Sensitivierung der Myofilamente: Levosimendan

## 2.10 Endothelinsystem

Endotheline: 21 AS, **10fach potenter als AT II**
**Vasokonstriktion** über $ET_A$- und $ET_B$-Rezeptoren an glatter Muskelzelle
Vasodilatation über $ET_B$ am Endothel

Endothelin-Rezeptor-Antagonist = **Bosentan**

WM: **Antagonismus an $ET_A$- und $ET_B$-Rezeptoren** (! Nicht selektiv A vs. B)
Indikationen: PAH, evtl. auch essentielle Hypertonie
NW: **Kopfschmerzen, Flush, teratogen**
KI: Schwangerschaft

Levosimendan

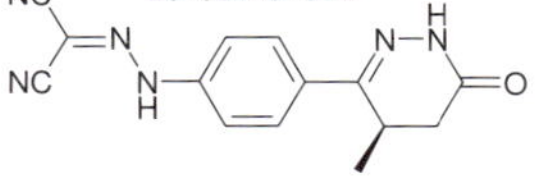


## 2.11 $Ca^{2+}$-Sensitivierung der Myofilamente: Levosimendan

WM: **Bindung an Troponin C → $Ca^{2+}$-Bindung empfindlicher**
→ **positiv inotrop**
Aktivierung von $K_{ATP}$-Kanälen → Vasodilatation
in hohen Konzentrationen: PDE4-Hemmung → **positiv inotrop und vasodilatorisch**
Kinetik: **HWZ 1-2h**, Elimination über Niere und Leber; **5% aktiver Metabolit OR-1**
Indikation: akute Herzinsuffizienz

# 2.12 Überblick Targets von Herz-Kreislauf-AM

## 2.12 Angriffsorte von Herz-Kreislauf-AM

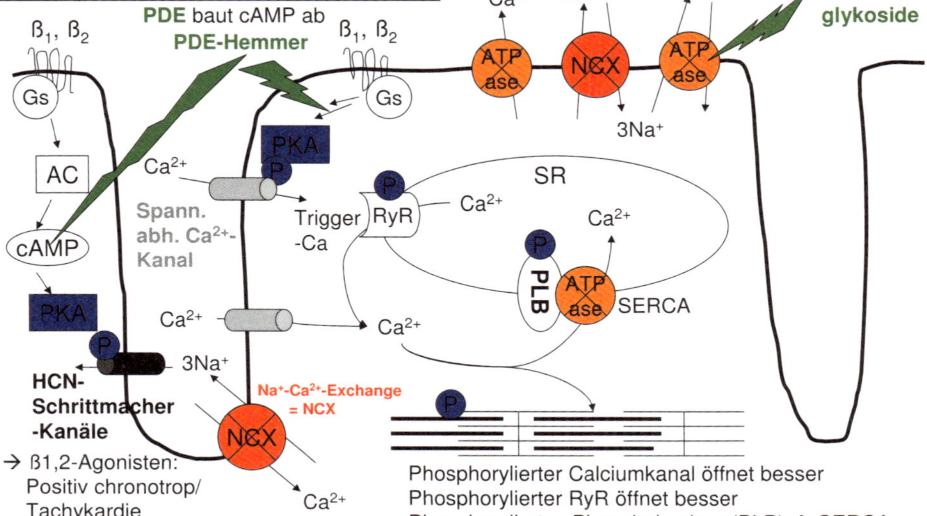


→ ß1,2-Agonisten:
Positiv chronotrop/
Tachykardie

Phosphorylierter Calciumkanal öffnet besser
Phosphorylierter RyR öffnet besser
Phosphoryliertes Phospholamban (PLB) → SERCA pumpt besser (PLB inhibiert eigtl. SERCA → nach Phosphorylierung nicht mehr)
Phosphoryliertes Troponin → Myofilamente $Ca^{2+}$ empfindlicher
→ POSITIV INOTROP + POSITIV LUSITROP

# 2.13 Beeinflussung des Purinstoffwechsels

## 2.13.1 Übersicht Purinstoffwechsel – Synthese, Abbau und Elimination der Purine

## 2.13.1 Übersicht Purinstoffwechsel – Synthese, Abbau und Elimination der Purine

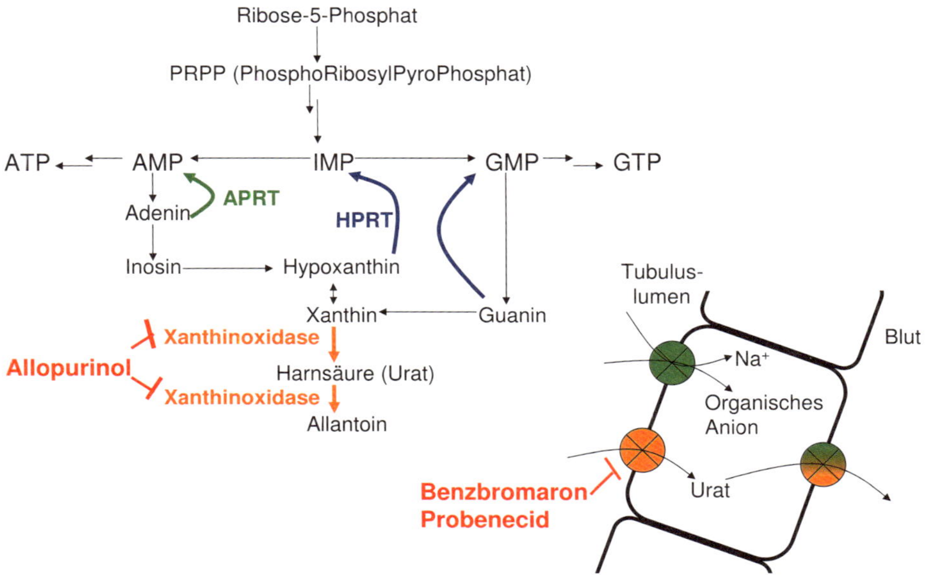


**APRT = Adeninphosphoribosyltransferase**
**HPRT = Hypoxanthin-Guanin-Phosphoribosyltransferase**

## 2.13.2 Allopurinol – einziges Uricostatikum

## 2.13.2 Allopurinol – einziges Uricostatikum

Struktur:

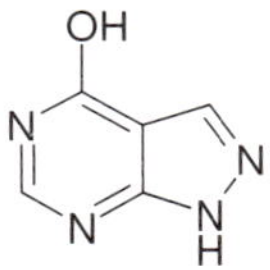


WM: **Hemmung der Xanthinoxidase** (Allopurinol als Substrat, Oxipurinol als kompetitiver Inhibitor; in hoher Konzentration auch nicht-kompetitiv!)

Indikationen: Harnsäurenephrolithiasis, Uratnephropathie, Hyperurikämie

Kinetik: gute Resorption, **präsystemische Umwandlung zu Oxipurinol** durch XO (wenig auch ADH), HWZ (Allopurinol) = 1h, HWZ (Oxipurinol) = 28h (→ Kumulation bei täglicher Einnahme), SteadyState nach 5-8d

**renale Elimination** (CAVE bei eingeschränkter Nierenfunktion)

NW: selten (1-2%): **Gichtanfall zu Beginn der Therapie** → Colchicin-Prophylaxe während der ersten 3 Monate

**Xanthinsteine bei Chemotherapie**

GIT-Störungen, allergische Reaktionen, Vaskulitis (sehr selten generalisierte Überempfindlichkeitsreaktionen)

WW: Senkung des **Azathioprin- und Mercaptopurin-Metabolismus** → Knochenmarksdepression! → Verminderung der Azathioprin-Dosis (-75%)

Hemmung des **Warfarin- und Phenprocoumon-Metabolismus** → Plasmakonzentration der Cumarine erhöht → Blutungsrisiko im Hirn erhöht

Hemmung des **Theophyllin-Metabolismus** → erhöhte Plasmakonzentration → Tachykardie

Erhöhung der **Cyclophosphamid-Knochenmarkstoxizität**

# 2.13.3 Uricosurica

## <u>2.13.3 Uricosurica</u>

<u>Substanzen</u>:

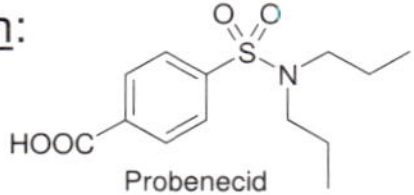


Probenecid

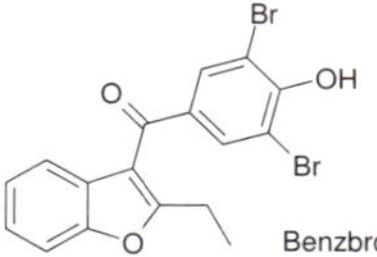


Benzbromaron

<u>WM</u>: Erhöhung der Harnsäureausscheidung durch **Hemmung der tubulären Reabsorption** aber nur wenn **Kreatinin-Clearance > 25ml/min; paradoxe Harnsäureretention** bei niedrigen Dosen

<u>Indikationen</u>: Gicht, zusätzlich bei Diuretika-induzierter Hyperurikämie; bei Azathioprin-Therapie (statt Allopurinol)

<u>Kinetik</u>: gute Resorption, hohe Plasmaproteinbindung (→ wenig glomerulär filtriert, hauptsächlich tubulär sezerniert über organischen Säure-Transporter)

*Metabolismus*: **Benzbromaron**: nicht debromiert, aktive Metabolite (M1 + M2)
**HWZ = 4,2h, M1/M2 = 20h** → 1x täglich
**Probenecid**: **HWZ = 2-8h** → 3x täglich

*Elimination*: Benzbromaron: renal und biliär; Probenecid: renal

<u>NW</u>: erhöhte Harnsäureausscheidung über mehrere Wochen → Ausfällung in Tubuli → **Nieren-versagen** → einschleichende Dosierung + viel Flüssigkeit (Urin > 1,5l/d) + Harnneutralisation; **Gichtanfälle**

Benzbromaron: GIT-Störungen, Kopfschmerzen, vermehrter Harndrang, schwerer, akuter Leberschaden

<u>Kombinationen</u>: **Uricostatikum + Uricosurikum**: sinnvoll (z.B. Benzbromaron + Allopurinol)

<u>WW</u>: **Salicylate** hemmen uricosurische Wirkung
Benzbromaron: Erhöhung der **Warfarin**-Spiegel
Probenecid: Verminderung der tubulären Sekretion von **Penicillin** und der **Indometacin**-Elimination; Erhöhung der **Oxipurinol**-Elimination

<u>KI</u>: Niereninsuffizienz, Harnsäurenephrolithiasis, Uratnephropathie

## 2.13.4 Uratoxidase = Rasburicase

## 2.13.5 Colchicin

### 2.13.4 Uratoxidase = Rasburicase

WM: **rekombinante Uratoxidase: Umsetzung von Harnsäure zu Allantoin**

Kinetik: i.v.-Verabreichung, **HWZ=20h** → 1x täglich

Indikation: bei **akuter Hyperurikämie**, um Nierenversagen zu vermeiden, z.B. bei Tumorlyse-syndrom während Chemotherapie, bei hämatologischen Malignomen mit hoher Tumorlast

NW: Übelkeit, Erbrechen, Durchfall, **allergische Reaktionen** (Haut, Bronchospasmus, anaphylaktische Reaktionen)

### 2.13.5 Colchicin

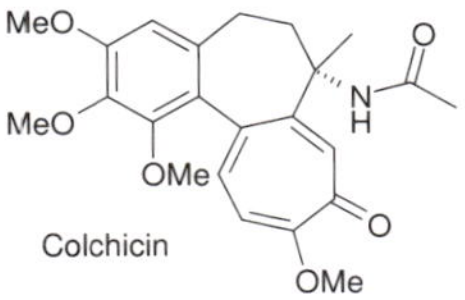


Colchicin

WM: **Hemmung der Mikrotubuli-Bildung**, Hemmung der Mitose, der Phagozytose, der T-Lymphozytenfunktion und der IL-1-Bildung

Kinetik: gute Resorption, hohes Verteilungsvolumen (z.B. Aufnahme ins Knochenmark)
Metabolisierung in der Leber: **CYP3A4** und Glucuronidierung,
**HWZ = 15h**,
biliäre Elimination in unveränderter Form (pGP) →
enterohepatischer Kreislauf
renale Elimination in unveränderter Form (30%)

Indikationen: akuter Gichtanfall, wenn NSAIDs wirkungslos geblieben sind

NW: **sehr enges therapeutisches Fenster**: 8mg für akute Therapie, 15mg können letal sein
**Übelkeit, schwerer Durchfall, Leber-/Nierenschädigung, KM-Schädigung, Rhabdomyolyse, teratogen**

WW: Substanzen mit **CYP3A4-Metabolismus** (Makrolide, Ciclosporin A, Statine)

# 3 Antibiotika

# 3. Antibiotika

## 3.1 Überblick über die Targets von Antibiotika

## 3.1 Überblick über die Targets von Antibiotika

an einem Modell-Bakterium

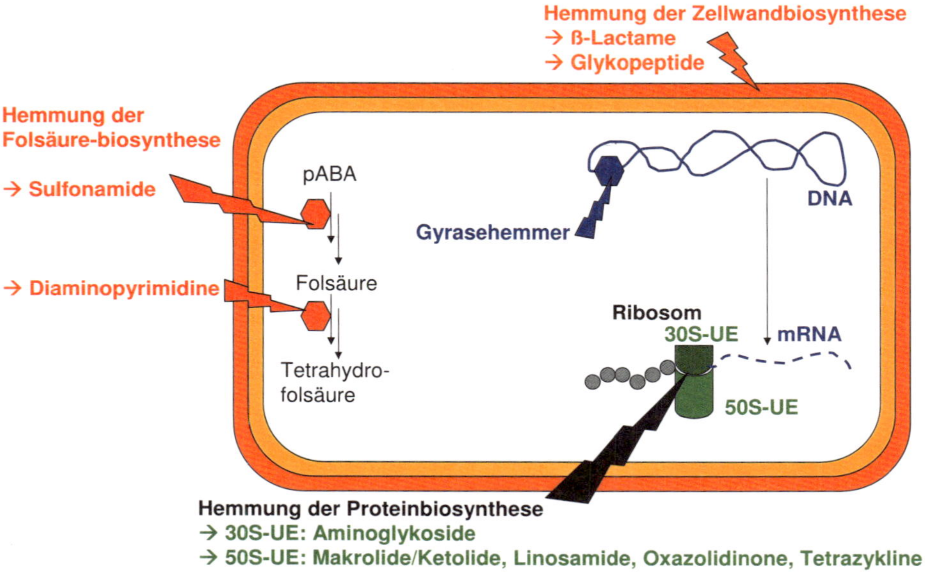

# 3.2 Hemmung der Zellwand-biosynthese

## 3.2.1 Glykopeptid-Antibiotika

## 3.2 Hemmung der Zellwandbiosynthese

### 3.2.1 Glykopeptid-Antibiotika

Substanzen: Vancomycin, Teicoplanin (Heptapeptide)

WM: **Bindung an D-Ala-D-Ala → Blockade der Quervernetzung**

Wirkspektrum: **nur gegen gram+ Kokken**, bakterizid

Pharmakokinetik: nur parenterale Therapie, da keine Resorption nach oraler Applikation

Indikationen: schwere Erkrankungen durch Staphylokokken + Streptokokken bei Penicillin- und Oxacillin-Resistenz, ausnahmsweise orale Gabe bei Clostridium-Infektionen im Darm (pseudomembranöse Kolitis)

NW: **Nephro- und Ototoxizität**, **Überempfindlichkeitsreaktionen**, lokale Reaktionen

# 3.2.2 ß-Lactam-Antibiotika - Penicilline

## 3.2.2 β-Lactam-Antibiotika – Penicilline

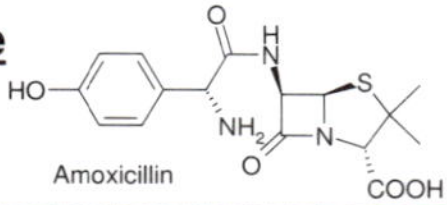
Amoxicillin

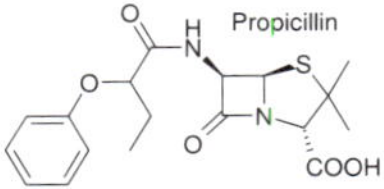
Propicillin

| | Penicillin G | Oralpenicilline | Isoxyzolyl-p. | Amino-p. | Acylamino-p. |
|---|---|---|---|---|---|
| WM | **Hemmung der Transpeptidase** als D-Ala-D-Ala-Analogon → bakterizid auf proliferierende Keime ↳ Hemmung Zellwandsynthese | | | | |
| Substanzen | Penicillin G | Penicillin V, Propicillin, Azidocillin | Oxacillin, Dicloxacillin, Flucloxacillin | Ampicillin, Amoxicillin | Mezlocillin, Azlocillin, Piperacillin |
| Wirk-spektrum | Streptomyceten, Pneumokokken | Streptomyceten, Pneumokokken | (ß-Lactamase bildende) Staphylokokken | Erweiterung auf gram- | Erweiterung auf P. aeruginosa |
| Pharmako-kinetik | **Nicht säurestabil** → nur parenteral HWZ = 30-40min | Säurestabil → p.o. HWZ < 1h | Säurestabil, penicillinasefest HWZ = 30-60min | Säurestabil Ampicillin nur i.v. <-> Amoxicillin p.o. | **Nicht säurestabil** → parenteral HWZ ca. 1h |
| | Geringe Durchdringung von Zellbarrieren → geringe Konzentration in Liquor u.a. Kompartimenten (! bei entzündlichen Prozessen leichtere Diffusion) | | | | |
| ß-Lactamase-Stabilität | nein | nein | ja | Nein → Kombi mit ß-Lactamase-Inhibitoren | Nein → Kombi mit ß-Lactamase-Inhibitoren |
| NW | **Allergische Reaktionen** (v.a. bei parenteraler Applikation: leichte Hautreaktion bis anaphylaktischer Schock; Erstkontakt evtl. auch durch Schimmelpilze/Nahrungsmittel), **Beeinflussung des GIT**, **Neurotoxizität, Hämostase-Störungen**, evtl. Krämpfe | | | | |
| WW | Synergismus mit Aminoglykosiden, Resistenz/Kreuzresistenz möglich | | | | |

# 3.2.3 ß-Lactamase-Inhibitoren

## 3.2.3 ß-Lactamase-Inhibitoren

WM: ß-Lactamasen öffnen Lactamring → irreversible Bindung → Inaktivierung (**Suizid-Inhibitoren**)

→ Moleküle mit keiner/schwacher antibakterieller Aktivität, aber hohe Affinität zu ß-Lactamasen

→ bei gleichzeitiger Gabe von Antibiotikum + Hemmstoff: „Konkurrenz" um Bindung an ß-Lactamase

Substanzen: Sulbactam, Tazobactam, Clavulansäure

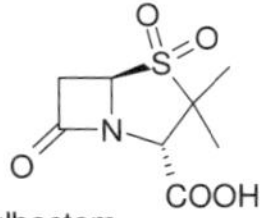


Sulbactam

Clavulansäure

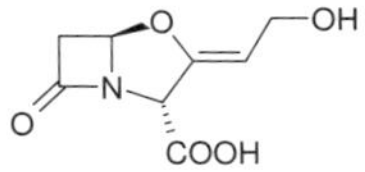


Sultamicillin ( = ß-Lactamase-Inhibitor + AB in 1 Molekül → Spaltung im Organismus )

Indikationen: Einsatz nur zusammen mit Antibiotikum

→ **feste Kombinationen mit ß-Lactamase-Inhibitoren:**

Clavulansäure + Amoxicillin → Spektrumerweiterung auf ß-Lactamase-produzierende Stämme

Sulbactam + Ampicillin → parenteral oder p.o.

Tazobactam + Piperacillin → ausschließlich parenteral

# 3.2.4 ß-Lactam-Antibiotika - Cephalosporine

## 3.2.4 ß-Lactam-Antibiotika – Cephalosporine

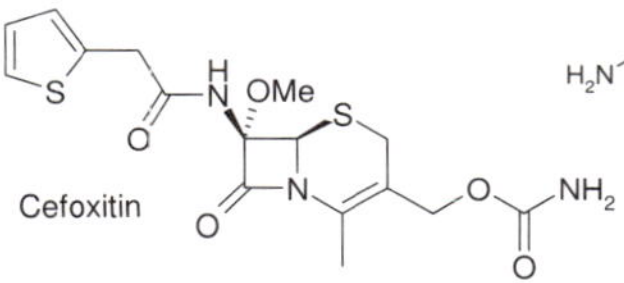
Cefoxitin

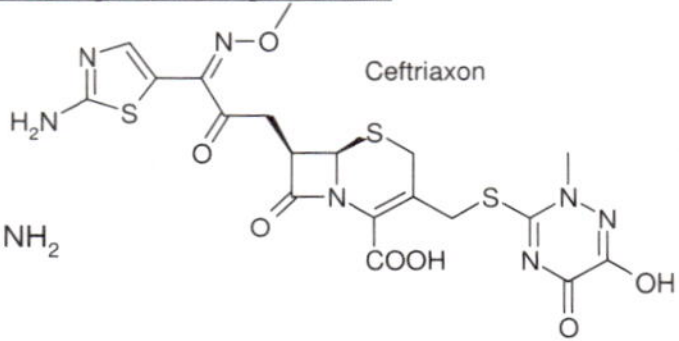
Ceftriaxon

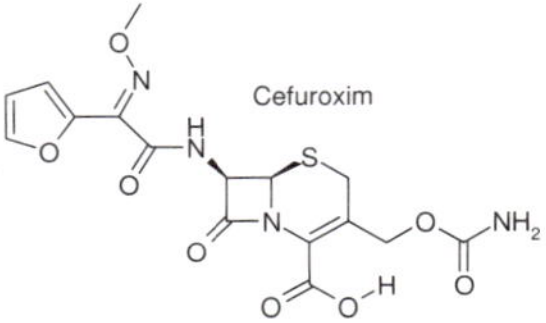
Cefuroxim

| | Gruppe 1 | Gruppe 2 | Gruppe 3 | Gruppe 4 | Gruppe 5 |
|---|---|---|---|---|---|
| WM | **Hemmung der Transpeptidase** als D-Ala-D-Ala-Analogon → bakterizid auf proliferierende Keime | | | | |
| Substanzen | Oral: Cefaclor, Cefadroxil<br>Parenteral: Cefazolin | Oral: Loracarbef<br>Parenteral: Cefuroxim, Cefotiam | Oral: Cefixim, Ceftibuten<br>Parenteral: Ceftriaxon | Cefepim | Cefoxitin |
| Wirkspektrum | Von Gruppe 1 (gut gegen gram+) zu Gruppe 5 bessere Aktivität gegen gram- (Gr. 5 auch gegen anaerobe Keime); **! Enterokokken-Lücke!** | | | | |
| Pharmako-kinetik | Verteilung nur extrazellulär, niedrige Liquorkonzentration<br>fast alle renal eliminiert, **HWZ 1-2h außer Ceftriaxon: 8h** | | | | |
| ß-Lactamase-Stabilität | ja (gram+) | Ja (gram+/gram-) | Ja (gram-) | | |
| NW | **Allergische Reaktionen** (v.a. bei parenteraler Applikation: leichte Hautreaktion bis anaphylaktischer Schock; Erstkontakt evtl. auch durch Schimmelpilze/Nahrungsmittel), **Beeinflussung des GIT**, **Neurotoxizität**, **Hämostase-Störungen**, evtl. Krämpfe | | | | |
| WW | Synergismus mit Aminoglykosiden, Resistenz/Kreuzresistenz möglich | | | | |

# 3.2.5 ß-Lactam-Antibiotika - Carbapeneme

# 3.2.6 ß-Lactam-Antibiotika - Monobactame

## 3.2.5 ß-Lactam-Antibiotika - Carbapeneme

WM: **Hemmung der Transpeptidase** als D-Ala-D-Ala-Analogon → bakterizid auf proliferierende Keime

Substanzen: Imipenem, Meropenem, Ertapenem

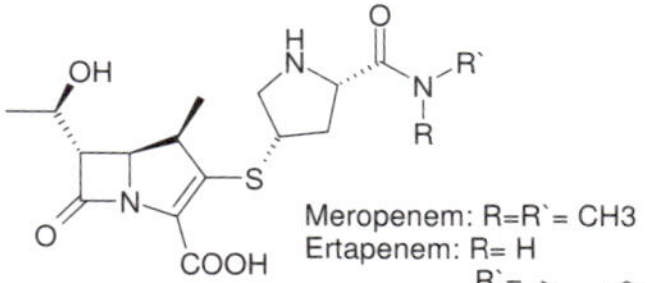


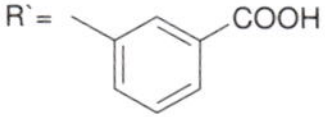


Wirkspektrum: aerobe + anaerobe Bakterien: Streptokokken, Enterokokken, Staphylokokken, Enterobacteriaceae (sehr gut)

Pharmakokinetik: **keine enterale Resorption** → i.v., ß-Lactamase-resistent
**Inaktivierung von Imipenem durch renal-tubuläre Dehydropeptidase**
(→ Hemmstoff Cilastatin) <-> Meropenem/Ertapenem nicht abgebaut
(auch gegen Imipenem-resistente Pseudomonas aeruginosa)

Indikationen: Infektionen der unteren Atemwege, Harnwege, Haut- und Gelenkinfektionen
**! Einsatz nur restriktiv !**

NW: wie Penicilline und Cephalosporine

## 3.2.6 ß-Lactam-Antibiotika – Monobactame

WM: **Hemmung der Transpeptidase** als D-Ala-D-Ala-Analogon → Bakterizid auf proliferierende Keime

Substanz: Aztreonam

Wirkspektrum: **nur gegen gram- Aerobier** (sehr gut gegen Enterobakterien)

Pharmakokinetik: nur parenteral, da keine Resorption aus dem GIT
ß-Lactamase-resistent; fast unverändert eliminiert

NW: wie Penicilline und Cephalosporine

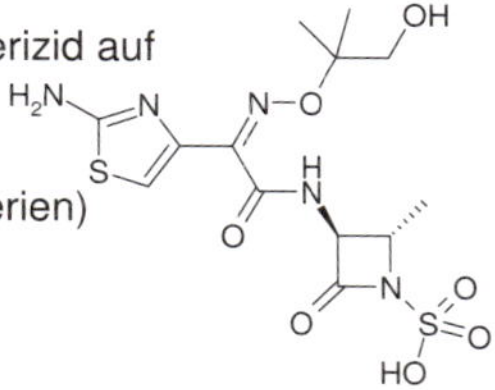

# 3.3 Hemmung des Folsäure-stoffwechsels

## 3.3.1 Sulfonamide

## 3.3 Hemmung des Folsäurestoffwechsels

### 3.3.1 Sulfonamide

WM: **Hemmung der Dihydropteroatsynthase** als Strukturanalogon von p-ABA
→ Blockade der Tetrahydrofolsäure-Synthese → Blockade der Purinsynthese → bakteriostatisch

Wirkspektrum: **breites Spektrum** (Resistenz, wenn keine Folsäure-Synthese)

Pharmakokinetik: **Sulfanilamid**: rasche und vollständige Resorption nach oraler Gabe
gute Verteilung in allen Körpergeweben (placentagängig)
**Metabolisierung**: Acetylierung an p-$NH_2$ → Wirkverlust

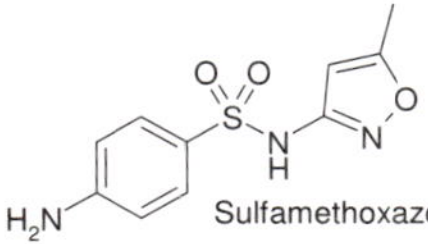

Sulfamethoxazol

**Sulfamethoxazol**: Dosierungsintervall: 12h = mittellang wirksam
in Kombi mit Trimethoprim

**Sulfadiazin**: Dosierungsintervall: 8h = mittelang wirksam
Liquorgängig → bei Meningitis wirksam (auch Sulfisoxazol)

**Sulfalen**: Dosierungsintervall: 1 Woche = langwirksam

Indikationen: in **fixer Kombination mit Hemmstoffen der bakteriellen Dihydrofolsäure-Reduktase** (Trimethoprim); kaum als Monotherapie

NW: zahlreich (5%), auch gefährlich → Überwachung!

→ **Nierenschädigung**: nur bei älteren Präparaten (wegen schlechter Wasserlöslicheit → Auskristallisierung)

→ **Kernikterus**: Verdrängung des Plasmaeiweiß-gebundenen Bilirubin (v.a. in Basalganglien)
→ nicht während Schwangerschaft und Stillzeit

→ **Überempfindlichkeitsreaktionen**: v.a. bei Langzeitsulfonamiden
z.B. Fieber, AM-Exantheme bis Dermatitis exfoliativa

→ **Störungen des hämatopoetischen Systems**: Leukopenie, Thrombozytopenie, Anämie, Serumkrankheit, Glucose-6-Phosphat-Dehydrogenase-Mangel, selten Agranulocytose

WW: → z.B. **Plasmaeiweißbindung**

# 3.3.2 Diaminopyrimidine

## 3.3.2 Diaminopyrimidine

Substanzen: Trimethoprim

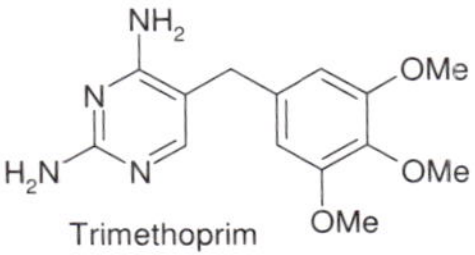

Trimethoprim

WM: **Hemmung der Dihydrofolat-Reduktase (DHFR)**
**bakteriostatisch, breites Wirkspektrum**

Pharmakokinetik: gute orale Resorption und Verteilung, Anreicherung in verschiedenen Kompartimenten, wie z.B. Prostata
HWZ = 10-12h
**synergistische Wirkung mit Sulfonamiden** → fixe Kombis (oral):
**Cotrimoxazol**: Sulfamethoxazol + Trimethoprim
Cotrimazin: Sulfadiazin + Trimethoprim
→ **Sequentialeffekt**

Indikationen: Bakterielle Bronchitis (Hämophilus influenzae), akute Harnwegsinfektionen (bei leichteren Formen auch Trimethoprim als Monotherapeutikum), Salmonella-typhi-Dauerausscheider, Prophylaxe von Pneumocystis jirovecii-Infektionen bei Immunschwäche-Patienten + in hoher Dosis auch zur Therapie

NW: **GIT-Störungen**, **Hautreaktionen**, **Blutbildveränderungen** (Thrombocyto- oder Leukopenie → Blutbildkontrolle, aber bei korrekter Dosierung eigentlich kein Folatmangel)
!!! NW oft bei AIDS-Patienten bei Therapie von Pneumocystis jirovecii

# 3.4 Gyraseinhibitoren – (Fluor-)Chinolone

## 3.4 Gyraseinhibitoren - (Fluor-)Chinolone

WM: **Hemmung der Topoisomerase Typ II**: Komplexbildung aus Gyrase, Chinolon und $Mg^{2+}$

Einteilung: **Gruppe 1**: **Norfloxacin**: Einsatz nur bei **Harnwegsinfektionen**, da sonst ungünstige antibakterielle + klinische Eigenschaften

**Gruppe 2**: **Ciprofloxacin, Ofloxacin, Enoxacin**: antibakterielle Aktivität ↑ in der Reihenfolge; Einsatz bei zahlreichen Infektionen (Enterobakterien, H.influenzae, ...)

!!! Enoxacin: ungünstige Nutzen-Risiko-Relation

**Ciprofloxacin**: **eines der wichtigsten Präparate gegen P. aeruginosa**

→ **kein unselektiver Einsatz!**

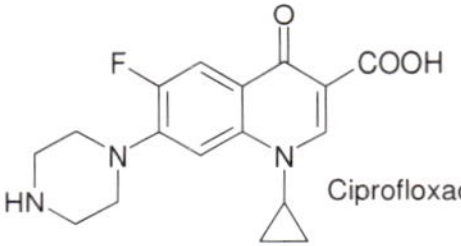


Ciprofloxacin

**Gruppe 3**: **Levofloxacin**: verbesserte Aktivität gegen Gram+ und atypische Erreger → bei **Infektionen der Atemwege**

**Gruppe 4**: **Moxifloxacin**: ähnlich Gruppe 3, aber bessere Aktivität gegen **anaerobe Bakterien**

Pharmakokinetik: gute Resorption nach oraler Gabe: Norfloxacin: 30-40%, Ciprofloxacin: 70%, Enoxacin: bis 80%, Moxifloxacin: bis 90%

**hohes Verteilungsvolumen charakteristisch** (= 10x ß-Lactame)

→ auch **gegen Erreger in Geweben** ⟺ ß-Lactame

Ofloxacin: HWZ = 4h; bei eingeschränkter Nierenfunktion: HWZ = 40h

NW: GIT-Störungen, **Nervensystem (evtl. bis Halluzinationen, Suizid, Depressionen)**, Allergische Reaktionen, **Phototoxizität, Hämatopoesestörungen, Kardiotoxizität** (Verlängerung von QT), **Muskel- und Gelenkbeschwerden** (chondrotoxisches Potential), **Tendopathien** (Schädigung von Sehnen)

WW: mineralische Antacida (Chelatisierung), Verzögerung der Elimination anderer Pharmaka (die oxidativ in Leber metabolisiert), Antiphlogistika, Digoxin

# 3.5 Hemmung der Protein-biosynthese

## 3.5.1 Makrolide

## 3.5 Hemmung der Proteinbiosynthese

## 3.5.1 Makrolide

WM: **Hemmung der Proteinsynthese an 50S-UE** → Weiterrücken der Ribosomen an mRNA verhindert (Translokation der tRNA von A- zu D-Stelle)
**bakteriostatisch**

Wirkspektrum:

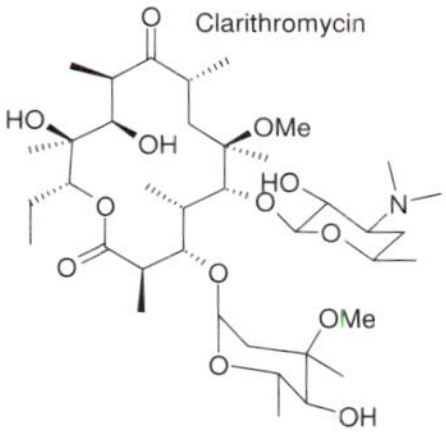


gut empfindlich: Streptokokken, Pneumkokken, Listerien, Aktinomyceten, Mykoplasmen, Chlamydien
empfindlich: Legionellen, Campylobacter, Enterokokken, Meningokokken, Diphteriebakterien, Helicobacter
variabel empfindlich: H.influenzae, Staphylokokken
**resistent: Enterobakterien**

Pharmakokinetik: größte Unterschiede im kinetischen Verhalten

**Erythromycin**: **Instabilität im sauren Milieu: Hemiketalbildung**
**Clarithromycin, Roxithromycin**: keine Umlagerung im sauren Milieu
→ **bessere orale BV; langsamere Elimination** → niedrigere Dosis
**Azithromycin**: keine Instabilität im Sauren; sehr langsame Elimination → 1x Gabe für langanhaltende Wirkung
**gute Gewebeverteilung** (Anreicherung von Clarithromycin im Gewebe)
Penetration in Phagocyten, geringe Penetration in Liquor, plazentagängig

WW: Hemmung von CYP3A4 (außer Azithromycin)

NW: **Erythromycin**: GIT-Störungen, Allergische Reaktionen (selten), **Thrombophlebitis**
**Verlängerung des QT-Intervalls**
**Clarithromycin**: **Teratogenität**

## 3.5.2 Ketolide - Telithromycin

## 3.5.3 Lincosamide - Clindamycin

## 3.5.4 Oxazolidinone – Linezolid, Eperezolid

## 3.5.2 Ketolide - Telithromycin

WM: **Hemmung der Proteinsynthese durch Bindung an 50S-UE**: Hemmung der Peptid-Kettenverlängerung und der Translokation der Ribosomen → **bakterizid**

Wirkspektrum: **gram+, Staphylokokken mit induzierbarer MLS-Resistenz**

Indikationen: Therapie von leichten bis mittelschweren Atemwegsinfektionen

NW: **GIT-Störungen**, selten Leberschädigungen

WW: **Hemmung von CYP2D6 und CYP3A4** → Abbau von Statinen, Benzodiazepinen, ...

**! Keine Beeinflussung von oralen Kontrazeptiva !**

Clindamycin

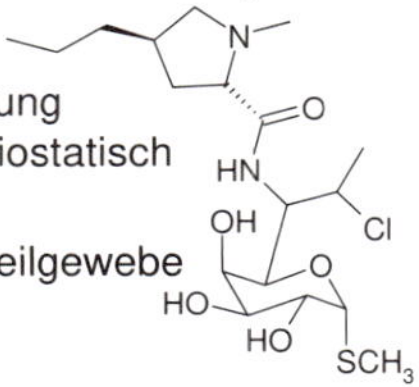

## 3.5.3 Lincosamide - Clindamycin

WM: **Hemmung der Proteinsynthese durch Bindung an 50S-UE**: Hemmung der Peptidyltransferase-Aktivität der bakteriellen Ribosomen → bakteriostatisch

Wirkspektrum: v.a. **gram+**, Staphylokokken

Pharmakokinetik: oral und parenteral, Penetration in Knochen und Weichteilgewebe

Indikationen: Penicillin-/Cephalosporin-Allergie, Infektionen mit Anaerobier-Beteiligung

NW: **Kolitis** wegen Anreicherung von Clostridium difficile

## 3.5.4 Oxazolidinone – Linezolid, Eperezolid

WM: **Hemmung der Proteinbiosynthese während Initiation**: Bindung an 50S-UE an Stelle, die Bindung der 30S-UE verhindert → kein Initiationskomplex bakteriostatisch

Wirkspektrum: **gram+, MRSA; keine Kreuzresistenz mit anderen AB**

NW: **GIT-Störungen, Exantheme, Pruritus, Myelosuppression** (Anämie, Thrombocytopenie Leukocytopenie, Pancytopenie) → Blutbildkontrolle

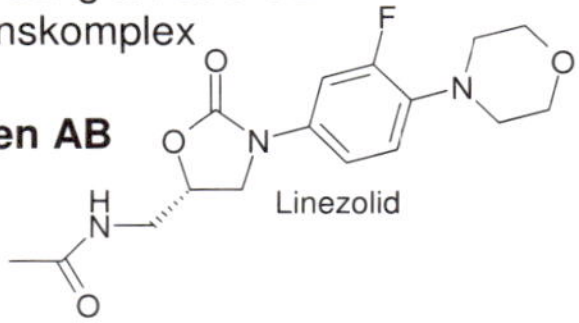

Linezolid

# 3.5.5 Tetracycline

## 3.5.5 Tetracycline

Doxycyclin

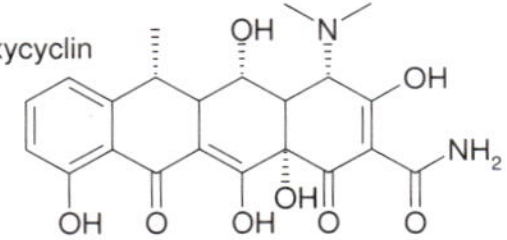


Substanzen: Tetracyclin, Chlortetracyclin, Doxycyclin, Oxytetracyclin, Minocyclin

WM: Hemmung der Proteinsynthese durch **Interferenz mit der Bindung der Aminoacyl-t-RNA an Akzeptorstelle** und Bindung in Interphase zwischen 30S- und 50S-UE

**Voraussetzungen**: passive Diffusion durch hydrophile Kanäle + aktiver Transport durch Zytoplasmamembran (→ Resistenz?; kein aktiver Transport in humanen Zellen)

**bakteriostatisch**

Wirkspektrum: Breitspektrum-AB, aber zunehmende Resistenz (**komplette Parallelresistenz**)

Indikationen: Atemwege (akute Exazerbation der chronischen Bronchitis), Harnwege (Mykoplasmen, Chlamydien), Haut (Akne vulgaris), Darm (Cholera), Mischinfektionen, Brucellose, Leptospirose, Tularämie, Rickettsien

Pharmakokinetik: große Unterschiede bei enteraler Resorption (**Beeinflussbar durch Nahrungsaufnahme (Komplexbildung mit zwei- und dreiwertigen Ionen)**

hohe Lipophilie → Verteilung im Körpergewebe → **Erreichen auch intrazellulärer Erreger, plazentagängig, Liquorgängigkeit unregelmäßig** (unzureichend für Bekämpfung von Meningitiden)

NW: **Knochen- und Zahnschäden** (→ KI: Schwangerschaft – Odontogenese in letzten 4 Monaten, Kinder v.a. im 8.+9.Lebensjahr), **GIT-Störungen**, **Phototoxizität**, Leberschädigung, ZNS-Reaktionen, katabole Effekte, Allergien + lokale Reaktionen

WW: Ausfällung von Tetracyclinen mit zwei- und dreiwertigen Ionen durch Komplexbildung weitere WW mit Antacida, Laxantien, Eisen-haltigen Präparaten, Antikoagulantien, Barbiturate, Carbamazepin, Phenytoin (→ Abbau von Tetracyclinen beschleunigt durch Enzyminduktion), Kontrazeptiva

## 3.5.6 Aminoglykoside

### 3.5.6 Aminoglykoside

Substanzen: Gentamicin, Tobramycin, Amikacin, Netilmicin, Streptomycin → aus Streptomyces oder Micromonospora-Arten

WM: **Blockade des Initiationskomplexes, Blockade der Translokation → Nonsense-Proteine → bakterizid**

→ **post-AB-Effekt:** 6h nach Exposition immer noch bakterizid

→ **Spitzenkonzentration entscheidend**

Wirkspektrum: **aerobe Bakterien** (da Protonengradient über Membran für Aufnahme in Bakterium notwendig); die meisten gram+ Bakterien mäßig sensibel; auch gegen Mykobakterium tuberculosis und atypische Mykobakterien (Streptomycin)

Pharmakokinetik: hydrophil → **enteral schlecht resorbiert** → bei systemischer Therapie i.v. oder i.m.; **schlechte Penetration in Zellen,** Liquorgängigkeit nur bei Meningitis, plazentagängig
renale Elimination

Indikationen: parenterale Therapie akut lebensbedrohlicher, septischer Infektionen in Kombi mit ß-Lactamen, Endokarditis, schwere Infektionen durch P. aeruginosa, Enterokokken, Listerien, Staphylokokken, Enterobakterien, Mykobakterien

NW: **Ototoxizität**: Vestibularapparat, Cochlea → Gleichgewichtsstörungen, Hörverlust

**! Schädigung auch noch nach Absetzen !**

**Nephrotoxizität**

**Neuromuskuläre Blockaden**

**Allergische Reaktionen** (Hautallergien, Agranulocytose)

→ **Vorsichtsmaßnahmen**: Ohruntersuchungen initial + repetitiv
Dosierung nach endogener Clearance

WW: Nephrotoxizität ↑ bei gleichzeitiger Gabe von Schleifendiuretika/immunsuppressiven Chemotherapeutika/Amphotericin B

# 3.6 Antibiotika gegen Tuberkelbakterien

## 3.6.1 Isoniazid (INH)

## 3.6 Antibiotika gegen Tuberkelbakterien

### 3.6.1 Isoniazid (INH)

WM: Aktivierung durch Katalase G → Bildung eines NADH-Konjugates →
Hemmung der Enoyl-Reduktase → Eingriff in **Fatty-Acid-Synthesis-System II** →
**Hemmung der Mykolsäuresynthese** (sehr selektiv)
**bakteriostatisch bis bakterizid** je nach Keimwachstum

Pharmakokinetik: rasche und gute orale Resorption: **90% orale BV**
gute intrazelluläre Verteilung (Makrophagen) und Liquorgängigkeit
(tuberculöse Meningitis)
Inaktivierung durch Acetylierung ! **Polymorphismus**:
Schnell-Inaktivierer HWZ = 1,5h <-> Langsam-Inaktivierer HWZ = 3h
**renale Elimination**

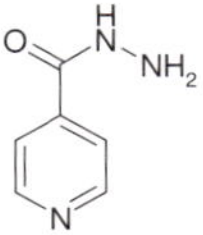


Indikationen: in Kombi mit mindestens 1 anderen Antituberkulotikum gegen fast alle Formen der Tuberkulose (Tbc) und zur Prophylaxe

NW: **zentrale + periphere Neurotoxizität** (2-10%) → Neuritis, Parästhesien, zentrale Krämpfe, Kopfschmerzen → **Vitamin B6 prophylaktisch** (bei 0,2%) ↗ **Hydrazonbildung**
**Hepatotoxizität** (0,2-5%) → Transaminasen erhöht, selten INH-Hepatitis
GIT-Störungen
**Anämie**
**Akne bei Jugendlichen**
Alkoholintoleranz, Allergie

WW: Wirkungsverstärkung von Cumarinen, Phenytoin, Carbamazepin, Theophyllin, Alkohol

KI: Leberschäden, Epilepsie, Psychosen

## 3.6.2 Rifampicin (RMP)

## 3.6.2 Rifampicin (RMP)

WM: **RNA-Polymerase-Hemmung**: Bindung an Polymerase → Elongation blockiert (sterische Blockade des aktiven Zentrums) → bakterizid

!!! **Auch gegen (fast) ruhende Erreger in verkäsenden Tuberkulomen**

Wirkspektrum: Tuberkelbakterien, atypische Mykobakterien, Mykobakterium leprae
auch: Staphylococcus aureus, Legionellen, Enterokokken, Meningokokken

Pharmakokinetik: orale Applikation → **hohe BV** (geringer durch Nahrungsaufnahme) wegen sättigbarer hepatischer Ausscheidung
**gute Verteilung und Liquorgängigkeit**
Desacetylierung in der Leber, **Elimination über Galle 70%**, HWZ = 3-5h
**starke Enzyminduktion (CYP3A4),** dann HWZ = 1,5h

Indikationen: alle Formen der Tbc, Lepra, Meningitis-Prophylaxe, bestimmte Staphylokokken-Infektionen

NW: **Leberfunktionsstörungen** (5-20%), teilweise **RMP-Hepatitis**
GIT-Störungen (10%)
**allergische Reaktionen**: Leukopenie, Thrombocytopenie
grippeähnliche Symptome (→ nach Absetzen in 24h entfiebern)
**rötliche Verfärbung von Ausscheidungen** (Urin, Schweiß, Tränen)
**zentralnervöse Störungen** (Müdigkeit, Kopfschmerzen, Ataxien, Verwirrtheit)
**Nierenfunktionsstörung**

WW: **durch Enzyminduktion (CYP3A4, CYP2C8, CYP2C9, CYP2C29, Glucuronosyltransferasen)**

KI: Lebererkrankungen, **Schwangerschaft (teratogen)**

## 3.6.3 Pyrazinamid (PZA)

## 3.6.4 Ethambutol (EMB)

### 3.6.3 Pyrazinamid (PZA)

WM: Beeinflussung des NAD-Stoffwechsels → **Hemmung der Fatty-Acid-Synthesis I (FAS I)**
**rasch bakteriostatisch, langsam bakterizid**

Wirkspektrum: **nur Mykobakterium tuberculosis** (auch intrazellulär und im Sauren – Persister)

Pharmakokinetik: **gute orale BV, gute Verteilung und Liquorgängigkeit**
hepatische Metabolisierung, HWZ = 6-10h, **renale Elimination**

NW: **Leberfunktionsstörungen** (~ 10%, dosisabhängig), Übelkeit, **Arthralgie**, **Hyperurikämie, Photosensibilisierung**, Veränderung des Blutbildes

WW: Orale Antidiabetika → Wirkungsverstärkung

KI: Gicht, Leberschaden, Allergie, schwere Niereninsuffizienz

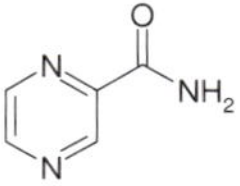


### 3.6.4 Ethambutol (EMB)

WM: unbekannt, **bakteriostatisch**

Wirkspektrum: M. tuberculosis, M. bovis, auch gegen einige atypische Mykobakterien

Pharmakokinetik: **80% orale BV**, gute Verteilung + mäßige Liquorgängigkeit
geringe Metabolisierung, renale Elimination, HWZ = 4h

NW: **Schädigung des Nervus opticus, retrobulbäre Optikusneuritis** wegen Kupfer-Komplexierung → Kupfer-Salze prophylaktisch, **Arthralgien, Hyperurikämien, Transaminasenanstieg, Polyneuropathie**

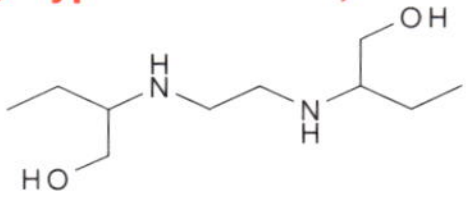

## 4 Antimykotika

# 4. Antimykotika

## 4.1 Überblick – Targets für Antimykotika

## 4.1 Überblick – Targets für Antimykotika

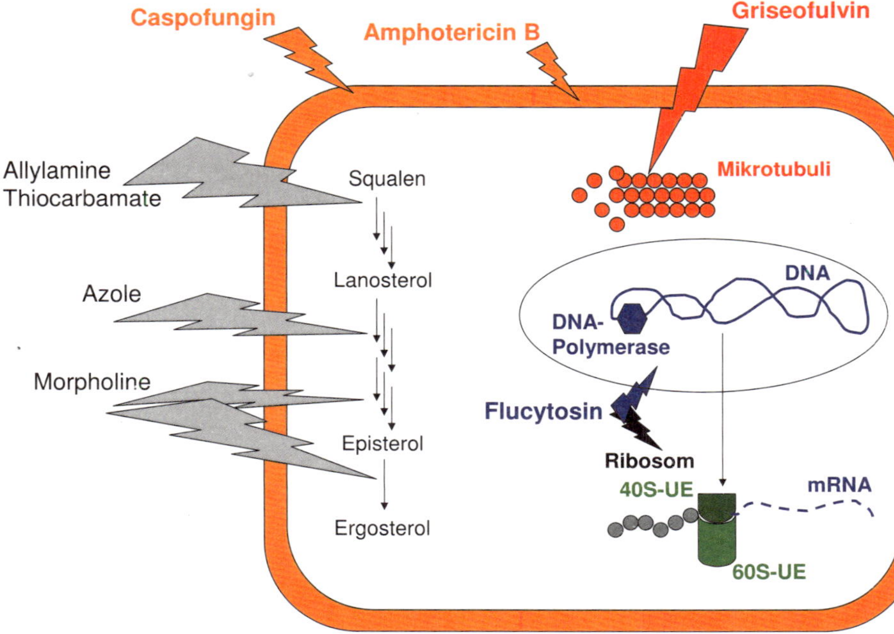

# 4.2 Hemmung der Ergosterol-Biosynthese

## 4.2.1 Azol-Antimykotika

## 4.2 Hemmung der Ergosterolbiosynthese

### 4.2.1 Azol-Antimykotika

WM: **Hemmung der 14α-Demethylase** (CYP) durch Komplexierung von $Fe^{3+}$

Substanzen/Strukturen: Imidazolstruktur: Miconazol, Ketoconazol, Clotrimazol
wenig wasserlöslich

Fluconazol

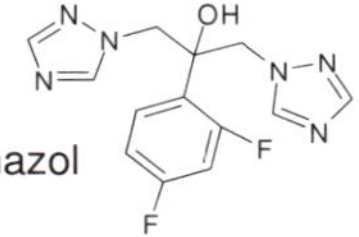


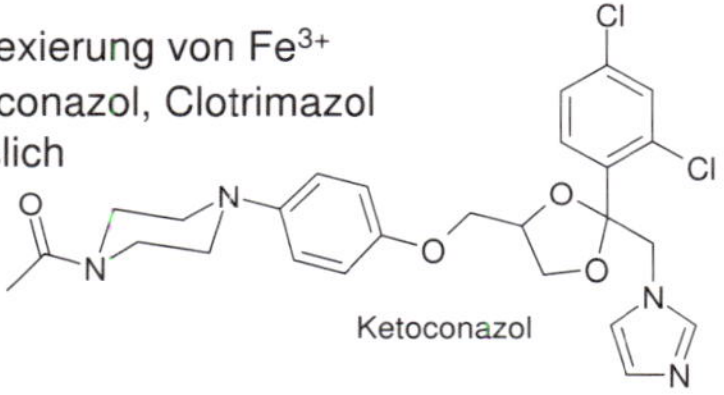


Ketoconazol

Triazolstruktur: Fluconazol
Itraconazol, Voriconazol

Wirkspektrum: nahezu alle humanpathogenen Pilze: Spross-, Faden-, dimorphe Pilze und Dermatophyten
(Resistenzentwicklung wegen (fast) Unverzichtbarkeit des Ergosterol kaum möglich)

Indikationen: **lokal**: Bifonazol, Clotrimazol, Croconazol, Econazol, Fenticonazol, Isoconazol, Omoconazol, Oxiconazol, Sertaconazol, Tioconazol

**systemisch**: Miconazol, Ketoconazol, Itraconazol, Fluconazol, Voriconazol

NW: GIT-Störungen, **ZNS-Störungen, allergische Reaktionen**, **Sehstörungen** (z.B. Farbsehen, Photophobie – vor allem bei Voriconazol: 30%)
**TERATOGENITÄT**
**Interaktion mit CYP-Enzymen** → **Hepatotoxizität**: Hepatitis, Cholestase
→ **endokrine Störungen**: Gynäkomastie, Oligospermie, Nebennierenrindenfunktion eingeschränkt etc.

WW: Resorptionsminderung durch Antacida und hohen Magen-pH (außer Fluconazol)
**CYP-Interaktionen**

KI: Absolut: Schwangerschaft, Stillzeit, schwere Lebererkrankungen
Relativ: Kinder (ungenügende Erfahrung)

# 4.2.2 Allylamine

### 4.2.2 Allylamine

WM: **Hemmung der Squalenepoxidase** (nur Transform wirksam)

Substanzen/Strukturen: Naftifin, Terbinafin

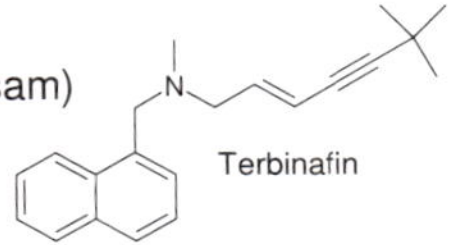


Terbinafin

Wirkspektrum: Dermatophyten, Mircosporum-Arten, Aspergillus, gegen Hefen variabel

Pharmakokinetik: beide **ausgeprägter FPE** → Naftifin nur topisch/evtl. parenteral
hohe PPB, hohes Verteilungsvolumen, hepatische Metabolisierung, renale Elimination der Metabolite

Indikationen: Naftifin: selten eingesetzt, auch lokal
Terbinafin: nur gegen Dermatophyten lokal oder systemisch

NW: **GIT-Störungen, Hautreaktionen** (Exanthem bis Stevens-Johnson-Syndrom und toxisch-epidermaler Nekrolyse), ZNS-Reaktionen, **Leberfunktionsstörungen** (Hepatitis, Cholestase,...), **Blutbildveränderungen**, Geschmacksstörungen

WW: kaum Hemmung der CYP-Enzyme

KI: Überempfindlichkeit gegenüber Terbinafin, Anwendung bei Alkoholabusus

### 4.2.3 Thiocarbamate – Tolnaftat

WM: **Hemmung der Squalenepoxidase**

Indikationen: Dermatomykosen (lokal)

NW: **Allergie**

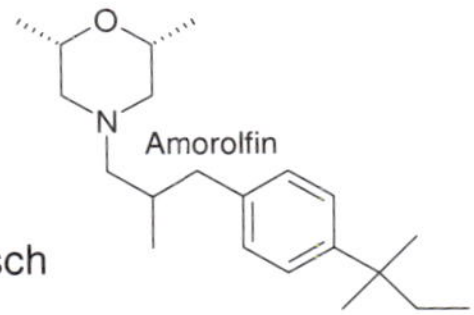


Amorolfin

### 4.2.4 Morpholine – Amorolfin

WM: **Hemmung der Δ14-Reduktase und der Δ7,8-Isomerase**

Indikationen: gegen zahlreiche humanpathogene Pilze, nur topisch

NW: **Juckreiz, Brennen, Erythem**

# 4.3 Störung der Membranfunktion

## 4.3.1 Amphotericin B (AmB), Nystatin

## 4.3 Störung der Membranfunktion

### 4.3.1 Amphotericin B (AmB), Nystatin

WM: **Anlagerung an Ergosterol → Auflockerung des Phospholipidverbands + Bildung unnatürlicher Poren** → Efflux von Elektrolyten + cytoplasmatischen Stoffen
**Fungistatisch bis fungizid**

Substanzen/Strukturen: Amphotericin B, Nystatin
→ hydrophobe Kette (licht- und sauerstoffempfindlich)
→ hydrophile Kette (hydrolyseinstabil im Sauren und Basischen)
→ fast wasserunlöslich außer in Randbereichen des pH-Spektrums
→ für Therapie: Komplex mit $Na^+$-Desoxycholat → hydrophiler

Wirkspektrum: alle Erreger tiefer Organmykosen: Candida, Cryptococcus, Mucor, Aspergillus, Coccidioides, Histoplasma, Blastomyces
teilweise auch gegen Protozoen

Pharmakokinetik: **keine Resorption nach oraler/ lokaler Applikation** → Dauertropfinfusion
Dosissteigerung führt **nicht** zu **linear**em Anstieg der Plasmakonzentration
**Penetration ins Gewebe gering** wegen Membranaffinität
HWZ = 18-24h → Dosisintervall: 48h
hepatische, renale und biliäre Ausscheidung (>4 Wochen nachweisbar)

Indikationen: tiefe Organmykosen (evtl. **inital Kombi mit Flucytosin**), einschleichende Therapie, Dauer 4-8 Wochen, nicht dialysierbar

NW: gravierend bei 50-80%

Allgemein: Fieber, Schüttelfrost, Hyperthermie-Schock, Kopfschmerzen, Erbrechen, Diarrhö, Kreislaufkollaps, Gelenkschmerzen, Blutbildveränderungen, Thrombophlebitis an Injektionsstelle

Spezifisch: **Nephrotoxizität** (NaCl-Infusion vorbeugend), **Hypokaliämie** (→ Überwachung), **neurotoxische Reaktionen** (Parästhesien, Krämpfe,...), **Leberbelastung**, **Anämie**

WW: nie in Salzlösung verdünnen (toxische Präzipitate), Hypokaliämie – Digitalis, nephrotoxische AM

# 4.3.2 Caspofungin

## 4.3.2 Caspofungin

WM: **nicht kompetitive Hemmung der ß-1,3-D-Glucan-Synthase**

Struktur: Lipopeptid (Echinocandin)

Wirkspektrum: verschiedene Aspergillus- und Candida-Spezies

Pharmakokinetik: i.v. Applikation, Plasmaproteinbindung 96%
HWZ 9-11h, auch langsamer → HWZ = 40-50h
hepatische Elimination

Indikationen: invasive Aspergillose

NW: Fieber, Schüttelfrost, entzündliche Reaktionen an Infusionsstelle (Phlebitis), GIT-Störungen, **Exantheme, Pruritus, Schwellung im Gesicht, hämatologische Veränderungen**, Kopfschmerzen, Anstieg der Transaminasen

# 4.4 Hemmung der DNA- und Proteinbiosynthese

## 4.4 Hemmung der DNA- und Proteinbiosynthese

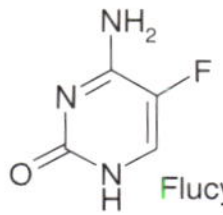

Flucytosin

### Flucytosin

WM: Aufnahme in Pilzzellen durch Cytosinpermease → Umwandlung in 5-Fluoruracil (5-FU) durch Cytosindesaminase
→ **Störung der DNA-und Proteinsynthese**
**Fungistatisch**

Struktur: Prodrug von einem Antimetabolit

Wirkspektrum: Candida, Cryptococcen, Aspergillen (teilweise primär resistent: keine Cytosinpermease/Cytosindesaminase)

Pharmakokinetik: **orale BV 75-90% oder i.v.**
gute Verteilung in Körpergewebe (auch Liquor), Proteinbindung <5%
HWZ = 3-5h, **keine Metabolisierung durch humane Zellen**
vorwiegend renale Ausscheidung → Dosierung anpassen an Nierenfunktion

NW: reversible **GIT-Störungen** (durch 5-FU), **Leberzellschädigung, hämatologische Störungen**

WW: mit AmB nach 3-4 Wochen steigt Toxizitätsrisiko, Aufhebung der Wirkung durch Cytarabin

# 4.5 Interaktion mit Mikrotubuli

## 4.5 Interaktion mit Mikrotubuli

### Griseofulvin

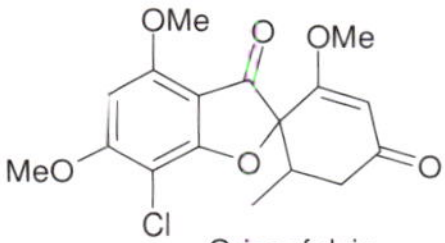

Griseofulvin

WM: **Tubulininteraktion → Störung der DNA-Replikation**
**Störung des Chitinaufbaus der Zellwand**

Wirkspektrum: **spezifisch gegen Dermatophyten**

Pharmakokinetik: Resorption im Duodenum individuell verschieden, in Abhängigkeit vom Mikronisierungsgrad bis 70%; Verbesserung durch fettreiche Mahlzeiten
äußerlich unwirksam
Anreicherung in Haut + Hautanhangsgebilden, z.T. auch in der Leber, in Muskeln und Fettgewebe
**lange Therapiedauer** (~1 Jahr)

Indikationen: Anwendung **nur nach mykologischem Erreger-Nachweis** bei Hautmykosen

NW: Kopfschmerzen: häufig initial, später nachlassend
GIT-Beschwerden
**Photosensibilisierung**
**Alkoholintoleranz**
**Teratogenität**

WW: **Enzyminduktion**

KI: Schwangerschaft
akute, intermittierende Porphyrie
schwere Lebererkrankung

## 5 Virustatika

# 5. Virustatika

## 5.1 Virustatika – Übersicht Targets

## 5.1 Virustatika – Übersicht Targets

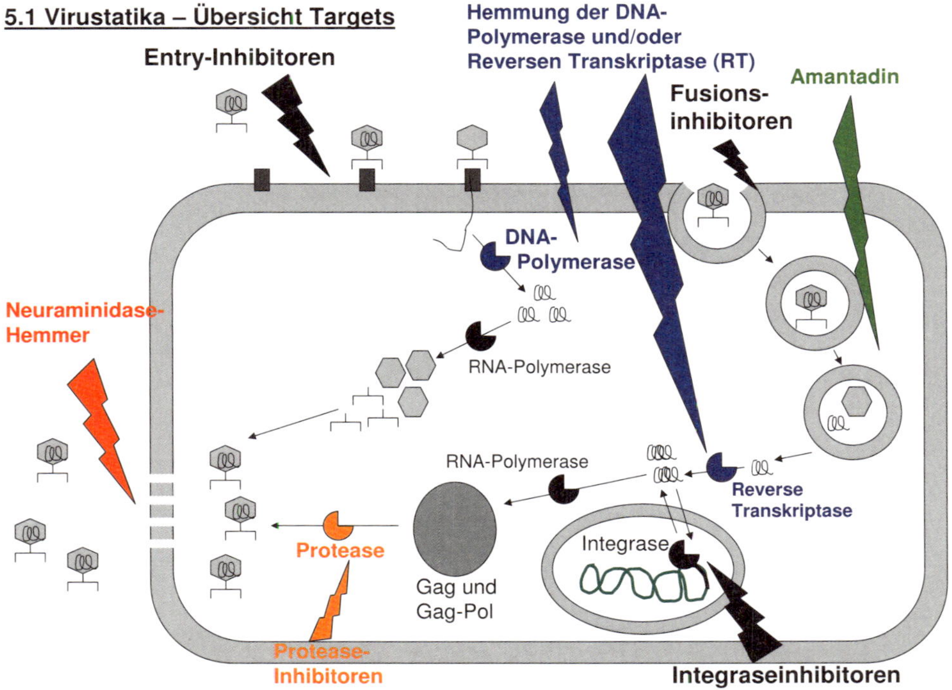

# 5.2 DNA-Polymerase-und RT-Inhibitoren

## 5.2.1 Nukleosid-Analoga 1: Aciclovir, Penciclovir

## 5.2.1 Nukleosid-Analoga 1

→ **Aciclovir**

WM: Bioaktivierung durch **virale Thymidilat-Kinase** zu Triphosphat → **Blockade der DNA-Polymerase und Kettenabbruch**

Struktur: Guanosin-Analogon

Pharmakokinetik: BV = 15% → Abnahme bei steigenden Dosen (Valaciclovir BV~50%)

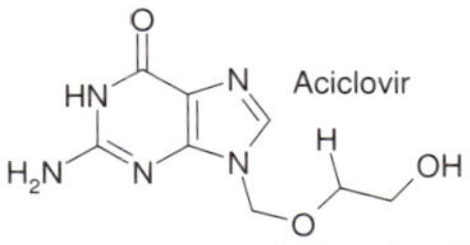


Aciclovir

**gute Verteilung im Organismus, auch Liquorflüssigkeit**

**Proteinbindung < 20%, HWZ = 2,5-3h**, Metabolisierung ~ 10%

renale Elimination (70%) → Wirkstoffkonzentration in Vaginal- und Urethralsekret sowie in Samenblasenflüssigkeit entspricht Plasmakonzentration → auch gegen Herpes genitalis

**! Nur im Basischen löslich → Infusion über 1h, sonst Kristallurie**

Indikationen: **HSV** (keine Wirkung auf Rezidivhäufigkeit, latente Infektion), **VZV**, nicht CMV, da Thymdilat-Kinase fehlt

NW: lokale Irritationen der Venen an Infusionsstelle + Thrombophlebitis, **Nephrotoxizität** (Ausfällung von Aciclovirkristallen), **neurologische Störungen**, GIT-Störungen, **mutagenes/cancerogenes Risiko, Teratogenität**

KI: Absolut: Schwangerschaft, Stillzeit, Neutropenie/Thrombozytopenie
Relativ: Nierenschädigung, Kinder/Jugendliche < 18 Jahren

→ **Penciclovir** (**Famciclovir** = Prodrug)

WM: Bioaktivierung zu Triphosphat → **Hemmung der DNA-Polymerase**

Pharmakokinetik: BV(Penciclovir) sehr gering ⟺ BV(Famciclovir) > 70%
Proteinbindung < 20%, HWZ = 2h (Triphosphat: 20h)

Indikationen: **HSV, VZV, EBV**

NW: GIT-Störungen, **ZNS-Reaktionen** (Penciclovir nur topisch)

# 5.2.1 Nukleosid-Analoga 2: Ganciclovir, Brivudin, Sorivudin

## 5.2.1 Nukleosid-Analoga 2

### → Ganciclovir

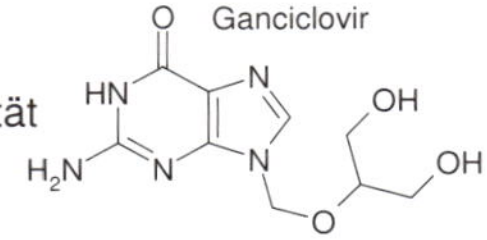


WM: Bioaktivierung durch zelleigene Kinasen → geringere Selektivität
**Hemmung der DNA-Polymerase**

Struktur: Guanosin-Analogon

Pharmakokinetik: **BV nur 3-7%** und sehr variabel, aber klinische Wirksamkeit nachgewiesen
Proteinbindung 1-2%, HWZ = 2,5-3h
renale Elimination 95%

Indikationen: ausschließlich bei Patienten mit Immunsuppression bei Infektion mit **CMV** oder **EBV**; evtl. zusätzlich CMV-Hyperimmunserum; **! Nicht mit AZT zusammen !**

NW: **hämatologische Effekte** (dosisabhängig myelotoxisch → Neutropenie, Agranulocytose, Thrombocytopenie), ZNS-Störungen, **Kanzerogenität, Teratogenität**, Leberzellschaden, GIT-Störungen, **Nierenfunktionsstörung, lokale Reaktionen, Exantheme, Kreislaufstörungen**

WW: **Probenecid** u.a. und Arzneimittel, die myelotoxische Effekte verstärken

KI: Neutropenie/Thrombocytopenie, Niereninsuffizienz, Schwangerschaft, Stillzeit, Allergie → Nutzen-Risiko-Abwägung

### → Brivudin, Sorivudin

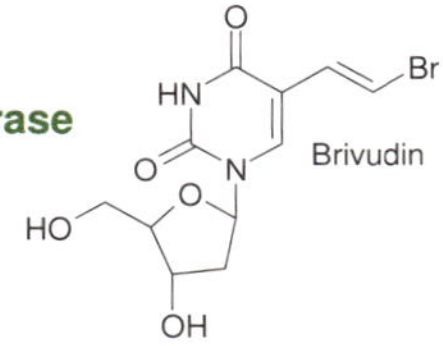


WM: Bioaktivierung zu Triphosphat → **Hemmung der DNA-Polymerase**

Pharmakokinetik: **Brivudin BV = 30% (hoher FPE)**
Plasmaeiweißbindung bis 99%
Plasmakonzentration sehr variabel
HWZ = 12-15h, renale Elimination 67%

Indikationen: **HSV, VZV, CMV, Hepatitis**

NW: GIT-Störungen, **ZNS-Störungen, renale Reaktionen, hepatische Reaktionen**

# 5.2.1 Nukleosid-Analoga 3: Lamivudin, Ribavirin

## 5.2.1 Nukleosid-Analoga 3

→ **Lamivudin**

WM: **Hemmung der viralen DNA-Polymerase + RT** als Triphosphat + Kettenabbruch

Pharmakokinetik: **orale BV 80%,** kaum Einfluss von Mahlzeit auf AUC

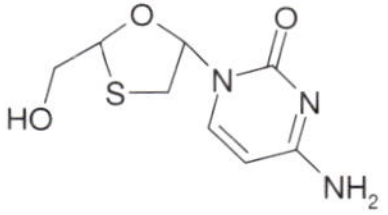


Proteinbindung 16-36%, HWZ = 5-7h

<-> HWZ (Tri-Phosphat intrazellulär) = 10-15h

Metabolisierung 5-10%, **Renale Exkretion 70%**

Indikationen: **HIV** (Synergismus mit AZT), chronische Hepatitis B

NW: **relativ gut verträglich**; GIT-Störungen, Schwächegefühl, **neurologische Störungen**

WW: Trimethoprim: 40%ige Erhöhung der Plasmakonzentration von Lamivudin
**gleichzeitige Anwendung von Cotrimoxazol** in hohen Dosen (Pneumocystis jirovecii)

→ **Ribavirin**

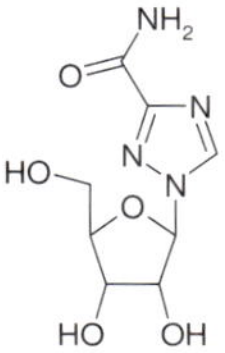


WM: **Hemmung der IMP-Dehydrogenase und der DNA-Polymerase, sowie 5'-Verkappung als Triphosphat**

Indikationen: **Breitspektrum-Virustatikum** (RSV, Arena-Viren [Lassa-Fieber], Hepatitis C, Versuche bei SARS)
Ansprechrate nur 40% → evtl. Kombi mit IFNα

NW: akut gut verträglich, aber chronische Toxizität
**Anämie, Thrombocytopenie, Lymphadenopathie**, Anorexie, Hypo-/Hyperthyreose, **Depression, Schlaflosigkeit, Stimmungsschwankungen, Angstgefühl**, Nervosität, **Infektionen der oberen Atemwege/Bronchien, orale Candidamykosen, Herpes simplex**

# 5.2.1 Nukleosid-Analoga 4: Zidovudin, Stavudin

## 5.2.1 Nukleosid-Analoga 4

### → Zidovudin (AZT)

WM: **Hemmung der RT als Triphosphat im aktiven Zentrum und Kettenabbruch**

Pharmakokinetik: orale BV 60-70%, -24% bei gleichzeitiger Nahrungsaufnahme
ZNS-gängig, Proteinbindung 20-38%
HWZ = 0,9-1,5h ⟷ HWZ (Tri-Phosphat intrazellulär) = 3-4h
Metabolisierung: Glucuronidierung, renale Elim. 15%

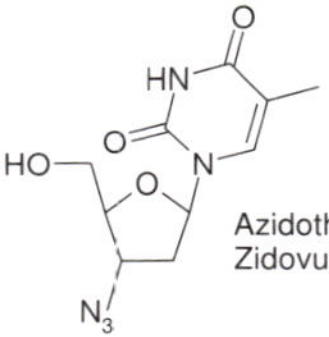

Azidothymidin = AZT
Zidovudin

Struktur: Thymidin-Analogon

Indikationen: **HIV**

NW: **hämatotoxisch** (Anämie, Thrombopenie, Leukopenie), **neurotoxisch, Myopathien**, GIT-Störungen, **Pankreatitis, Hepatitis**, Überempfindlichkeitsreaktionen

WW: Erhöhung der AZT-Plasmakonzentration durch Arzneimittel, die mit Glucuronidierung oder renaler Elimination interferieren

KI: Absolut: Allergie, AZT-Intoleranz
Relativ: Gravidität/Stillzeit, Leber-/Niereninsuffizienz

### → Stavudin

WM: **Blockade der RT und Kettenabbruch als Triphosphat**

Pharmakokinetik: orale BV 70-85%, kaum Einfluss von Mahlzeiten auf AUC
HWZ = 0,9-1,2h ⟷ Tri-Phosphat intrazellulär = 3,5h
Proteinbindung gering, Metabolite nicht bekannt, renale Elimination zu 40%

Indikationen: **HIV**

NW: **periphere Neuropathie, Pankreatitis**, GIT-Reaktionen, Exantheme

# 5.2.1 Nukleosid-Analoga 5: Didanosin, Zalcitabin

## 5.2.1 Nukleosid-Analoga 5

### → Didanosin

WM: **Hemmung der RT und Kettenabbruch als Triphosphat**

Pharmakokinetik: **orale BV 35-45%, aber säurelabil**

→ Tabletten enthalten Antacida als Puffer

**gleichzeitige Nahrungsaufnahme senkt AUC um 50%**

Proteinbindung < 5%, Metabolismus ~ Purin, renale Exkrektion ~ 20%

HWZ = 0,6-1,5h ⟷ Tri-Phosphat intrazellulär = 8-24h

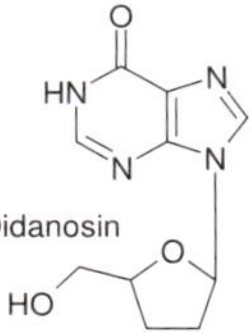

Didanosin

Indikationen: **HIV**

NW: **Pankreatitis, periphere Neuropathie** (reversibel durch Dosisreduktion), Hautausschläge, Diarrhö, **Retina-Pigmentierung**

WW: Beeinträchtigung der Resorption von Fluorchinolonen + Tetracyclinen durch Gehalt an Antacida

KI: Schwangerschaft, Stillzeit, Pankreatitis, Allergie

### → Zalcitabin

WM: **Blockade der RT + Kettenabbruch nach Bioaktivierung**

Pharmakokinetik: **orale BV 80%,** -15% durch gleichzeitiger Nahrungsaufnahme

Proteinbindung < 4%, keine Metabolite bekannt, renale Elimination 75%

HWZ = 1,2-3h ⟷ Tri-Phosphat intrazellulär 2-3h

Indikationen: **HIV**

NW: **periphere Neuropathien**, GIT-Störungen, **Haut- und Schleimhautveränderungen**

# 5.2.2 Nukleotid-Analoga

## 5.2.2 Nukleotid-Analoga

→ **Cidofovir**

WM: **Bioaktivierung zu Cidofovir-Diphosphat → Hemmung der DNA-Polymerase**

Struktur: Cytidin-Analogon

Pharmakokinetik: **HWZ (intrazellulär) = 17-65h**

**>80% des infundierten Wirkstoffs innerhalb 24h im Urin ausgeschieden**

Indikationen: AIDS-Patienten mit CMV-Retinitis, wenn keine Nierenfunktionsstörung

NW: **Nephrotoxizität** (dl) → Prophylaxe durch Gabe von Probenecid + NaCl-Infusion

**Hämatotoxizität; mutagen, kanzerogen und teratogen** (im subtherapeutischen Dosisbereich)

WW: Reduktion der Zidovudin-Clearance → Dosisreduktion um 50%

KI: eingeschränkte Nierenfunktion oder Proteinurie, andere nephrotoxische Arzneimittel

→ **Tenofovir**

WM: **Hemmung der RT + Kettenabbruch als Diphosphat**

auch in ruhenden Zellen, keine Kreuzresistenz mit NRTI

Struktur: Adenylat-Analogon, Prodrug: Tenofovir-Disoproxil

Indikationen: **HIV, Hepatitis**

WW: **Induktion von CYP-Enzymen**

NW: **relativ gut verträglich**: Diarrhö, Übelkeit/Erbrechen, evtl. Nephrotoxizität

→ **Adefovir**

WM: **Hemmung der DNA-Polymerase** als Substratanalogon und Kettenabbruch

Struktur: Adenylat-Analogon, Prodrug: Adefovir-Dipivoxil

Indikationen: **Hepatitis C, CMV**

NW: Kopfschmerzen, GIT-Störungen, Asthenie

# 5.2.3 Nicht-Nukleosidische/Nukleotidische RT-Inhibitoren 1: Delaviridin, Nevirapin

## 5.2.3 Nicht-Nukleosidische/Nukleotidische RT-Inhibitoren 1

→ **Delaviridin**

WM: **Anlagerung an Regionen der RT, die dem katalytischen Zentrum benachbart sind**
→ **indirekte Hemmung des Enzyms**
**! 100%ige Kreuzresistenz mit Nevirapin + Efavirenz**

Pharmakokinetik: **orale BV 80%,** Plasmaeiweißbindung 98%
Metabolisierung in der Leber über CYP3A4 + 2D6, renale Exkretion
HWZ dosisabhängig

Indikationen: **HIV**

NW: GIT-Störungen, Transaminasenanstieg, **Exanthem**

WW: **Hemmung von CYP3A4**

→ **Nevirapin**:

WM: **selektive, allosterische Hemmung der RT von HIV-1** (! Resistenzentwicklung rasch !)

Pharmakokinetik: **orale BV 90%** (unbeeinflusst durch Nahrungsaufnahme)

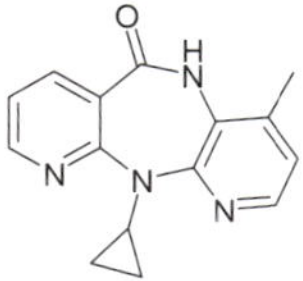


**Proteinbindung 60%,** Vd = 1,2L/kg
HWZ = 45h (erhebliche interindividuelle Variabilität: 22-77h), im Laufe der Therapie: Verkürzung der HWZ wegen **Induktion der hepatischen Monooxygenasen**
hepatische Metabolisierung + Glucuronidierung, renale Elimination 5%

Indikationen: **HIV**

NW: **Hautreaktionen: Exantheme, Stevens-Johnson-Syndrom (1%)**

WW: Senkung des Plasmaspiegels von Indinavir + Ritonavir

# 5.2.3 Nicht-nukleosidische/nukleotidische RT-Inhibitoren 2: Efavirenz, Foscarnet

## 5.2.3 Nicht-Nukleosidische/Nukleotidische RT-Inhibitoren 2

→ **Efavirenz**:

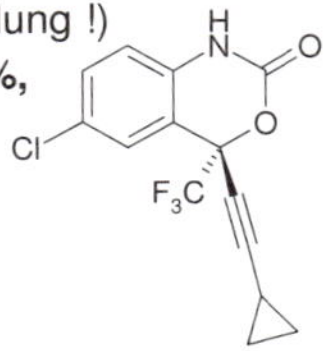


WM: **allosterische Hemmung der RT von HIV-1** (! Rasch Resistenzentwicklung !)

Pharmakokinetik: ausreichende Resorption aus GIT, **Proteinbindung > 99%,**
Metabolisierung in Leber, Glucuronidierung,
HWZ = 40-50h
! Nicht mit fettreicher Mahlzeit einnehmen:
hohe Variabilität der Resorption

Indikationen: **HIV**

NW: **zentralnervöse Symptome, Hautausschläge** (v.a. zu Beginn der Therapie)

WW: **Hemmung, aber auch Induktion von CYP-Enzymen (3A4, 2C9, 2C19)**

KI: Schwangerschaft (→ Fehlbildungen)

→ **Foscarnet**

WM: **Interaktion mit Bindungsstelle für Pyrophosphat an DNA-Polymerase und RT**
**→ reversible + nicht-kompetitive Hemmung**

Pharmakokinetik: Infusion (**schlechte orale BV),** gute Verteilung (auch Liquor)
**Plasmaeiweißbindung ~ 15%, Knochengewebebindung ~ 20%**
keine Metabolisierung, renale Elimination
HWZ = 3-6h, langsame Freisetzung aus Knochendepot

Foscarnet

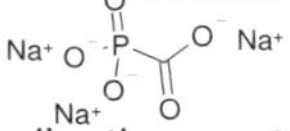


Indikationen: CMV-Retinitis und im Notfall auch andere CMV-Infektionen bei AIDS-Patienten
**! Synergistisch mit AZT**

NW: **Nephrotoxizität**, GIT-Störungen, **hämatologische Effekte, neurologische Symptome**, **Knochenveränderungen** (Osteoklastenaktivität ↑ ), Überempfindlichkeitsreaktionen (Temperaturanstieg, Hautausschlag), Ulzerationen am Penis, **Mutagen, Kanzerogen**

KI: nephrotoxische Kombinationen, Niereninsuffizienz, Schwangerschaft/Stillzeit, Allergie

# 5.3 Protease-Inhibitoren (PI)

## 5.3 Protease-Inibitoren (PI)

WM: **Blockade der Prozession der Polyproteine „gag" und „gag-Pol" zu infektiösen Viren**
Selektivität für Protease des HI-Virus, da 2 AS-Ketten mit 3 Asp-Molekülen im katalytischen Zentrum <-> humane Protease: 1 Kette

Struktur: **peptidähnliche Strukturen**, aber chemische Modifikation → Spaltung nicht mehr möglich
Protease spaltet bevorzugt zwischen Phe und Pro → PI basieren auf **stabilisierter Phe-Pro-Bindung → sehr spezifisch**

Substanzen: Saquinavir, Ritonavir, Indinavir, Nelfinavir, Lopinavir, Atazanavir
**NICHT-Peptidisch:** Tipranavir → Resistenzproblematik geringer, da höhere Flexibilität des Moleküls

Pharmakokinetik: orale BV ca. 60% (Saquinavir 1-9%), hohe Plasmaproteinbindung (98%, Indinavir nur 60%), geringe Liquorgängigkeit
HWZ = 1,2 (Nelfinavir) – 5h (Saquinavir)
hepatische Elimination (renal < 5%, Indinavir < 20%)
**BOOSTERUNG**: gezielte AM-Interaktion: Hemmung des Abbaus der PI durch CYP-Enzyme, indem z.B. Ritonavir (CYP3A4-Inhibitor) zugesetzt wird

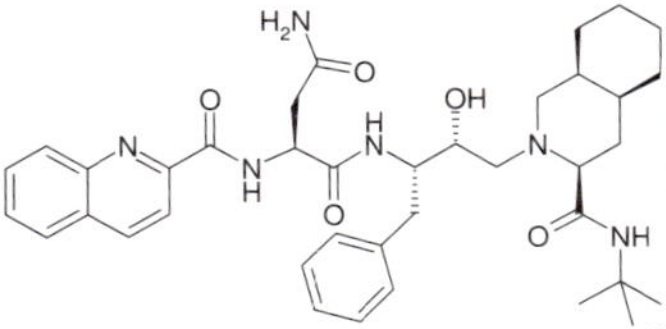

Saquinavir

NW: GIT-Störungen, **hepatische Veränderungen** (Transaminasenanstieg, Hepatitis), **Veränderungen im Lipidstoffwechsel** (Hyperlipidämie, Anreicherung von abdominalem Fett, periphere Lipodystrophie → KHK?), **neurologische Beschwerden**, Mundtrockenheit/ Geschmackstörungen (Indinavir), **Allergische Reaktionen** (Exantheme), Blutbildveränderungen (Nelfinavir), Nephrolithiasis/Nierenfunktionsstörung (Indinavir)

# 5.4 Uncoatinginhibitoren

# 5.5 Neuraminidaseinhibitoren

## 5.4 Uncoatinginhibitoren - Amantadin

WM: **Blockade des Uncoating** durch Hemmung des Matrix (H2)-Ionenkanals
→ Hemmung der Biosynthese von Influenza A+C-Viren

Pharmakokinetik: gute Resorption aus GIT, HWZ = 15-20h, renale Elimination

Indikationen: Prophylaxe der **Influenza-A-Infektion** (innerhalb 48h nach Krankheitsbeginn),
Therapie von Risikopatienten + medizinisches Personal (ohne Schutzimpfung) bei Epidemie

NW: GIT-Störungen, **neurologische Störungen, Hautreaktionen, periphere Ödeme, Sehstörungen, Blutbildveränderungen**

WW: **Verstärkung anticholinerg wirkender Substanzen** ($NMDA_A$-Antagonist)
**Verstärkung zentral wirkender Stimulantien**

KI: Absolut: Lebererkrankungen, ZNS-Erkrankungen, ekzematöse Dermatitis, hochgradige Niereninsuffizienz
Relativ: Kinder < 1 Jahr, Schwangerschaft, Stillzeit

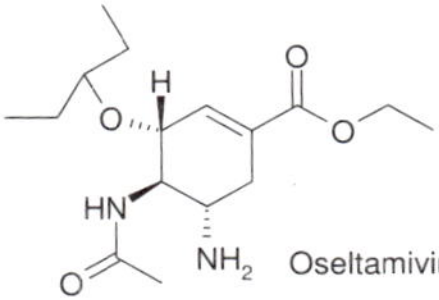

Oseltamivir

## 5.5 Neuraminidaseinhibitoren - Zanamivir/Oseltamivir

WM: **Hemmung der Neuraminidase**

Pharmakokinetik: Zanamivir: minimale orale BV → inhalative Applikation → antivirale Wirkung v.a. lokal
Oseltamivir: **BV oral 35-100%, HWZ = 6-8h**

Indikationen: **Influenza A + B** → bei frühzeitigem Beginn: Verkürzung der Erkrankung um 1-2d, weniger Komplikationen, schwächere Symptome
→ Verminderung der Ausscheidung der Viren → „Epidemiebremse"
→ evtl. auch prophylaktisch ( ! Resistenz ?! )

NW: Zanamivir: gut verträglich, aber evtl. **Bronchospasmus wegen Inhalation**
Oseltamivir: Erbrechen, Übelkeit, **zentralnervöse Wirkungen (→ Suizid bei Jugendlichen)**

# 5.6 Fusionsinhibitoren

# 5.7 Integraseinhibitoren

# 5.8 Entry-Inhibitoren

## 5.6 Fusionsinhibitoren - Enfuvirtid

WM: **Bindung an virales Hüllprotein gp 41 → Blockade der Fusion**

Struktur: synthetisches Peptid aus 36 AS

Pharmakokinetik: HWZ = 4h

Indikationen: **HIV**

NW: **Infektionen, Lymphadenopathie**, Appetitverlust, **TG↑, Anorexie, Diabetes**, Tremor, Angstzustände, **periphere Neuropathie, Pankreatitis**, Erythem, **grippeähnliche Beschwerden**

## 5.7 Integrase-Inhibitoren - Raltegravir

WM: **Integrase-Inhibitor**

Indikationen: **HIV**

NW: **Depression, Angst, Schlafstörungen**, Kopfschmerzen, GIT-Störungen, Pruritus, Hautausschlag, **Arthralgie**, Müdigkeit, **Transaminasenanstieg, TG↑**

## 5.8 Entry-Inhibitoren - Muraviroc

WM: **Chemokinrezeptor-Antagonist (Entry-Inhibitor)**

Chemokinrezeptoren werden von HIV benötigt, um einzudringen → wenn blockiert: **kein Ausbruch der Krankheit, da Virus nicht eindringen kann**

**wahrscheinlich weniger Resistenzen**, da Chemokin-Rezeptor menschliches Protein → mutiert nicht so schnell

# 5.9 Interferone

## 5.9 Interferone

WM: antiviral: **Induktion von Stoffwechselprozessen und der Synthese von Proteinen, die die Virusvermehrung behindern (vor allem IFN-α und IFN-ß)**

immunmodulatorisch: Erhöhung der HLA-1-Expression (→ Präsentation von MHC-Klasse I-Antigenen ↑ ), Aktivierung cytotoxischer Lymphozyten (v.a. IFN-γ)

Struktur/Herkunft: IFN-α: Protein aus Leukocyten

IFN-ß: Glykoprotein aus Fibroblasten

IFN-γ: Glykoprotein aus aktivierten T-Lymphozyten

Pharmakokinetik: bestimmt durch **hohe Bindungskapazität der Körperzellen für IFN**

IFN-α: starke Schwankungen der Plasmakonzentration in Abhängigkeit von der Applikationsart (i.v. – große Schwankungen, i.m./s.c. – verlängerte Wirkdauer bis 36h); glomeruläre Filtration, tubuläre Rückresorption, proteolytischer Abbau in Tubuluszellen

IFN-ß/γ: nur in Spuren im Plasma nachweisbar, aber trotzdem systemische Wirkungen und NW; Metabolisierung in der Leber

Indikationen: systemisch: schwere Herpesinfektionen, chronisch-aggressive Virushepatitis, Condylomata acuminata (HPV), Kaposi-Sarkom, Tumore

topisch: z.B. Keratitis herpetica

NW: **grippe-ähnliches Syndrom** (Fieber, Schüttelfrost, Kopfschmerzen, Myalgien, Arthralgien), **Suppression der Hämatopoese** (Leukopenie, Anämie, Thrombocytopenie), GIT-Störungen, **Leberzellschädigung, Nierenfunktionsstörungen, neurologische Störungen** (Mattigkeit, Lethargie, Somnolenz, Parästhesien, später Verwirrtheit, Halluzinationen, Koma, auch Depressionen und Angstzustände), **Exantheme, Haarausfall, Sehstörungen, Herz-Kreislauf-Störungen**

WW: **Hemmung von CYP-Enzymen**

KI: Allergie, Herzkrankheiten, Erkrankungen des ZNS, Leber-/Niereninsuffizienz, Knochenmarkschäden, Gravidität (relativ)

# 6 Zytostatika

# 6. Zytostatika

## 6.1 Zytostatika – Übersicht Targets

## 6.1 Zytostatika – Übersicht Targets

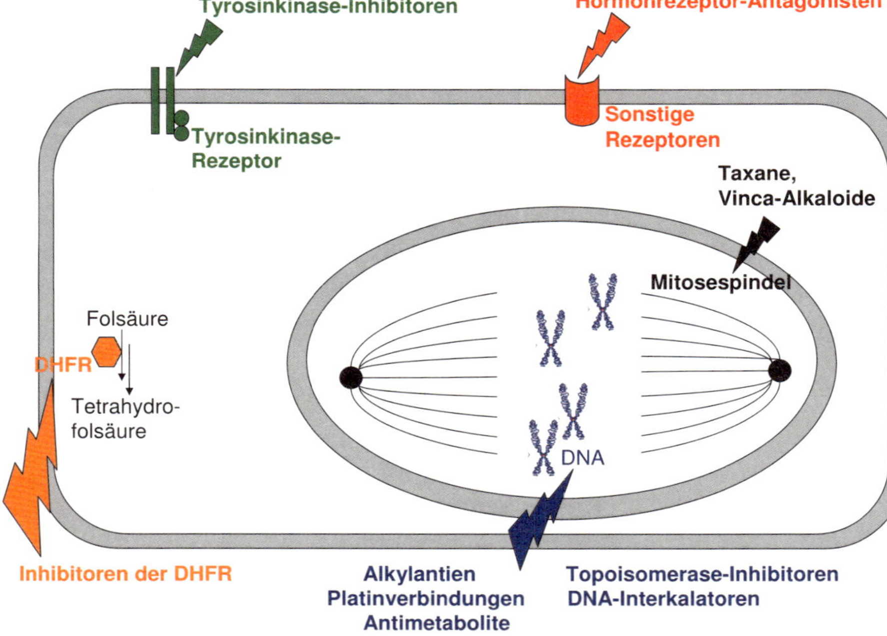

# 6.2 Generelle Nebenwirkungen von Zytostatika

# 6.3 Resistenzmechanismen gegen Zytostatika

## 6.2 Generelle Nebenwirkungen von Zytostatika → supportive Therapie

Schädigung von schnell-teilenden Zellen

Knochenmark: Leukopenie, Thrombocytopenie, Lymphocytopenie, Anämie, Immunsuppression → Infektionsneigung, Hämorrhagien
→ **Hämatopoetische Wachstumsfaktoren**: EPO, Thrombopoetin, G-CSF (Filgrastim, Lenograstim), GM-CSF (Molgramostin)

GIT: orale und intestinale Ulcerationen, Schluckbeschwerden, Diarrhö, Schleimhautschäden
→ **Keratinocyten-Wachstumsfaktor** (Palifermin): Prävention von Mukositis

Haarfollikel: Schädigung, Haarausfall (Alopezie)

Gonaden: Menstruationsstörungen, Amenorrhö, gestörte Spermiogenese, Unfruchtbarkeit, Sterilität

Fetus: Schädigung, Teratogenität

Wundheilung: Proliferationshemmung, Störung der Wundheilung

Niere: durch Zelluntergang: massiver Anstieg der Harnsäure im Blut → Nierenschädigung

ZNS: akute Nebenwirkungen: Übelkeit, Erbrechen, Schwindel, manchmal Fieber

**Emetogenes Potential von Cytostatika**:
Cis-Platin, Dacarbazin >> Carboplatin, Doxorubicin, Cyclophosphamid, Epirubicin >> 5-FU

→ **Antiemetika**: hohe Wirksamkeit: 5-HT3-Antagonisten (Ondansetron, Tropisetron, Granisetron)
Substanz-P-Antagonisten (Aprepitant)
Benzamid-Derivate (Metoclopramid), D2-Antagonisten (Alizaprid)
mittlere Wirksamkeit: GC (Dexamethason), Phenothiazine (Levomepromazin), Butyrophenone (Domperidon, Haloperidol)
geringe Wirksamkeit: Antihistaminika (Dimenhydrinat), Benzodiazepine (Lorazepam,...)

## 6.3 Resistenzmechanismen gegen Cytostatika

→ Hemmung der zellulären Aufnahme/verstärkter Cytostatika-Export (PgP)
→ verstärkte Inaktivierung/ verminderte Aktivierung
→ Veränderung/Überexpression des zellulären Zielsubstrats
→ verstärkte DNA-Reparatur

# 6.4 Alkylantien

## 6.4.1 Stickstoff-Lost-Verbindungen

## 6.4.2 Nitrosoharnstoff-Verbindungen

## 6.4 Alkylantien

### 6.4.1 Stickstoff-Lost-Verbindungen

WM: **DNA-Alkylierung** (v.a. Guanin an N7) inter- u. intramolekular, **„cross-linking“ der DNA**

Substanzen: Stickstoff-Lost
Cyclophosphamid, Trofosfamid, Ifosfamid
Melphalan, Chlorambucil, Thiotepa, Busulfan

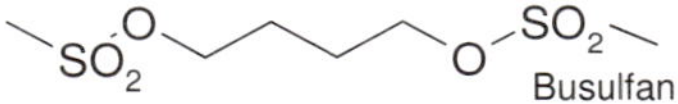

Busulfan

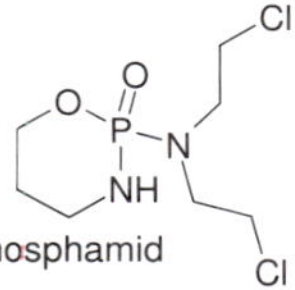

Cyclophosphamid

Indikationen: zahlreiche maligne Erkrankungen, Mamma-/Bronchial-/Ovarial-Carcinom, Immunsuppression

NW: z.B. Busulfan: starke **Myelosuppression** mit Thrombopenie (dl), **Pneumonitis** (bis zu Lungenfibrose nach jahrelanger Behandlung), GIT-Störungen (auch Mukositis), **Hyperpigmentierung der Haut**, sekundäre akute Leukämie

z.B. Cyclophosphamid: **Knochenmarkssuppression (dl), hämorrhagische Cystitis** durch Freisetzung von Acrolein (→ Applikation von Mesna kurz vor Cyclophosphamid), **ANE, Alopezie, Cardiotoxizität** (in hohen Dosen)

### 6.4.2 Nitrosoharnstoff-Verbindungen

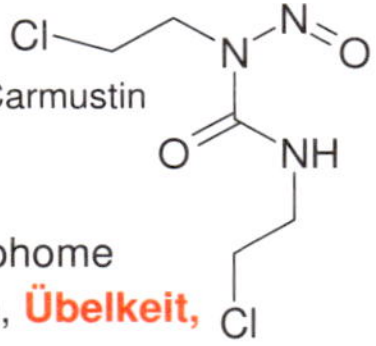

Carmustin

WM: **Alkylierung und Quervernetzung der DNA** (v.a. Guanin an O6), Reaktion des Isocyanat mit Proteinen

Substanzen: Carmustin, Lomustin

Indikationen: Hirntumore, Depotimplantate bei ZNS-Tumoren, Maligne Lymphome

NW: **Knochenmarksuppression** (verzögert: max. nach 4 Wochen – sonst 1-2, dl), **Übelkeit, Erbrechen, Hepatotoxizität, Lungentoxizität**

## 6.4.3 Dacarbazin/Procarbazin

## 6.4.4 Temozolomid

## 6.4.3 Dacarbazin/Procarbazin

WM: Aktivierung durch CYP-Enzyme in der Leber → **Bildung und Freisetzung von Diazomethan → Alkylierung der DNA**

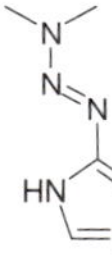
Dacarbazin

Substanzen: Dacarbazin, Procarbazin

Indikationen: Melanom, Morbus Hodgkin, Weichteilsarkome

NW: **Myelosuppression, ANE**

Dacarbazin: **Exantheme, grippeähnliche Beschwerden** („flu-like-syndrome"), **Neurotoxizität, Lebertoxizität**

Procarbazin: **Hypertone Krise** (zusammen mit Catecholaminen, Antidepressiva oder Tyramin, da Metabolit von Procarbazin MAO hemmt → Tyramin-Diät), **ZNS-Toxizität** (Agitiertheit, Depressionen), **stark genotoxisch** (→ Gefahr eines Zweittumors)

## 6.4.4 Temozolomid

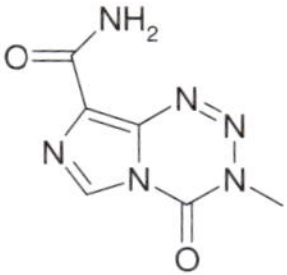

WM: **Alkylierung von Guanin nach Bildung von Diazomethan**

Indikationen: Glioblastom, Melanom (in Dtl. noch nicht zugelassen) oft gleichzeitig mit Radiotherapie

Pharmakokinetik: p.o., sehr lipophil → gut ZNS-gängig keine Metabolisierung in der Leber

NW: **Myelosuppression**, Anorexie, Müdigkeit, Kopfschmerzen, **Neurotoxizität** (Krämpfe, Gedächtnisstörungen, Paresen), **Übelkeit, Erbrechen**, Obstipation, Diarrhö, **Alopezie**

## 6.4.5 Platinverbindungen

## 6.4.5 Platinverbindungen

WM: intrazelluläre Bildung eines Diaquo-Komplexes
→ (intramolekular) **„cross-linking" der DNA**

Substanzen: Cisplatin, Oxaliplatin, Carboplatin

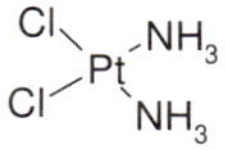


Cisplatin

Indikationen: Hoden-/Ovarial-/Bronchial-/Koloncarcinome (Oxaliplatin), Kopf-/Halstumoren, Sarkome, Melanom

Pharmakokinetik: i.v. Gabe, schlechte Aufnahme ins ZNS
**! Carboplatin: Dosierung nach AUC !**

NW: **Erbrechen** (v.a. bei Cisplatin), **Nephrotoxizität** (dl, Flüssigkeitszufuhr), **Ototoxizität**
Cisplatin/Oxaliplatin: **sensorische Neurotoxizität**
Carboplatin: **Knochenmarkssuppression**

# 6.5 Hemmung der DNA-Synthese

## 6.5.1 Purinanaloga

## 6.5 Hemmung der DNA-Synthese
### 6.5.1 Purinanaloga

WM: **Hemmung der GMP-/ AMP-Synthese** als Monophosphate (durch HPRTase), **Feedback-Hemmung der Purinsynthese**, Einbau in Nukleinsäuren (→ Apoptose)

Substanzen: 6-Mercaptopurin, 6-Thioguanin

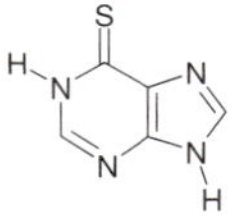


6-Mercaptopurin

Indikationen: akute Leukämie

Pharmakokinetik: p.o., i.v., **Metabolisierung durch Xanthinoxidase (WW mit Allopurinol)** → Dosisreduktion von Purinanaloga), **Metabolisierung durch TPMT**: **Polymorphismus** → Intoxikation möglich

NW: **Knochenmarksdepression, Hepatotoxizität**, selten ANE, Haarausfall

## 6.5.2 Pyrimidin-Analoga

## 6.5.2 Pyrimidin-Analoga

### → 5-Fluoruracil (5-FU)

WM: Umbau zu Fluor-desoxy-UMP, **Hemmung der Thymidilat-Synthase** (ternärer Komplex zusammen mit Folinsäure → Hemmung besonders gut, wenn **viel Folinsäure** vorhanden → zusätzlich vorher applizieren), **Einbau in DNA/ RNA**

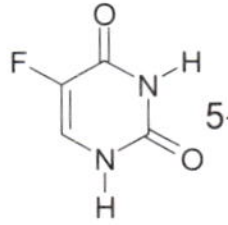

5-FU

Substanzen: 5-FU, Tegafur (Prodrug)

Indikationen: solide Tumoren, z.B. Kolon- und Mammacarcinom

Pharmakokinetik: i.v., rasche Elimination (30% renal), HWZ = 10-20 min

NW: **Knochenmarksuppression** (dl), **Mukositis + Diarrhö** (dl), Alopezie, **Hand-Fuß-Syndrom**

### → Cytarabin

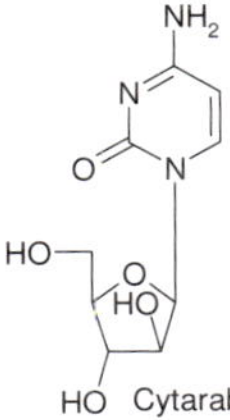

Cytarabin

WM: Einbau in DNA als Triphosphat → **Hemmung der DNA-Polymerase und Kettenabbruch**

Indikationen: AML, ALL

NW: **Knochenmarksuppression (dl), Mukositis**, ANE, Fieber, **pulmonale Toxizität**

### → Gemcitabin

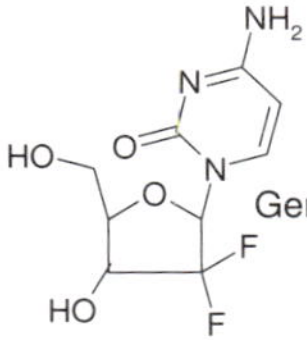

Gemcitabin

WM: **Einbau in DNA**

Indikationen: Pankreas- und nicht-kleinzelliges Bronchial-Carcinom

NW: **Knochenmarksuppression (dl), Fieber, Exantheme**

# 6.5.3 Folsäureantagonisten

### 6.5.3 Folsäureantagonisten

WM: **Hemmung der Dihydrofolatreduktase, Hemmung der Thymidilat-Synthase** (polyglutaminiert), auch durch Akkumulation von Dihydrofolat (Feedback-Hemmung)
→ **Hemmung des C1-Stoffwechsels → Hemmung der DNA-Synthese**

Substanzen: Methotrexat (MTX), Pemetrexed (zusätzlich Hemmung der Glycinamid-Ribonukleotidformyl-transferase (GARFT; baut 5-Ring der Purine mit auf) → Hemmung der Purin- und Pyrimidinsynthese als Multitarget-Enzyminhibitor)

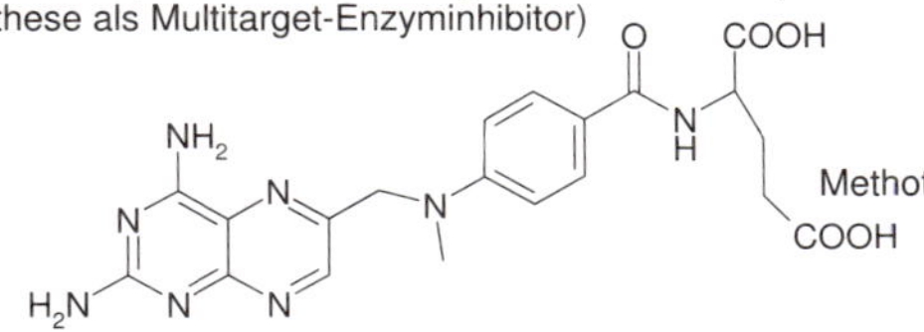


Indikationen: bei zahlreichen Tumoren bis in g-Bereich: Maligne Hämoblastosen, Mamma-/Zervix-/Ovarial-/Bronchial-/ZNS-Tumoren
bei rheumatoider Arthritis: ~ 15mg/ Woche; auch bei M. Crohn und Kolitis ulcerosa

Pharmakokinetik: p.o., i.v., i.t., RFC1(Reduced Folat Carrier) im GIT
intrazelluläre Polyglutamat-Bildung, Akkumulation in Dritträumen → Rückverteilung kann kurzzeitig zu toxischen MTX-Konzentrationen führen
renale Elimination, Wirkung bei rheumatoider Arthritis erst nach 6 Wochen

NW: **Knochenmarksuppresssion (dl), Schleimhautschäden** (dl), Diarrhö, Alopezie, **Nephro- und Hepatotoxizität, Teratogenität,** Depressionen, Pneumonitis, Lungenfibrose

→ **RESCUE-THERAPIE**: ab 100mg/d, spätestens nach 24h für 24h: **Calciumfolinat**

! Bei Intoxikationen (z.B. bei Ausscheidungsstörungen): Carboxypeptidase G2 baut MTX ab → Dampa (= Desoxy-4-amino-N10-methyl-pteroinsäure) entsteht !

# 6.6 Topoisomerase-Inhibitoren

## 6.6.1 Podophyllotoxine: Etoposid, Teniposid

## 6.6.2 Irinotecan, Camptothecin, Topotecan

## 6.6 Topoisomerase-Inhibitoren

### 6.6.1 Podophyllotoxine: Etoposid, Teniposid

WM: **Hemmung der Topoisomerase II**, G2-Phasenhemmung

Substanzen: Etoposid, Teniposid

Indikationen: ETOPOSID: Bronchial-Carcinom, Ovarial-Carcinom, Lymphome, Hodentumor
TENIPOSID: akute Leukämien, Lymphome, ZNS-Tumore

NW: **KM-Suppression (dl), Übelkeit**, Diarrhö, Alopezie, Allergische Reaktionen,
Etoposid: **Leukämie-Induktion** (Latenz 3 Jahre)

### 6.6.2 Irinotecan, Camptothecin, Topotecan

WM: **Hemmung der Topoisomerase I**

Substanzen: Camptothecin, Irinotecan, Topotecan

Indikationen: Koloncarcinom

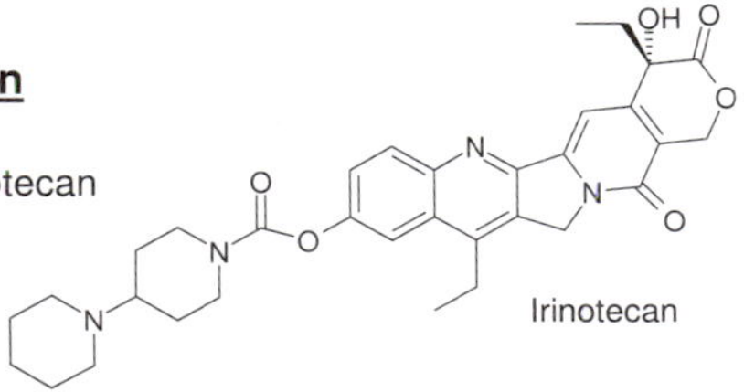


Irinotecan

NW: Irinotecan: **Leukopenie (dl), späte Diarrhö** (nach 2-5d → prophylaktisch Loperamid),
**cholinerges Syndrom** ~ E605 ziemlich früh → Atropin-Therapie, Fieber

# 6.7 Interkalation in die DNA

# 6.8 Proteintyrosinkinase-Inhibitoren

## 6.7 Interkalation in die DNA

→ **Anthracycline**

WM: **Interkalation des planaren Moleküls in DNA, Strangbrüche durch Topoisomerase-II-hemmung, Radikalbildung durch Chinon-Struktur**

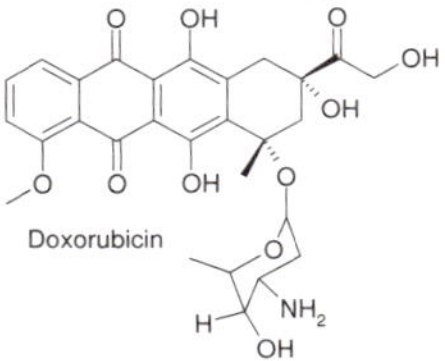


Substanzen: Daunorubicin, Doxorubicin, Adriamycin (aus Streptomyces-Arten)

Indikationen: Mamma-/Bronchial-/Hodentumoren
Daunorubicin eher bei ALL u. AML

Pharmakokinetik: i.v., **großes Verteilungsvolumen**
Pegylierung → Gewebebindung ↓

NW: **KM-Suppression, hohe Kardiotoxizität** (dl, kumulativ; Ursache: Radikalbildung), **Paravasat-Toxizität**
**geringe Kardiotoxizität bei Epirubicin**

## 6.8 Proteintyrosinkinase-Inhibitoren (Wirkung auf Signaltransduktion)

WM: **Hemmung der Bcr-Abl, PDGF-Rez. und c-KIT-Rez. als Tyrosinkinase-Inhibitoren** (Breakpoint-Cluster-Region, Ursache für CML) → **Aktivierung des Ras/Raf-Signalwegs (antiapoptotisch) durch Abl gehemmt**
→ **Hemmung der Proliferation/Apoptose**

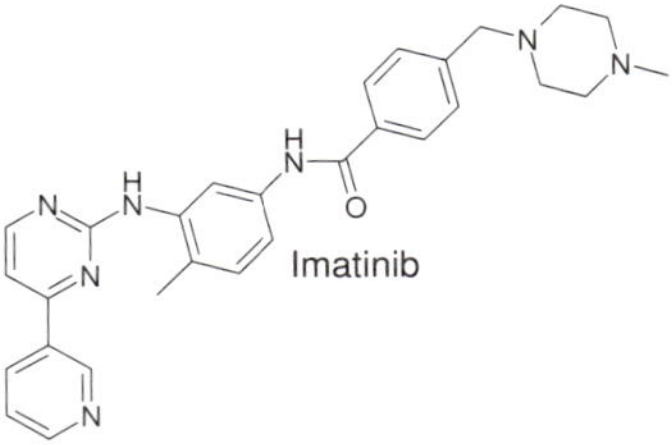

Imatinib

Substanzen: Imatinib (-mesylat), Dasatinib, Erlotinib
Sunitinib, Gefitinib, Sorafenib

Indikationen: CML, Gastrointestinal-Stroma-Tumor (GIST)

Pharmakokinetik: orale BV ~100%,
hepatische Elimination (CYP3A4)

NW: **KM-Suppression, hepatotoxisch**, GIT-Störungen, **Hypophosphatämie**

# 6.9 Hemmung der Funktion von Mikrotubuli

## 6.9.1 Vinca-Alkaloide

## 6.9.2 Taxane

# 6.10 Bleomycin

## 6.9 Hemmung der Funktion von Mikrotubuli

### 6.9.1 Vinca-Alkaloide

WM: **Hemmung der Tubulin-Polymerisation** → Spindelhemmung und Mitosehemmung (teilweise auch Hemmung des zellulären Transports)

Substanzen: Vincristin, Vinblastin, Vindesin, Vinorelbin

Indikationen: ALL, maligne Lymphome, Bronchial-/Mammacarcinom, Weichteilsarkom

NW: **Vincristin-Neuropathie** (dl, da Vesikeltransport gehemmt; kumulativ, langsam reversibel), Parästhesien, motorische Ausfälle, **geringe Knochenmarksuppression**, Alopezien, **Paravasat-Toxizität**

**! Bei Vindesin u. Vinblastin: KM-Toxizität vorhanden (dl) !**

### 6.9.2 Taxane

WM: **Hemmung der Depolymerisation des Tubulin** → multiple Spindelbildung

Substanzen: Paclitaxel, Docetaxel

Indikationen: Ovarial-Carcinom, Mamma-Carcinom

NW: **KM-Suppression** (dl), **Allergie** (Atemnot, Urtikaria, Hypotonie – wahrscheinlich LM-Allergie → **Prämedikation**: GC, Histamin $H_1$/$H_2$-Antagonisten), **periphere Neuropathie** (Parästhesien, Arthralgie), Alopezie, Mukositis, Übelkeit, Erbrechen, Docetaxel: **Ödeme**

## 6.10 Bleomycin

WM: Eisen-Bindung (reversibel) → Radikalbildung → **DNA-Fragmentierung**

Substanz: Gemisch metallbindender Glykoproteine/-peptide aus Streptomyces

Indikationen: solide Tumoren, Hodentumor

Pharmakokinetik: i.v., **Resistenz durch Bleomycin-Hydrolase** (kaum in Haut + Lunge)

NW: **kaum KM-Suppression, Hauttoxizität, Bleomycin-Lunge (Lungenfibrose)**, Fieber, Kopfschmerzen, allergische Reaktionen

# 6.11 Antikörper gegen tumorspezifische Oberflächenantigene

# 6.12 Asparaginase

## 6.11 Humanisierte, monoklonale Antikörper gegen tumorspezifische Oberflächenantigene/-rezeptoren

**Trastuzumab**: **AK gegen HER-2** (bei 25-30% der Patienten mit Mamma-Carcinom überexprimiert)
NW: **Fieber, Schüttelfrost, anaphylaktische Reaktionen** mit Bronchospasmus und Atemnot, **kardiotoxisch** (bei Vorbehandlung der Patienten mit Anthracyclinen)

**Rituximab**: **AK gegen CD20** (Oberflächenantigen an reifen B-Zellen und B-Zelltumoren bei Non-Hodgkin-Lymphomen (B-Zell-NHL)

**Ibritumomab**: AK wie Rituximab, aber radioaktiv (Yttrium-90)

**Cetuximab**: **AK gegen EGF-Rezeptor** (kolorektales Carcinom, Bronchial-Carcinom)

**Bevacizumab**: **AK gegen VEGF** → hemmt Angiogenese (kolorektales Carcinom)

**Alemtuzumab**: **AK gegen CD-52** (gut wirksam bei CLL)

## 6.12 Asparaginase

WM: Tumorzellen sind auf Asparagin angewiesen, da keine eigene Synthese (⟺ normale Zellen) → **Hemmung der Proteinsynthese durch Spaltung von Asparagin in L-Asparaginsäure und $NH_3$**

Substanzen: Asparaginase, Pegaspargase (längere HWZ)

Indikationen: Lymphoblastosen, ALL

NW: **allergische Reaktionen** (dl): Fieber, Urtikaria, Bronchospasmus (→ 1x Therapie möglich); **Hyperglykämie**, ANE, Transaminasenanstieg (50%), **akute reversible Encephalopathie, Gerinnungsstörungen**

# 6.13 Chemotherapie von hormon-abhängigen Tumoren

## 6.13.1 Finasterid

## 6.13.2 Androgenrezeptor-Antagonisten

## 6.13 Chemotherapie von hormonabhängigen Tumoren

### 6.13.1 Finasterid

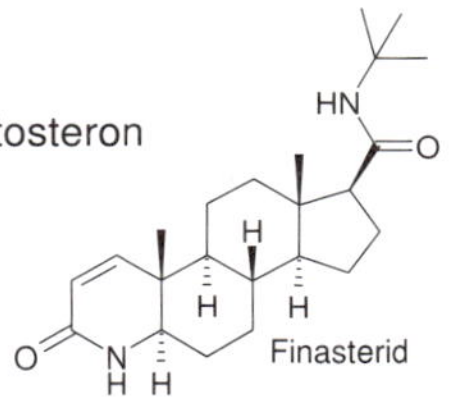
Finasterid

WM: **5α-Reduktase-Hemmer** → kein Testosteron mehr zu Dihydrotestosteron umgesetzt, das an Androgen-Rezeptor in Prostata, aber Testosteron noch an Rezeptoren in Hirn usw.

Indikationen: benigne Prostatahyperplasie, Prostata-Carcinom

NW: **Impotenz, Libidoverlust, Gynäkomastie, teratogen**

### 6.13.2 Androgenrezeptor-Antagonisten

**→ Cyproteronacetat**

WM: **kompetitiver Antagonismus an den Androgenrezeptoren in Erfolgsorganen, Hemmung der LH/ ICSH-Freisetzung** über gestagene Wirkung im Hypothalamus → **Testosteron ↓**

Indikationen: metastasierendes Prostata-Carcinom (in Kombi mit GnRH-Agonisten), androgenetische Alopezie bei Frauen, Akne/Seborrhö/Hirsutismus (in Kombi mit Ethinylestradiol)

NW: **Hyperprolactinämie, kardiovaskuläre Störungen, Impotenz, Libidoverlust**

**→ Flutamid, Bicalutamid**

WM: **Androgenrezeptor-Blockade in Erfolgsorganen** → Hemmung des Androgenstimulus

Indikationen: Prostata-Carcinom (in Kombi mit GnRH-Agonisten)

Bicalutamid

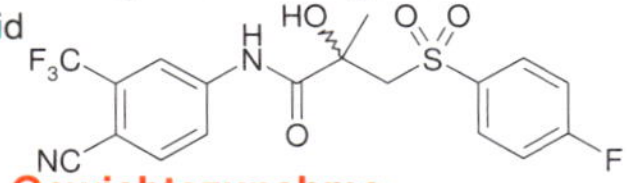

NW: **Gynäkomastie**, Übelkeit, Appetitlosigkeit, Diarrhö, **Leberschädigung**, **kaum Impotenz, Diabetes mellitus, Gewichtszunahme**

**Bicalutamid:** nicht hepatotoxisch, keine Senkung des Testosteronspiegels

WW: Verdrängung von Cumarinen aus Plasmaproteinbindung → Wirkung verstärkt

## 6.13.3 GnRH-Agonisten

## 6.13.4 Antitumortherapie mit Estrogenen

## 6.13.3 Antitumortherapie mit GnRH-Agonisten

WM: Beginn: **Dauerstimulation** (**flare up des Tumors** → Hormonrezeptor-Antagonisten dazu)
Dann: **Down-Regulation der Rezeptoren im Hypophysen-Vorderlappen** → Versiegen der GnRH-Freisetzung → **hormonelle Kastration**

Substanzen: Buserelin, Goserelin, Triptorelin, Leuprorelin
= GnRH-Analoga (Peptidanaloga)

Indikationen: Mamma-Carcinom (prä-und postmenopausal), Prostata-Carcinom

NW: **Potenz- und Libidoverlust, Hitzewallungen, Störungen der Sexualfunktion**

## 6.13.4 Antitumortherapie mit Estrogenen

### → Estramustin

WM: **Alkylans ohne Estrogenwirkung**; bindet auch an Tubulin → hemmt Tubulin-Polymerisation

Indikationen: metastasierendes Prostata-Carcinom (heute weitgehend durch GnRH-Agonisten verdrängt)

NW: Flüssigkeitsretention → **Ödeme, kardiale Probleme, Thromboembolie, Hypercalcämie, Gynäkomastie, Impotenz**

# 6.13.5 Estrogenrezeptor-Antagonisten und SERMs

## 6.13.5 Antitumortherapie mit Estrogenrezeptor-Antagonisten + SERMs

### → SERMs

WM: **Agonistisch an ERß** (Knochen, Gefäße, Prostata, Hippocampus, höhere Zentren des ZNS), **Antagonistisch an ERα** (Brustdrüsengewebe, Uterus, Hypophyse, Hypothalamus)

Substanzen: Tamoxifen, Toremifen

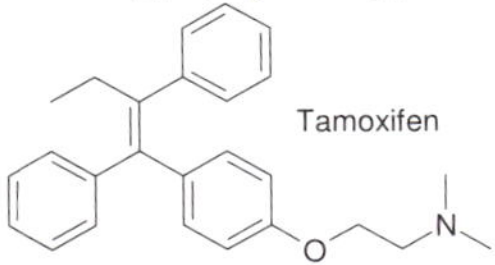


Tamoxifen

Indikationen: adjuvante und palliative Therapie sowie Prophylaxe des **Mamma-Carcinoms**

NW: **Hitzewallungen, Übelkeit/Erbrechen, vaginale Blutungen, Thromboembolien**

! Wegen **partialagonistischer Wirkung: Endometrium-Carcinom-Risiko** ↑ → Prophylaxe mit Gestagenen (z.B. Levonorgestrel)

**Toremifen**: gleiche Wirksamkeit wie Tamoxifen, aber **weniger NW**, v.a. nur gering erhöhtes Risiko für Endometrium-Carcinom und Thromboembolien

WW: **Cumarine** (Verstärkung), **Pharmaka, die über CYP3A4** metabolisiert

### → Fulvestrant

WM: **reiner Estrogen-Rezeptor-Antagonist an ERα und ERß** → Down-Regulation der ER → völlige Hemmung der ER-vermittelten Gentranskription

Indikationen: Tamoxifen-resistentes, ER-positives **Mamma-Carcinom** (postmenopausal)

NW: **Hitzewallungen**, Übelkeit, Reaktionen an der Injektionsstelle

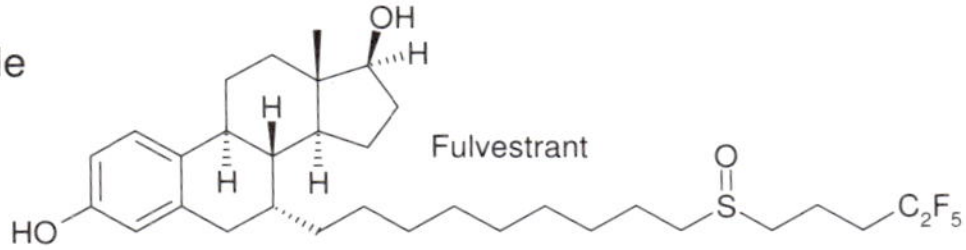


Fulvestrant

# 8.2.1.3 Lokalanästhetika – Allgemein 2

## 8.2.1.3 Lokalanästhetika – Allgemein 2

→ LA-Wirkdauer und Potenz:

| Substanz | Relative Potenz | Wirkungseintritt | Wirkungsdauer |
|---|---|---|---|
| **Procain** | 1 | langsam | 45-60min |
| **Lidocain** | 2-4 | **schnell** | **60-120min** |
| **Prilocain** | 2-4 | **schnell** | **60-120min** |
| **Bupivacain** | 4-6 | langsam | 240-480min |
| **Ropivacain** | 4-6 | langsam | 240-360min |

→ Wirkungsverlängerung + lokale Beschränkung durch vasokonstriktorische Zusätze:

*Vasopressoren*: **Adrenalin** (1:80.000 – 1:200.000); Obergrenze 0,25mg
**Noradrenalin**
**Felypressin** = Vasopressin-Analogon **ohne diuretische Wirkung**

**! Vasokonstriktorische Zusätze bei Ropivacain und Bupivacain nicht notwendig, da selbst vasokonstriktorische Eigenschaften !**

→ *Risiken und Nebenwirkungen von Vasokonstriktoren*:
**Hypertension, Tachykardie, Arrhythmien, Myokardischämie** (durch Tachykardie: erhöhter Bedarf)

*Weitere Zusätze*: **Clonidin**: reduziert LA-Menge und verlängert Blockade-Wirkung
**Opiate**: Zusatz bei Spinal- und Epiduralanästhesie (Morphin, Fentanyl)

# 8.2.1.4 Lokalanästhetika – Substanzen 1: Lidocain

## 8.2.1.4 Lokalanästhetika – Substanzen 1

→ **Lidocain**

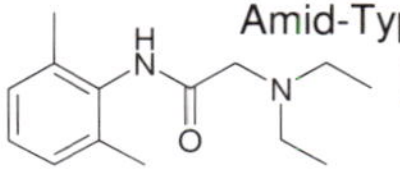

Amid-Typ; **pKa = 7,7-7,9**

Kinetik: gut resorbiert, rascher Wirkungseintritt
BV 35% (**FPE**), Proteinbindung 58-75%, **HWZ = 45-60min**
Elimination: **95% hepatisch metabolisiert**: Dealkylierung zu Monoethylglycinxylidid

Indikationen: Oberflächen- und Infiltrationsanästhesie in Konz. von 0,5-4%, i.v. Regionalanästhesie (Konz. 0,25-0,5%), periphere Nervenblockade (0,5-2%) Wirkdauer 1-3h

**UND**: **Klasse Ib – Antiarrhythmikum**, da geringste Kardiotoxizität der LA:

Wirkung: **offene und inaktive $Na^+$-Kanäle werden gehemmt** → Wirksamkeit abhängig von Frequenz (= **use-dependend**):
Normale HF: Lidocain diffundiert bis zum nächsten Herzschlag wieder weg, da HWZ am Kanal 500ms (= Tau-Zeit)
HF 180/min oder schneller: Lidocain diffundiert nicht schnell genug vom Rezeptor ab → Lidocain-Konzentration steigt an
→ **starke Blockade bei Tachykardien, kaum bei normalem Herzschlag**
<-> Flecainid: Blockade auch bei normaler Herzfrequenz (Tau-Zeit höher)
! Keine Wirkung am Vorhof, Verkürzung der Phase 4 im EKG, AP-Dauer unverändert oder verkürzt, bei Hypokaliämie schwächer wirksam

Indikationen: ventrikuläre Arrhythmien, z.B. bei akutem Myokardinfarkt (! Nicht prophylaktisch); anhaltende Kammertachykardie (Notfallmedikation)

NW: **Zentrale Erregung + kardiale Hemmung, proarrhythmogen** (AP-Leitung durch $Na^+$-Kanal-Block verlangsamt → Ursprungsregion nicht mehr in absoluter Refraktärphase → kreisende Impulse), **positiv introp, Vasodilatation** (Blockade sympathischer Neurone)

KI: Herzinsuffizienz, höhergradiger AV-Block

**Andere Klasse Ib-Antiarrhythmika:** Flecainid, Propafenon, Ajmalin

# 8.2.1.4 Lokalanästhetika – Substanzen 2: Procain, Bupivacain, Ropivacain

## 8.2.1.4 Lokalanästhetika – Substanzen 2

→ **Procain**:

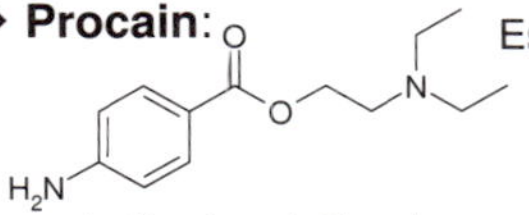


Ester-Typ; **pKa = 8,9-9**; lichtgeschützt aufbewahren

Kinetik: Abbau im Blut durch **Pseudocholinesterase zu p-ABA** und **Diethylaminoglykol**, kurze **HWZ = 20sec → geringe Toxizität,** renale Elimination (80 bzw. 30%)

Indikation: Infiltrationsanästhesie und periphere Nervenblockade

→ **Bupivacain**

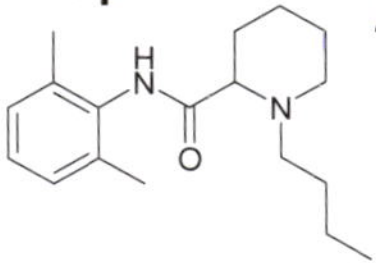


Amid-Typ; **pKa = 8,1**

Kinetik: Plasmaproteinbindung 92%, **HWZ = 2-5h**

**Metabolisierung**: Hydroxylierung → renale Elimination der Metabolite langsamer Wirkungseintritt, **leichte Vasokonstriktion**

Indikationen: Infiltrations-, Leitungs- und Epiduralanästhesie

NW: **relativ hohe Toxizität**: höhere Kardiotoxizität als Lidocain: **Arrhythmien, Myokarddepression durch langsamere Dissoziation vom Kanal**

**! S-Bupivacain weniger toxisch → Levobupivacain eingeführt**

→ **Ropivacain**

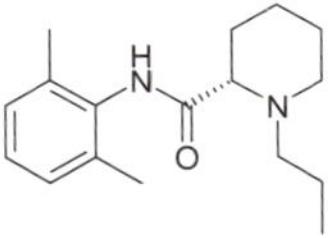


Amid-Typ; **pKa = 8,1**; als **reine S-Form** im Handel

Kinetik: Proteinbindung 94%

**Metabolisierung in Leber**:

Hauptmetabolit: **3-OH-Ropivacain (CYP1A2); HWZ =~ 2h**

schneller Wirkbeginn, mittellange bis lange Wirkdauer

**! Weniger potent als Bupivacain, aber auch weniger toxisch !**

**Leichte Vasokonstriktion !!!**

Indikation: Infiltrations- (0,2-1%), Leitungs- und Epiduralanästhesie

**keine motorische Blockade → Anwendung bei Geburt möglich**

# 8.2.1.4 Lokalanästhetika – Substanzen 3: Mepivacain, Artecain, Prilocain

## 8.2.1.4 Lokalanästhetika – Substanzen 3

### → Mepivacain

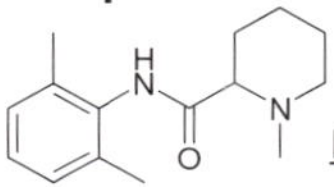

Amid-Typ; **pKa = 7,6**

Kinetik: Plasmaproteinbindung 78%, **HWZ = 2h**
**Elimination über die Leber,** Wirkdauer 40-50min

Indikationen: Infiltrationsanästhesie (1%), periphere Nervenblockade (1-2%), Spinalanästhesie (2%), keine Wirkung an der Haut (keine topische Anwendung)

NW: wie üblich; **stärker toxisch für Neugeborene**, deshalb keine Anwendung bei der Geburt

### → Artecain

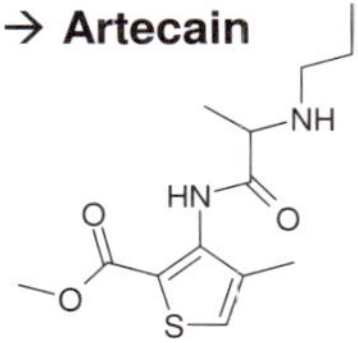

Amid-Typ; **pKa = 7,8**

Kinetik: schneller Wirkeintritt, Plasmaproteinbindung 95%, **HWZ = 20-40min**
**hepatische Metabolisierung**, renale Elimination der Metabolite
**Latenzzeit 1-10min, Wirkdauer 60-200min**

Indikation: Infiltrationsanästhesie (1-4%, beim Zahnarzt meist 4% → Wirkdauer 45min), periphere Nervenblockade (1-2%), Spinalanästhesie (2%), keine Wirkung an der Haut

NW: wie üblich, **stärker toxisch für Neugeborene** → nicht bei Geburt

### → Prilocain

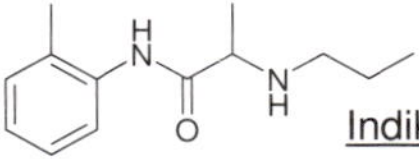

Amid-Typ; sekundäres Amin; **pKa = 8**

Kinetik: Plasmaproteinbindung 55%, **HWZ = 1,5h**
**Metabolismus zu o-Toluidin → Methämoglobin(FeIII)bildung !!!**

Indikationen: Infiltrations- (0,5-1%), Leitungs- und Epiduralanästhesie
EMLA-Creme = Lidocain + Prilocain (eutektisches Gemisch → flüssig), hohe Konzentrationen (80%) in Emulsionstropfen → Hautpenetration
**keine Vasokonstriktion erforderlich**

NW: typische NW; zusätzlich **Methämoglobinbildung** → keine Anwendung bei Geburt

## 8.2.2 Antiepileptika mit Hauptwirkung an spannungsabhängigen Natriumkanälen 1: Phenytoin, Carbamazepin/Oxcarbazepin

## 8.2.2 Antiepileptika mit Hauptwirkung an spannungsabhängigen Natriumkanälen 1

→ Phenytoin: WM: **Hemmung des spannungsabhängigen $Na^+$-Kanals**

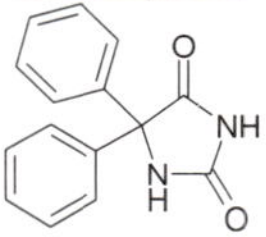

Pharmakokinetik: HWZ = 11-97h, **nicht-lineare Dosis-Konz.-Beziehung**

Indikation: primär und sekundär generalisierte tonisch-klonische Anfälle, fokale Anfälle

NW: **Schwindel, Ataxie, Konz.mangel, Eosinophilie, Lymphadenopathie, Leukopenie, Hirsutismus, Gingivahyperplasie, Osteomalazie**

WW: **Enzyminduktion**, Valproat hemmt Plasmaeiweißbindung von Phenytoin

→ Carbamazepin/ Oxcarbazepin:

WM: **Hemmung des spannungsabhängigen $Na^+$-Kanals**

Substanzen:

Carbamazepin

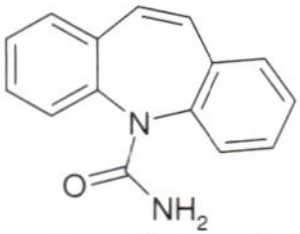

Oxcarbazepin

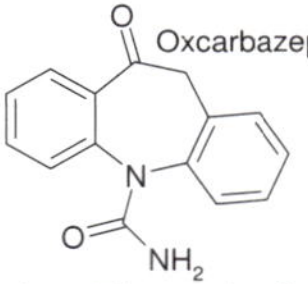

Pharmakokinetik: HWZ (Carba) = 35h initial, 12h bei chronischer Therapie (**Induktion von Enzymen für den eigenen Abbau**)

HWZ (Oxcarba) = 8-13h (→ Monohydroxycarbamazepin)

Indikation: fokale Anfälle, sekundär generalisierte tonisch-klonische Anfälle, **positive Begleiteffekte auf Stimmung und Ausgeglichenheit**, nicht bei Absencen

NW: **Schwindel, Sedation, Nausea, Doppelsehen** (bei Carba nur initial), **Hyponatriämie**, bei Carbamazepin zusätzlich: **Leukopenie, Agranulocytose**, Hautrötung, **periphere Neuropathien**

WW: **Enzyminduktion**;
Erythromycin und andere CYP3A4-Hemmer erhöhen Carbamazepin-Spiegel

## 8.2.2 Antiepileptika mit Hauptwirkung an spannungsabhängigen Natriumkanälen 2: Valproat, Lamotrigin, Topiramat

## 8.2.2 Antiepileptika mit Hauptwirkung an spannungsabhängigen Natriumkanälen 2

→ Valproat: WM: **Hemmung des spannungsabhängigen $Na^+$- und $Ca^{2+}$-Kanals**

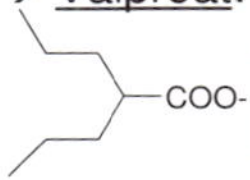


Pharmakokinetik: **hohe Plasmaeiweißbindung**, HWZ = 17h
Metabolisierung durch CYP

Indikation: primär generalisierte Anfälle, unklassifizierte Anfälle, fokale und sekundär generalisierte Anfälle

NW: **Tremor**, Verwirrtheit, Übelkeit, **Thrombozytopenie, Fibrinogenverminderung, Hepatotoxizität, Pankreatitis, Gewichtszunahme, Teratogenität**

WW: Phenytoin und Carbamazepin induzieren Abbau
**Verdrängung** von Phenytoin, Carbamazepin und Phenobarbital aus **PPB**

→ Lamotrigin: WM: **Hemmung des spannungsabhängigen $Na^+$-Kanals**

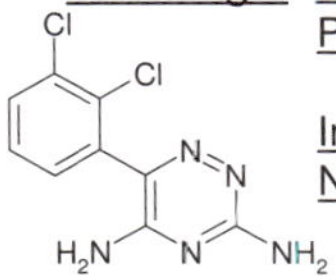


Pharmakokinetik: HWZ = 15-60h (abhängig von Komedikation: mit Phenytoin oder Carbamazepin 15h, mit Valproat 60h)

Indikation: fokale Anfälle, sek. general. ton.-klon. Anfälle, primär general. Anfälle

NW: **positive Effekte auf Stimmung und Ausgeglichenheit**
**Schwächegefühl, Kopfweh, Übelkeit, Hautreaktionen** (NW bei einschleichender Therapie über ca. 2 Monate geringer), evtl. Schlafstörungen

WW: mit über CYP verstoffwechselten Substanzen sehr ausgeprägt

→ Topiramat: WM: **Hemmung des spannungsabhängigen $Na^+$-Kanals**

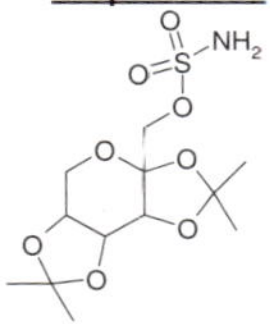


Pharmakokinetik: HWZ = 20-30h, überwiegend renal ausgeschieden

Indikation: fokale und sek. oder primär general. ton.-klon. Anfälle

NW: **Schwindel, Gedächtnisstörungen, Ataxie, Parästhesien**, Übelkeit (bei Einschleichen geringer), **Gewichtsabnahme, Nierensteine, Glaukom**

WW: Spiegel durch Phenytoin oder Carbamazepin vermindert
Senkung der Digoxinspiegel und des Estrogenanteils von Kontrazeptiva

# 8.3 Modulation von Calciumkanälen

## 8.3.1 Antihypertensiva

## 8.3 Modulation von Calciumkanälen

### 8.3.1 Antihypertensiva

→ Calcium-Kanal-Antagonisten – Dihydropyridine (DHP)

WM: **Blockade des L-Typ-Calcium-Kanals** [$Ca_v$1.2] durch Bindung an α1-UE

Strukturen:

ungeladen, lichtempfindlich

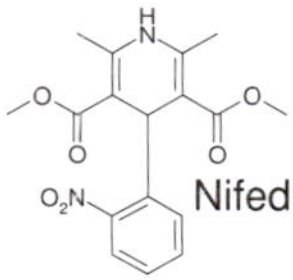

Nifedipin

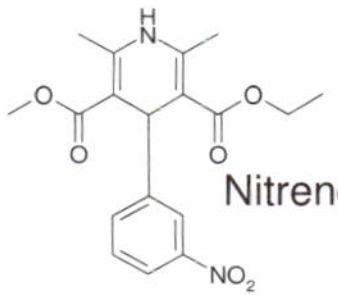

Nitrendipin

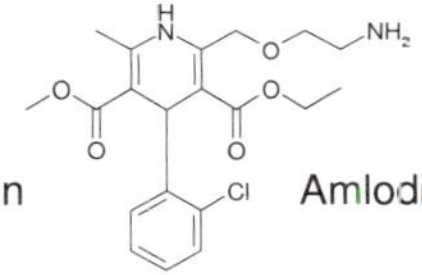

Amlodipin

Wirkung: **Tonus der glatten Muskulatur** (besonders arterieller Schenkel)↓,
in therapeutischen Konz. keine Beeinflussung der Herzmuskulatur (Affinität der DHP zu inaktiviertem Kanal höher → in glatter Muskulatur mehr inaktiv im Vgl. zu Herz, da unterschiedliches Ruhepotential der Zellen und unterschiedliche Spleißvarianten)

Kinetik: HWZ = 1-15h,
**Amlodipin** (3.Generation): **HWZ bis 40h** wegen Anreicherung in Membran = **Depot**

Indikationen: essentielle Hypertonie, stabile Angina pectoris

**!!! STOFFWECHSELNEUTRAL !!!**

NW: **Tachykardie** (Reflex auf rasche BP-Senkung → langsam wirkende Formen für BP-Therapie), Kopfschmerzen, **Flush, Ödeme** (v.a. Knöchel, relativ häufig), Gesichtsrötung, Blutungen bei Nimodipin, **teratogen im Tierversuch** → nicht während Schwangerschaft

KI: erste 4 Wochen nach Herzinfarkt, instabile Angina pectoris

# 8.3.2 Antiarrhythmika

## 8.3.2 Antiarrhythmika

→ Calcium-Kanal-Antagonisten - Phenylalkylamine

WM: **Blockade des L-Typ-Calciumkanals** [$Ca_V1.2$] durch Bindung an α1-UE vor allem im Sinusknoten und AV-Knoten

Strukturen:

kationisch-amphiphil

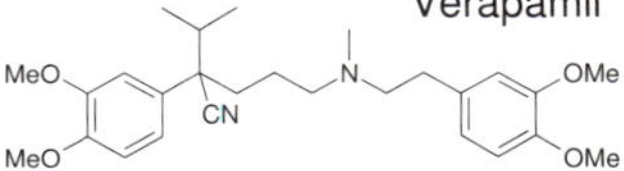


Verapamil

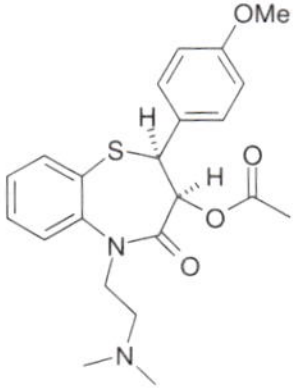


Diltiazem

Wirkung: **Hemmung der Herz- und der glatten Muskulatur**, Senkung des Sinusknotenrhythmus und der AV-Überleitung → Erhöhung der Siebfunktion
! Auch BP-Senkung durch $Ca^{2+}$-Kanal-Block in den Gefäßen

Kinetik: gute Resorption, aber **hoher FPE**
Metabolisierung von Verapamil durch CYP3A4 → WW !!!

Indikationen: Hypertonie, KHK, supraventrikuläre Tachyarrhytmien

NW: **Überleitungsstörungen** (AV-Block, v.a. bei Kombination mit ß-Blockern → keine Kombination von Phenylalkylaminen mit ß-Blockern!),
**Bradykardie, Verstärkung der Herzinsuffizienz, Obstipation, Flush, BP-Abfall, periphere Ödeme**

KI: AV-Block (II und III Grad), Sinusknotensyndrom, frischer Herzinfarkt, schwere Hypertonie

## 8.3.3 Antiepileptika mit Hauptwirkung an spannungsabhängigen Calciumkanälen

## 8.3.3 Antiepileptika mit Hauptwirkung an spannungsabhängigen Calciumkanälen

→ Ethosuximid: WM: **Hemmung des spannungsabhängigen $Ca^{2+}$-Kanals**

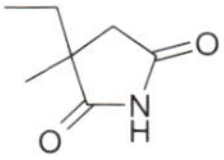


Pharmakokinetik: kaum Plasmaeiweißbindung, HWZ = 20-60h

Indikation: 2.Wahl bei Absencen und myoklonischen Anfällen, nicht bei tonisch-klonischen Anfällen

NW: Kopfschmerz, Schwindel, **Ataxie, evtl. tonisch-klonische Anfälle**, Verstimmungen, **Leukopenie**, Übelkeit, **Hepatotoxizität**

→ Gabapentin: WM: **Hemmung der exzessiven, nicht jedoch der physiologischen Transmitterfreisetzung durch Agonismus an $\alpha_2\delta$-UE des $Ca^{2+}$-Kanals**

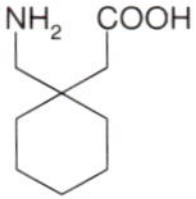


Pharmakokinetik: **keine Plasmaeiweißbindung, kein Metabolismus**, HWZ = 5-7h, renal eliminiert

Indikation: fokale Anfälle, sekundär generalisierte tonisch-klonische Anfälle

NW: **initiale Müdigkeit, Schwindel, Ataxie**

# 9 Modulation des Fettsäurestoffwechsels

# 9. Modulation des Fettsäure-stoffwechsels

## 9.1 Fettstoffwechselstörungen – Übersicht Targets

# 9.1 Fettstoffwechselstörungen – Übersicht Targets

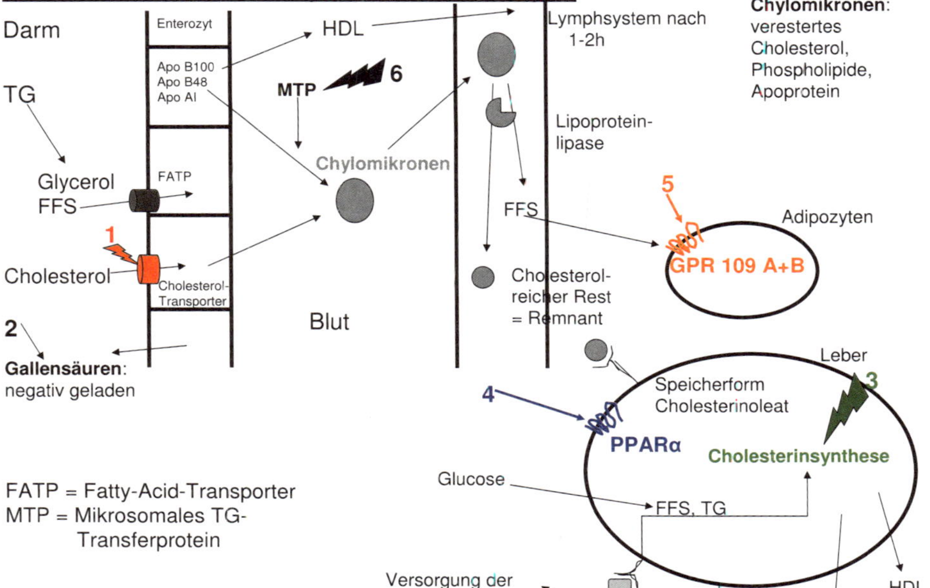


FATP = Fatty-Acid-Transporter
MTP = Mikrosomales TG-Transferprotein

Die Ziffern entsprechen der Nummerierung der Karten, z.B. **1** = 9.2.**1**

# 9.2 Pharmaka zur Therapie von Fettstoffwechselstörungen

## 9.2.1 Hemmung der Cholesterolresorption

## 9.2.2 Anionenaustauscher

## 9.2 Pharmaka zur Therapie von Fettstoffwechselstörungen

Ezetimib

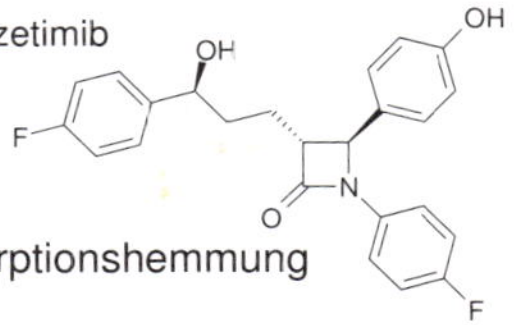


### 9.2.1 Hemmung der Cholesterolresorption

Substanzen: Ezetimib (künstliches Sterin)
Sitosterin, Campesterin, Sitostanol

WM: **Hemmung der Cholesterol-Absorption im Darm** ohne Resorptionshemmung fettlöslicher Stoffe

Wirkung: leichte **Steigerung des HDL, Senkung des LDL** (18%) **und des TG-Spiegels**
→ Senkung des Cholesterols um 50%, aber dann steigt Synthese in der Leber

Indikationen: Hypercholesterinämie

Kinetik: **aktive Form: Ezetimib-Glukuronid** (Umwandlung in Leber und Darm)
evtl. Kombi mit Statinen (additiver Effekt?), max. Response nach 2 Wochen

NW: Kopfschmerzen, GIT-Störungen, Myalgie (bei Kombination mit Statinen)

### 9.2.2 Anionenaustauscher

Substanzen: Colestyramin, Colestipol, Colesevelam

WM: nicht resorbierbare Anionenaustauscherharze → **Bindung negativ geladener Ionen wie Gallensäuren → Unterbrechung des enterohepatischen Kreislaufs → vermehrte Ausscheidung von Sterolen**
→ Bildung von Gallensäuren und Cholesterol in Leber ↑ → LDL-Rez.↑ → Cholesterolaufnahme↑ → Cholesterolkonzentration im Plasma↓ um 20%

NW: **Anstieg der TG** (reversibel, wenn TG-Konz. vorher normal <-> anhaltend, wenn TG-Konz. vorher schon zu hoch) → **nicht bei gemischten Hyperlipidämien**
**GIT-Störungen** (Völlegefühl, Obstipation)

WW: **verminderte Resorption von Folsäure und Vitaminen, sowie von bestimmten Pharmaka** → zeitlich versetzt einnehmen

KI: **gemischte Hyperlipidämien**

# 9.2.3 HMG-CoA-Reduktase-Inhibitoren

### 9.2.3 HMG-CoA-Reduktase-Inhibitoren

Substanzen: Pravastatin, Cerivastatin, Lovastatin, Mevastatin, Simvastatin, Fluvastatin, Atorvastatin

Simvastatin = Esterprodrug

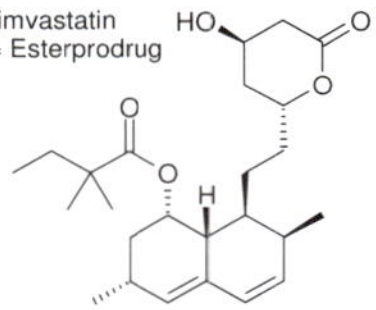


WM: **Hemmung der HMG-CoA-Reduktase**

→ kein Mevalonat mehr → kein Colesterol mehr

= Hemmung der Cholesterolsynthese

→ Expression von LDL-Rez. ↑ → LDL ↓ , VLDL ↓ , HDL ↑

Pharmakokinetik: meist sehr lipophil → ZNS-gängig

**teilweise Bioaktivierung bei 1. Leberpassage** (Lovastatin, Simvastatin, Cerivastatin, Atorvastatin)

**Metabolisierung durch CYP-Enzyme in der Leber**; renale Elimination

NW: **Anstieg der Lebertransaminasen** im Serum → **Myopathie → Rhabdomyolyse:**

Auflösung quergestreifter Muskelzellen durch Zellmembranschädigung aufgrund von Cholesterol- und Ubiquinon (muss isoprenyliert werden) -Mangel → metabolische Myopathie wegen nicht-funktionellem Stoffwechsel → **Akutes Nierenversagen**

**Leukopenie, Thrombozytopenie**

**Sehstörungen**

**Schädigung des Fetus bei Schwangeren**

Obstipation, Bauchschmerzen, Übelkeit, Schlafstörungen, Kopfschmerzen

WW: **bei Hemmung der CYP-Enzyme (3A4) → Statine kumulieren**

KI: Schwangerschaft, Stillzeit, Leber- oder Muskelschädigung

## 9.2.4 Fibrate

## 9.2.5 Nicotinsäure/Nicotinylalkohol

### 9.2.4 Fibrate

Substanzen: Clofibrat, Bezafibrat, Fenofibrat, Gemfibrozil, Etofibrat (es entsteht Clofibrinsäure und Nikotinsäure → 2 Lipidsenker)

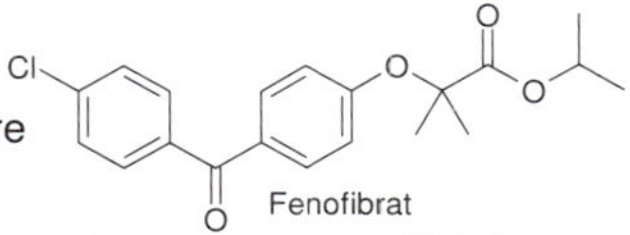

Fenofibrat

WM: **Bindung an PPARα in der Leber → Genexpression** von Lipoproteinlipase, FATP (FS-Transporter), Apolipoprotein AI und AII; teilweise Bindung an PPARγ in Adipozyten → **verminderte VLDL-Produktion, vermehrter VLDL-Abbau, TG ↓, HDL ↑ , LDL ↓ , verminderte Fettsäure-Synthese, vermehrte Bildung von Fettgewebe, negative Beeinflussung von Genen, die entzündungsfördernd wirken**

Indikationen: Hypercholesterolämie und Hypertriglyceridämie
Gemfibrozil: Einsatz bei Diabetes Typ II wegen Wirkung an PPARγ

NW: Transaminasen ↑ , **Myositis bis Rhabdomyolyse**, Kopfschmerzen, Übelkeit, **Hepatitis, Cholesterin-Gallensteine**

Etofibrat

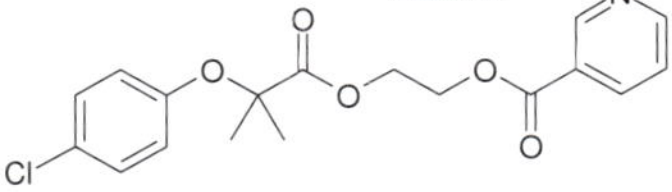

WW: v.a. mit **Sulfonylharnstoffen und Cumarinen**

KI: eingeschränkte Nierenfunktion

### 9.2.5 Nicotinsäure (Wirkform) + Nicotinylalkohol

WM: **Agonist an GPR109A + B → Hemmung der Lipolyse im Fettgewebe** → Cholesterol-Synthese + VLDL-Produktion ↓

Indikationen: Hypertrigylceridämie

NW: **Flush** (GPR109 auch in Haut → PGD2 ↑ → → Vasodilatation) **bis Urticaria**
→ ASS 10min vorher präventiv
GIT-Störungen, Leberfibrose, Haarausfall, **Glucosetoleranz** ↓ , Fettumverteilung in der Leber, **Transaminasen + alkalische Phosphatase** ↑ , **akutes Nierenversagen, Hyperurikämie/Gicht, cystoides Makulaödem**

KI: Diabetes mellitus (relativ), Leberschädigung (absolut)

## 9.2.6 MTP-Inhibitoren

## 9.2.7 ACAT-Inhibitoren

## 9.2.6 MTP (mikrosomales TG-Transferprotein) -Inhibitoren

Substanzen: Implitapide

WM: **Hemmung des Zusammenbaus von Chylomikronen im Darm + VLDL in Leber**
→ VLDL ↓ um 10-50%

NW: **TG-Anstieg, Transaminasen ↑**, GIT-Beschwerden, Verminderung der Aufnahme fettlöslicher Vitamine

## 9.2.7 ACAT-Inhibitoren

Substanzen: **Avasimib**

WM: **Hemmung der Cholesterol-O-Acyltransferase** (durch CoA)
→ Reduktion der TG, Reduktion des VLDL-Cholesterols, Reduktion der Entzündungsreaktion, Verbesserung der Epithelzellfunktion, verminderte Schaumzellbildung

NW: GIT-Störungen, Kopfschmerzen

WW: CYP3A4

# 9.3 Therapie der Adipositas

## 9.3.1 Lipasehemmer

## 9.3.2 Agonist der anorektischen Neurotransmitter = Aminreleaser

## 9.3.3 Antagonist der orexigenen Neurotransmission = $CB_1$-Antagonist

## 9.3 Therapie der Adipositas

### 9.3.1 Assimilationshemmer = Orlistat

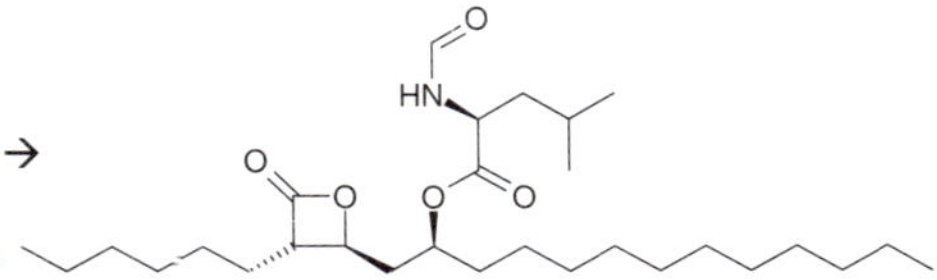

WM: **Hemmung der Lipase** (pseudokovalent) → TG nicht mehr gespalten → **Reduktion der Fettabsorption um 30%**

Wirkung: vermehrte Ausscheidung von Fetten; unangenehme NW mahnen zu fettarmer Ernährung (→ „erziehender" Effekt)
**Gewicht ↓ (3kg/Jahr), Blutdruck ↓, LDL-Cholesterin ↓**

Pharmakokinetik: **minimale BV (1%),** Elimination 14-19h

NW: **Steatorrhö, Flatulenz, Fettstuhl, Inkontinenz**, Diarrhö, Mangel an fettlöslichen Vitaminen

### 9.3.2 Agonist der anorektischen Neurotransmitter = **Sibutramin**

WM: **Monoamin- (NA, 5-HT, Dopamin) Reuptake-Hemmer** → Sättigungsgefühl ↑, Thermogenese ↑ → **TG ↓ → Gewicht ↓ (4,3kg/Jahr)**

Pharmakokinetik: Absorption 77%, aktive Metabolite (über CYP3A), renale Elimination

NW: **Serotoninerge Wirkungen** (Mundtrockenheit, Müdigkeit, Diarrhö, ...), **Blutdruck ↑**, Kopfschmerzen, **Nervosität, Angst, Schlafstörungen**, Übelkeit

### 9.3.3 Antagonist der orexigenen Neurotransmission = Rimonabant

WM: **Blockade des CB1-Rezeptors:** Endocannabinoid-System: Anandamid + 2-AG: nicht in Vesikeln gespeichert, sondern direkt synthetisiert im postsynaptischen Neuron → Rezeptoren präsynaptisch → Modulation der präsynaptischen Transmitterfreisetzung (NA); Cannabis: appetitanregend
→ **TG ↓, HDL ↑, Gewicht ↓ (5kg/Jahr)**
→ Sättigung ↑, **Insulinempfindlichkeit ↑, Hyperinsulinämie ↓**

Pharmakokinetik: Metabolisierung über CYP3A HWZ = 1-2 Wochen

NW: Übelkeit, Erbrechen, **Psychische Störungen, Blutdruckanstieg** (→ aus dem Handel)

# 9.4 Cannabinoide

## 9.4 Cannabinoide

WM: **Agonismus an $CB_1$- und $CB_2$-Rezeptoren** → Gi/o → Hemmung der GABA-Freisetzung
→ DA-Freisetzung im Nucleus accumbens steigt
! Nur Δ9- und Δ8-THC wirksam !

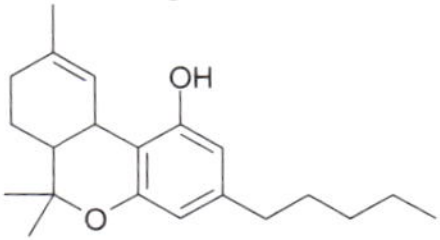


Delta9-Tetrahydrocannabinol

Makrowirkungen: **Euphorie, Sedierung, Appetit** ↑, Absenkung des intraokulären Drucks, **Analgesie**, konjunktivale Rötung

Cannabinoid-Rezeptoren: Verteilung im Körper: $CB_1$ = neuronal, präsynaptische Rezeptoren
$CB_2$ = peripher, Immun- und Blutzellen

Endogene Cannabinoide: Anandamid, 2-Arachidonylglycerol, Noladin-Ether, Virodhamin, N-Arachidonoyl-DA

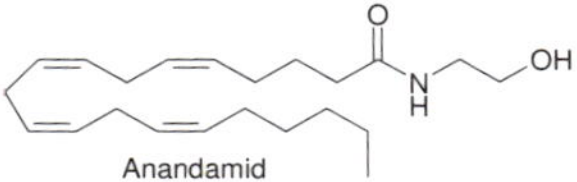


Anandamid

Funktion der Endocannabinoide: short- und long-term-synaptic-plasticity, Gedächtnis, Lernen, endogene Neuroprotektion

Indikationen: z.B. Wasting Syndrom oder Multiple Sklerose, da analgetisch, antispastisch, antiemetisch

NW: *Akut*: **Abnahme der Motorkoordination** → Verschlechterung der Zeitwahrnehmung, **Beeinträchtigung der Verkehrstüchtigkeit, mäßige Kreislaufwirkungen** (Anstieg der Herzfrequenz)
*Chronisch*: **Schizophrenie, Amotivationssyndrom**, kein Lungentumor

# 10. Beeinflussung des blutbildenden Systems und der Blutgerinnung

## 10.1 Erythropoetin (Epoetin, EPO)

## 10.1 Erythropoetin (Epoetin, EPO)

Eigenschaften/Struktur: Glykoprotein (ca. 30000da)
gentechnisch hergestellt: Epoetin alfa (Erypo®) + Epoetin beta (NeoRecormon®)

WM: **Ersatz von fehlendem EPO** bei renaler Anämie (Nierenfunktionsstörung mit verminderter Bildung von EPO und damit verminderter Bildung von Erythrozyten)

Wirkungen: **Stimulation der erythroiden Progenitorzellen zur Bildung von Erythrozyten** (durch Hemmung der Apoptose von CFU-E)

Indikationen: Anämie bei chronischer Niereninsuffizienz, bei AIDS, chronischen Entzündungen und Tumor-Anämien, Stimulation der Erythropoese vor Eigenblutspenden, Prävention der Frühgeborenen-Anämie
häufig Missbrauch als Dopingmittel

NW: **BP-Anstieg** mit Kopfschmerzen, **Grippe-ähnliches Syndrom**, **Anstieg der Blutviskosität**, **Erhöhung der Gerinnungsneigung**, **zerebrale Durchblutungsstörungen**, Desorientierung, **Induktion von Eisenmangel**

# 10.2 Eisenpräparate

## 10.2 Eisenpräparate

WM: wichtig als **Funktionseisen für eisenhaltige Enzyme, Myoglobin und Hämoglobin**

Verwendete Salze: p.o.: Sulfate, Fumarate, Gluconate, Succinate, Glycinsulfate des Fe(II)
parenteral: Fe(III)-OH-Dextran-Komplex, -Saccharose-Komplex

Indikationen: Eisenmangel-Anämie prophylaktisch oder therapeutisch

Pharmakokinetik/Anwendung: Therapiedauer abhängig von Eisen-Defizit:

Normalwerte Hb-Gehalt: 16g/dl bei Männern, 14g/dl bei Frauen

→ **Gesamtdosis an Eisen [mg] = (Hb-Defizit in g/dl) x 250**

→ bei Eisenmangel: 100-200mg/d; zur Prophylaxe 50-100mg/d

! Behandlung 2-3Monate länger als Anämie hämatologisch sichtbar → Auffüllung der Eisenspeicher

! Einnahme der Tablette 1h vor Mahlzeit auf nüchternen Magen (wenn nicht vertragen: zum Essen)

! Steigerung der Eisenaufnahme durch Vitamin C → mit Fruchtsäften einnehmen

! Eisen parenteral nur bei schweren Malabsorptions-Syndromen, Intoleranz gegen perorales Eisen, Non-Compliance, wenn die täglichen Eisenverluste > 100mg oder wenn chronisch-entzündliche Darmerkrankungen durch Eisen p.o. verschlimmert werden

NW: GIT: **Übelkeit, Erbrechen, intestinale Krämpfe, kolikartige Schmerzen**, Durchfälle
häufig: **Obstipation, Schwarzfärbung des Stuhls** (normal, ungefährlich)
bei Kindern in hohen Dosen: Rachitis-Gefahr (Phosphatresorptionsstörung)
selten: **paroxysmale nächtliche Hämoglobinurie, erythropoetische Porphyrie, Porphyria cutanea tarda**
parenteral: **Allergie, anaphylaktischer Schock, Braunfärbung der Haut**
Eisenintoxikation bei Überdosierung
Infiltrate: Nierenschädigung, Gefäßwandschäden

WW: Antacida (Verminderung der Eisenresorption), Tetracycline (Bildung schwerlöslicher Komplexe)

# 10.3 Übersicht Blutgerinnungs-kaskade

## 10.3 Übersicht Blutgerinnungskaskade

→ Beteiligung von Plasma, Thrombozyten und Gefäßwand

→ **Kaskade von Gerinnungsfaktoren** (Proteine, im wesentlichen Enzyme, aber auch Ionen, Mediatoren, Signaltransduktionsstoffe); als AM verfügbar

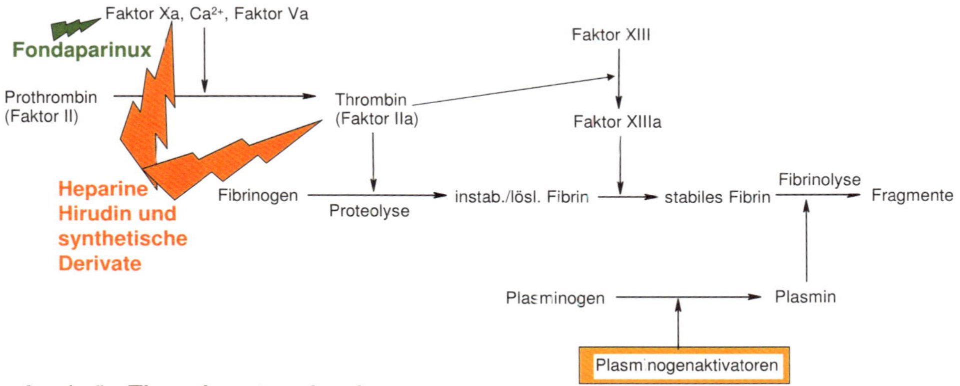


→ primär: **Thrombozytenpfropf**

→ Thrombozytenaggregationshemmer (eher prophylaktisch), z.B. ASS, Clopidogrel

→ sekundär: **Fibringerinnung, Gerinnungsthrombus**

→ Antikoagulantien: Hemmung der Fibrin-Bildung
- direkt: Inaktivierung von Faktoren (Enzymen)
- indirekt: Hemmung der Faktorsynthese

→ Fibrinolytika: Auflösung bestehender Fibrin-Thromben

# 10.3.1 Heparine

## 10.3.1 Heparine

Struktur: anionische Polysaccharide

natürliches Vorkommen: unfraktioniertes Heparin in Mastzellen (Lunge, Leber, Darm)

WM: Interaktion mit Antithrombin III (18 Zucker für Interaktion mit ATIII plus IIa, 5 Zucker für Interaktion mit ATIII) → 1000fache **Aktivierung von ATIII** (hemmt Thrombin und Bildung von Thrombin aus Antithrombin → **Bildung von Fibrin aus Fibrinogen gehemmt**)

Präparate: unfraktioniertes Heparin oder fraktioniertes, niedermolekulares Heparin
niedermolekular z.B. Dalteparin-Natrium, Nadroparin-Calcium, Enoxaparin-Natrium

| | **Unfraktioniertes Heparin** | **Niedermolekulares Heparin** |
|---|---|---|
| **Molekulargewicht** | 2000-60000 (6-180 Monomere) | 3000-7000 (9-20 Monomere) |
| **Mechanismus** | Hemmung von Thrombin + Xa | Hemmung von Faktor Xa |
| **HWZ s.c.**<br>**HWZ i.v.** | 2h | 4-6h<br>2-4h |
| **Antagonisierung durch Protamin** | **gut** | **schlecht** |
| **Thrombopenie (HIT)** | **häufiger** | **selten** |
| **Therapiekontrolle** | PTT (partielle Thromboplastinzeit) | Nicht notwendig (Faktor Xa-Aktivität) |

Indikationen: Herzinfarkt, Thromboseprophylaxe

NW: **Blutungen, Thrombozytopenie** (HIT), **Osteoporose** (bei 20000IE/d für Monate), Kopfschmerzen, Übelkeit, Alopecia diffusa (reversibel), Allergische Reaktionen

Antidot: **Protamin (! Nur bei unfraktioniertem Heparin)**

# 10.3.2 Cumarine

## 10.3.2 Cumarine

WM: **kompetitive Vitamin-K-Antagonisten**:

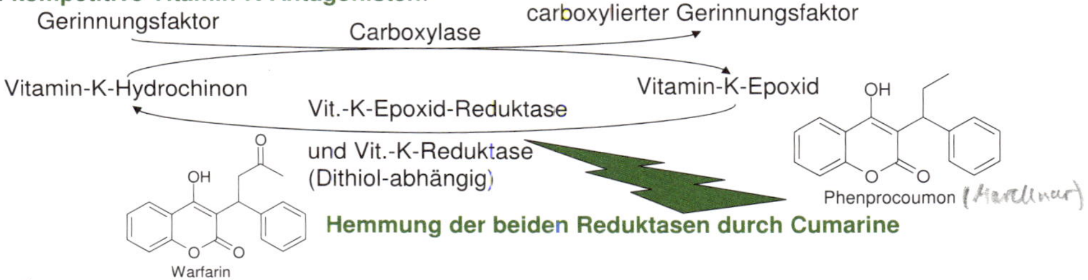


Indikationen: Herzinfarkt, Thromboseprophylaxe

Pharmakokinetik: *PlasmaHWZ*: Warfarin 40h, Phenprocoumon 150h, Acenocoumarol 24h
*Max. Wirkung*: Warfarin 36-72h, Phenprocoumon 48-72h, Acenocoumarol~ 10-48h
*Wirkdauer*: Warfarin 4-5d, Phenprocoumon 7-14d, Acenocoumarol 2-4d
*HWZ Prothrombinkomplex*: VII ~6h, IX ~24h, X ~40h, II ~60h
Resorption um 100% (plazentagängig, Muttermilch), **PPB 95%**

NW: **Blutungen**, **allergische Reaktionen**, GIT-Unverträglichkeit, Haarausfall, **Störung des Knochenaufbaus nach Frakturen**, passagerer Anstieg der Transaminasenaktivität im Blut, **Nekrosen der Haut und des subcutanen Fettgewebes** (Cumarinnekrosen) infolge ausgedehnter Thromben in Venolen und Kapillaren der subcutanen Fettgewebe in ersten Tagen, da Synthese von antithrombischen Faktoren schon unterdrückt, aber nicht thrombenbildende Faktoren, **Purple-Toes-Syndrom, Embryopathien/Fetopathien**

WW: **Verdrängung aus Eiweißbindung**, Hemmung der Transformation, **erhöhter Abbau durch CYP-Enzym-induzierende Pharmaka (CYP2C9 - ! Genetischer Polymorphismus)**

KI: **Schwangerschaft**, frische OP, bestehende oder drohende innere Blutungen, Leber/Nierenerkrankungen, schwere Stoffwechselerkrankung (Diabetes), fortgeschrittenes Alter, fortgeschrittenes Malignom

## 6.13.6 Aromatase-Hemmstoffe

## 6.13.6 Antitumortherapie mit Aromatase-Hemmstoffen

→ **nicht steroidal**

WM: **Hemmung der Estrogenbildung aus Testosteron/Androstendion durch Hemmung der Aromatase**
Senkung des Cortisolspiegels (Hemmung der Desmolase + 11ß-Hydroxylase)

Substanz: Aminoglutethimid, Letrozol, Anastrozol (Goldstandard)

Indikationen: metastasierendes Mamma-Carcinom
(postmenopausal in Kombi mit GC),
Morbus Cushing

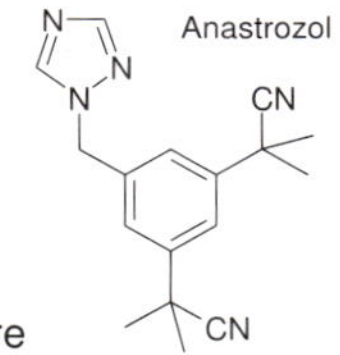


NW: **ZNS-Störungen** (Müdigkeit, Benommenheit),
GIT-Störungen (Erbrechen, Übelkeit),
**androgene NW** (nicht bei Letrozol, Anastrozol)

KI: Überempfindlichkeit, Schwangerschaft/Stillzeit, Jugendliche < 18 Jahre

→ **steroidal**

WM: „Suizid-Inhibitor“: **irreversible Blockade der Aromatase → Unterdrückung der extraovariellen Estrogen-Synthese**

Substanzen: Formestan, Exemestan

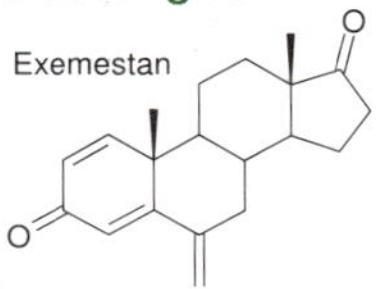


Indikationen: postmenopausales Mamma-Carcinom (nach Toremifen)

NW: **Hitzewallungen** (durch Östrogenmangel), **Haarausfall, Müdigkeit, periphere Ödeme, Muskelschmerzen, androgene NW** (nicht bei Exemestan)

# 7. Antiprotozoenmittel

## 7.1 Hemmung der Häm-Polymerase

### 7.1.1 Chinin

### 7.1.2 Chloroquin

## 7.1 Hemmung der Häm-Polymerase

### 7.1.1 Chinin

Chinin

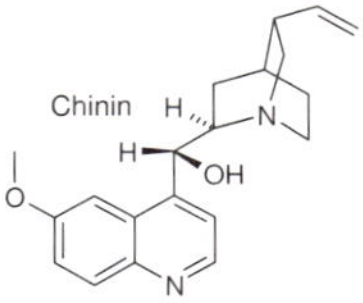


WM: **Hemmung der Häm-Polymerase**
→ Blockade der Entgiftung von Häm zu Hämozoin

Wirkspektrum: **Blutschizonten, Gametocyten**

Indikationen: sensitives Plasmodium falciparum bei Resistenz gegen Chloroquin

Pharmakokinetik: 70% Plasmaproteinbindung, HWZ = 4-12h
Vd = 1,5 L/kg → Anreicherung im Gewebe, außer Liquor; plazentagängig
fast vollständige Metabolisierung, renale Elimination (bei saurem pH↑ )

NW: GIT-Störungen, **neurotoxische Störungen** (Seh- und Hörstörungen, Kopfschmerzen), **intravasale Hämolyse, Verlängerung des QT-Intervalls** (Hemmung repolarisierender Kaliumkanäle), Leberschädigung, **Hypoglykämie** (→ BZ-Kontrolle)

### 7.1.2 Chloroquin

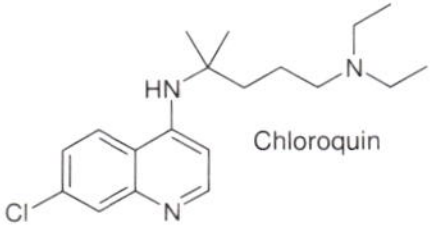


Chloroquin

WM: **Hemmung der Häm-Polymerase**

Wirkspektrum: **Blutschizonten, Gametocyten**
(Resistenz durch vermehrten Export)

Indikationen: Therapie der Malaria (Plasmodium falciparum, Plasmodium vivax)
Malariaprophylaxe
rheumatoide Arhthritis, SLE

Pharmakokinetik: vollständige Resorption nach oraler Gabe, 60% Plasmaproteinbindung,
**Vd = 200L/kg → 200-500fache Anreicherung in Organen,** HWZ = 3-13d
ausgeprägter Metabolismus (Desethylierung), renale + fäcale Elimination

NW: **ophtamologische Effekte** (Einlagerung in Hornhaut + Retina → schwere Sehstörung)
GIT-Störungen, **neurotoxische Wirkungen, intravasale Hämolyse**, Muskeltonus↓

## 7.1.3 Mefloquin

## 7.1.4 Halofantrin/Lumefantrin

## 7.1.3 Mefloquin

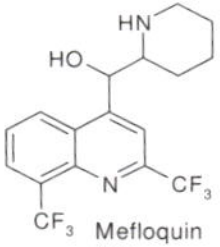

Mefloquin
rac.

WM: **Hemmung der Häm-Polymerase**

Wirkspektrum: **Schizonten**

Indikationen: Therapie und Prophylaxe der Malaria

Pharmakokinetik: **98% Proteinbindung**,
**HWZ = 20-21d**, gute Verteilung (Akkumulation in Erythrozyten)
Elimination v.a. über Faeces; enterohepatischer + enterogastraler Kreislauf

NW: GIT-Störungen, **ZNS-Störungen** (Angst, Beklemmungsgefühl, Depression bei 20-30%), Überempfindlichkeitsreaktionen, **Herzrhythmusstörungen, Anstieg von Leberenzymen**

## 7.1.4 Halofantrin/Lumefantrin

WM: **Hemmung der Häm-Polymerase**

Wirkspektrum: **schizontozid und gametozid** (alle Plasmodien-Arten)

Indikationen: Therapie der Malaria

NW: GIT-Störungen, leichtere Leberfunktionsstörungen, Juckreiz,
**Kardiotoxizität** (Verlängerung des QT-Intervalls, Arrhythmien)

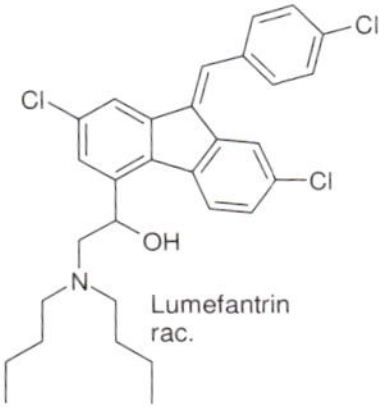

Lumefantrin
rac.

# 7.2 Interkalation in die DNA

## 7.2 Interkalation in die DNA

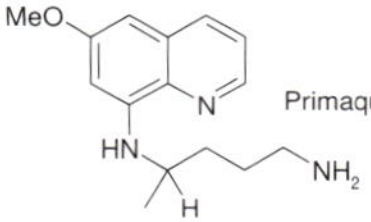

Primaquin

→ **Primaquin**

WM: **Interkalation in Plasmodien-DNA**

Wirkspektrum: **Gewebeschizonten, Gametocyten**
(→ für vollständige Ausheilung)

Indikationen: zusammen mit Chloroquin zur vollständigen Ausheilung der M. tertiana/quartana

Pharmakokinetik: **schlechte Gewebegängigkeit**, HWZ = 2 h

NW: **intravasale Hämolyse** (v.a. bei Glucose-6-Phosphat-DH-Mangel), GIT-Störungen

# 7.3 Hemmung der Dihydrofolat-reduktase

## 7.3 Hemmung der Dihydrofolatreduktase

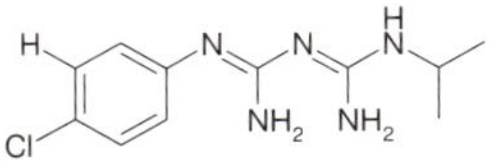

Proguanil

### → (Chlor-)Proguanil

WM: **Hemmung der Dihydrofolatreduktase (DHFR)**
(nach Bioaktivierung zu Cycloguanil durch CYP2C19)

Wirkspektrum: **Gewebe-** und **Blutschizonten** (Plasmodium falciparum oft resistent)

Indikationen: Therapie der Malaria; Malariaprophylaxe in Kombination mit Chloroquin

Pharmakokinetik: **20% in Leber bioaktiviert (! Polymorphismus bei CYP2C19)**
HWZ = 16h (Metabolit: 2-12h), 60% renal eliminiert

NW: GIT-Störungen, **Haarausfall, Hautreaktionen, hämatologische Störungen** bei Patienten mit Nierenfunktionsstörung

### → Pyrimethamin

WM: **Hemmung der DHFR**

Wirkspektrum: **Gewebe- und Blutschizonten, Gametocyten**

Indikationen: Therapie und Prophylaxe der Malaria

Pharmakokinetik: Plasmaeiweißbindung 80%, HWZ = 4d
mäßig metabolisiert, überwiegend unverändert ausgeschieden

NW: GIT-Unverträglichkeit, **Leberfunktionsstörungen, Neurotoxizität, Hämatopoesestörung, Haarausfall**

KI: Schwangerschaft, Blutbildungsstörungen

# 7.4 Hemmung der Atmungskette

# 7.5 Radikalbildung und dadurch Veränderung von Proteinen/Nukleinsäuren

## 7.4 Hemmung der Atmungskette

### → Atovaquon

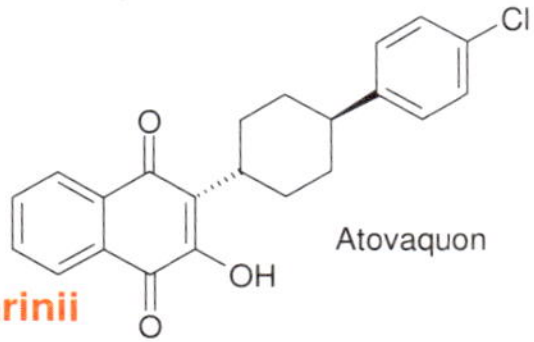

Atovaquon

WM: Analogon zu Ubichinon
→ **Hemmung des Cytochrom-bc1-Komplexes**
→ Nukleinsäure- und ATP-Synthese gehemmt

Wirkspektrum: **Plasmodien, Toxoplasmen und Pneumocystis carinii**

Indikationen: Therapie und Prophylaxe der Malaria (v.a. in Kombination mit Proguanil)
Therapie von Pneumocystis-jirovecii-Infektionen (bei Unverträglichkeit von Cotrimoxazol)

Pharmakokinetik: BV relativ gering, starke interindividuelle Schwankungen
→ Einnahme mit fettreicher Nahrung verbessert Resorption 2- bis 4-fach
**99,9% Plasmaproteinbindung**, HWZ = 2-4d
**keine Metabolisierung**, Enterohepatischer Kreislauf, Elimination mit Faeces

NW: **Exantheme**, GIT-Störungen, **ZNS-Störungen, Fieber**

## 7.5 Radikalbildung und dadurch Veränderung von Proteinen/Nukleinsäuren

### → Artemether

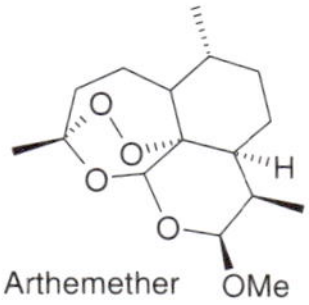

Arthemether

WM: **Reaktion mit $Fe^{2+}$ des Hämoglobins → Radikalbildung**
**→ irreversible Veränderungen von Nukleinsäuren und Proteinen**

Wirkspektrum: **Gewebe- und Blutschizonten**

Indikationen: Malaria (Plasmodium falciparum)

Pharmakokinetik: 95% Proteinbindung, hepatische Metabolisierung (CYP3A4),
HWZ = 2h

NW: Kopfschmerzen, Schwindel, Schlafstörungen, **Parästhesie, Palpitationen, Husten**, GIT-Störungen, Pruritus, Hautausschlag, **Arthralgie, Myalgie, Asthenie, Müdigkeit**

## 8 Modulation von Ionenkanälen

# 8. Modulation von Ionenkanälen

## 8.1 Modulation von Kaliumkanälen

### 8.1.1 Orale Antidiabetika

## 8.1 Modulation von Kaliumkanälen

### 8.1.1 Orale Antidiabetika

→ Sulfonylharnstoffe

WM: **Hemmung des ATP-abhängigen $K^+$-Kanals**
→ Depolarisation der Zellmembran
→ Einstrom von $Ca^{2+}$
→ **Exocytose der Insulin-Vesikel**

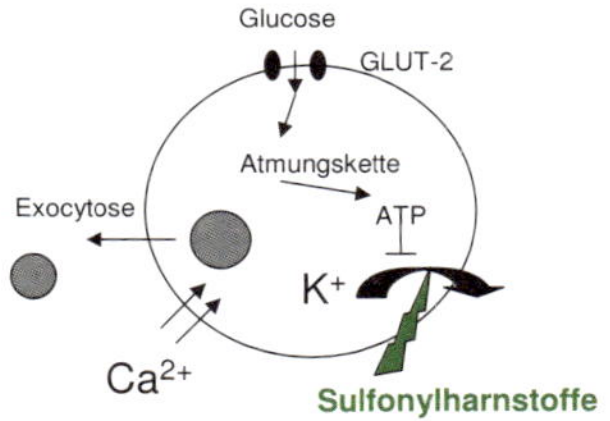


Substanzen: Carbutamid, Tolbutamid, Glibenclamid, Glimepirid, Glisoxepid, Glipizid, Glibornurid

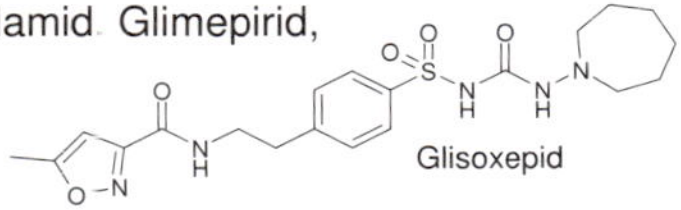


Wirkung: **Senkung des Blutzuckerspiegels**; positive Endpunktdaten bei mikrovaskulären Ereignissen; umfangreiche Erfahrung in der Langzeitanwendung

Indikationen: Diabetes Typ II

Pharmakokinetik: meist schnell und gut resorbiert
teilweise Anreicherung im Gewebe (Glibenclamid)
Elimination meist über Niere

NW: **Hypoglykämie** (neurologische Ausfälle, Konzentrationsschwäche, Orientierungsverlust, Lähmungszustände, Sprachstörungen) → Glucose oral oder i.v.
**Wachstum der Schilddrüse**, **cholestatischer Ikterus, Leukopenie, Thrombozytopenie, selten Agranulocytose** GIT-Störungen, **Gewichtszunahme**

WW: Alkoholunverträglichkeit

# 8.1.1 Orale Antidiabetika Forts.

# 8.1.2 Antihypertensiva

## 8.1.1 Orale Antidiabetika Forts.

→ Glinide

WM: **Hemmung der $K^+$-Kanäle der ß-Zellen** ~ Sulfonylharnstoffe

Substanzen: **Repaglinid, Nateglinid**

Indikationen: Diabetes Typ II

NW: **Hypoglykämie, Bauchschmerzen, Diarrhö, Überempfindlichkeitsreaktionen**

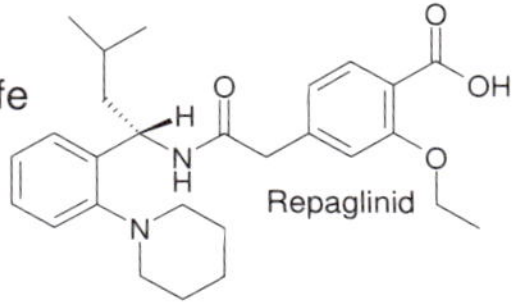

Repaglinid

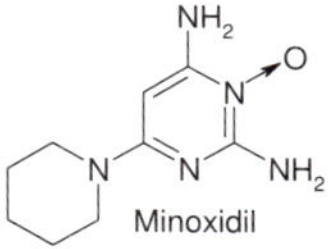

Minoxidil

## 8.1.2 Antihypertensiva

→ Minoxidil

WM: **$K^+$-Kanal-Öffner** → Hyperpolarisation → Verringerung des intrazellulären Calciums in glatter Muskulatur der Blutgefäße → Vasodilatation → **Blutdrucksenkung**

Indikationen: Reserve-Antihypertensivum,
topische Anwendung als Haarwuchsmittel bei Männern

Pharmakokinetik: HWZ = 3-4h, Wirkung 24h,
aktiver Metabolit durch Sulfatierung

NW: reflektorischer Anstieg des Sympathikustonus mit **Tachykardie** (→ Kombi mit ß-Blockern)
**Aktivierung des RAA-Systems → $Na^+$-/$H_2O$-Retention** (→ Kombi mit Diuretika)
**Kopfschmerzen, (Hypertrichose** → auch als Haarwuchsmittel)

# 8.1.3 Antiarrhythmika – Klasse III: $K^+$-Kanal-Blocker

## 8.1.3 Antiarrhythmika – Klasse III: $K^+$-Kanal-Blocker

→ Substanzen

Amiodaron

$Na^+$-und $Ca^{2+}$-Block, ß-Block

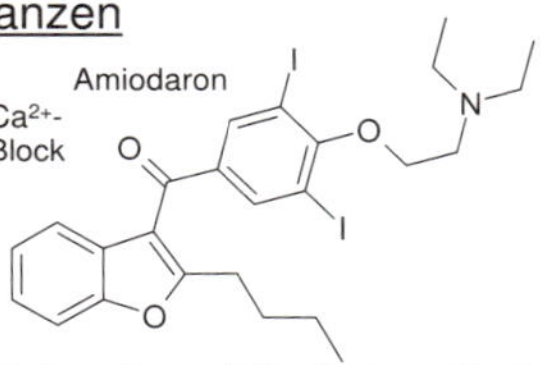

Sotalol

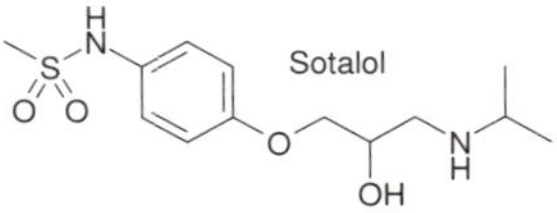

l-Sotalol: ß-Blocker
d-Sotalol: $K^+$-Kanal-Blocker

Weitere:
Dofelitid, Ibutilid:
zur akuten Kardioversion

→ WM: **Kaliumkanalblock (repolarisierende Ströme):**

Amiodaron: $I_{KS}$
d-Sotalol: $I_{KR}$ = HERG

} Anstieg der AP-Dauer → **Anstieg der absoluten Refraktärzeit** → neuer Impuls führt nicht zu Erregung → keine kreisende Erregung, da zu früher Impuls auf refraktäres Gewebe trifft

→ Pharmakokinetik: **Amiodaron**: **HWZ = 40d**, Vd = 66l/kg, Kumulationsgefahr (z.B. Fettgewebe) SS erst nach 4-5HWZ → bei Amiodaron erst nach 4-5 Monaten → schnelle Sättigung notwendig! ; **aktiver Metabolit = Desmethyl-Amiodaron**

→ NW: Herz: **proarrhythmogen** (QT ↑durch AP ↑→ frühe Nachpotentiale ↑→ Torsade de pointes *ABER*: proarrhytmogene Wirkung von Amiodaron relativ gering im Vgl. zu anderen)

**! Terfenadin + Cisaprid auch proarrhythmogen !**

Lunge: **Fibrose** → pulmonale Hypertension
Leber: **Fettleber (~ bei Alkohol) → Fibrose/Zirrhose**
Auge: Ablagerung in Cornea → **Corneatrübung**
Haut: **Verfärbung, Sensibilisierung gegen Licht**
Schilddrüse: **Hypothyreose** oder leichte Hyperthyreose bei ausgeglichener Schilddrüse
**Hyperthyreose** bei Iodmangel-Hypothyreose
Grund: täglicher Bedarf an Iod: 100µg <-> Amiodaron-Tablette: 75mg

→ WW: Hemmung des Metabolismus von Warfarin und Digoxin

# 8.2 Modulation von Natriumkanälen

## 8.2.1 Lokalanästhetika (LA)

### 8.2.1.1 Wirkungsmechanismus der LA

## 8.2 Modulation von Natriumkanälen

### 8.2.1 Lokalanästhetika

#### 8.2.1.1 WM der Lokalanästhetika (LA)

WM: Blockade der Fortleitung des AP durch **Blockade der spannungsabhängigen Natriumkanäle:**
Anreicherung in der Axonmembran (pKa, pH, Lipidlöslichkeit) → Interaktion mit Phenylalanin und Tyrosin im 6. Segment der vierten Domäne → Blockade des Natriumeinstroms im Natriumkanal
! Bereits bei normalen klinischen Konzentrationen auch Blockade von Kalium- und Calciumkanälen !

Konsequenzen der Bindung von Lokalanästhetika:

- Senkung der Amplitude des AP
- Abnahme der Anstiegsgeschwindigkeit des AP
- **Erhöhung der Depolarisationsschwelle**
- **Senkung der Leitungsgeschwindigkeit**
- **Erhöhung der Refraktärzeit**

Affinität der LA zum spannungsabhängigen Natriumkanal in Abhängigkeit von dessen Zustand:

→ LA als Hydrochlorid in Injektionslösung → LA ins Blut → **Diffusion der Base in Membran** oder durch Membran in Zelle → **muss protoniert werden, damit von innen in Kanal und wirksam**

→ **höchste Affinität zu inaktiviertem Kanal > offener Kanal > geschlossener Kanal**

# 8.2.1.2 Empfindlichkeit der Nerven gegenüber Lokalanästhetika

## 8.2.1.2 Empfindlichkeit der Nerven gegenüber Lokalanästhetika

| **Fasertyp** | **Vorkommen** | **Mittlerer Faserdurchmesser [µm]** | **Leitungsgeschwindigkeit [m/s]** | **Myelin** | **Empfindlichkeit bei LA-Block** |
|---|---|---|---|---|---|
| **A-α** | Motorisch efferent (Skelettmuskulatur), Muskelspindel-efferenzen | 15 | 100 (70-120) | + | + |
| A-ß | Hautafferenzen für Druck/ Berührung (Tastsinn) | 8 | 50 (30-70) | + | ++ |
| A-γ | Motorisch efferent (Muskelspindeln) | 5 | 20 (15-30) | + | ++ |
| **A-δ** | Afferenzen für Temperatur und somatischen Schmerz, Berührung | <3 | 15 (12-30) | + | +++ |
| B | Präganglionär sympathisch | 3 | 7 (3-15) | + | ++++ |
| C | Afferenzen für viszeralen Schmerz, postganglionär sympathisch | 1 | 1 (0,5-2) | - | ++++ |

→ Reihenfolge der Hemmung sensorischer Wahrnehmungen durch Lokalanästhetika:

schmerzleitende C-Fasern >>> motorische Aα-Fasern

**! Postganglionäre sympathische Fasern auch sehr empfindlich**

→ **Vasodilatation (ungewollt**; bei Cocain nicht, da NA-Reuptake-Hemmung)

→ **Hemmung von Schmerz > Temperaturempfinden > Berührung > Druck**

→ **kaum Beeinflussung von motorischen Nerven**

# 8.2.1.3 Lokalanästhetika – Allgemein 1

# 8.2.1.3 Lokalanästhetika – Allgemein 1

→ Struktur: tertiäre Amine; kurze Kohlenstoffkette; lipophiler, aromatischer Molekülteil
meist Ester- oder Amidfunktion; schwache Basen

→ Kinetik: pKa (Ester): 8,9-9
pKa (Amide): 7,6-8,1
→ nach Henderson-Hasselbalch: log Ion/ log Nicht-Ion = pKa – pH
→ LA im Gewebe (pH 7,4) überwiegend protoniert (→ Wirkung), aber nur nicht protonierte Form membrangängig
→ **! Bei niedrigem pH (entzündetes Gewebe, pH < 6): nur minimale Anteile nicht ionisiert → Wirkung ↓**

Metabolismus: **Estertyp**: durch **Plasmacholinesterasen** → Spaltprodukte unwirksam, kurze HWZ, Abbau in Leber unbedeutend (<-> Cocain)
**Amidtyp**: **Abbau in Leber entscheidend**, nicht Plasmacholinesterasen

→ NW:

1. **zentrale Neurotoxizität (ZNS)** durch Hemmung von Natriumkanälen:
   periorales Kribbeln/Kribbeln der Zunge → Benommenheit/ Kopfschmerzen → Schwindel/Ohrensausen → Sprachstörungen → Sehstörungen → Muskelzuckungen → Verwirrtheit → Bewusstlosigkeit → Krampfanfall (da hemmende Interneurone eher betroffen als andere), Koma
2. **Kardiotoxizität (bei höheren Konzentrationen)** durch Hemmung der AC am Herz:
   Hypertension → → reflektorische Tachykardie → Bradykardie → Myokardischämie → Hypotension → Asystolie
3. **Allergische Reaktionen**
4. **direkte Nerventoxizität** durch Hemmung des mitochondrialen Stoffwechsels

→ **kardiale Hemmung, zentrale Erregung !!!! → Apnoe/ Kreislaufkollaps**

→ **freier Anteil im Plasma für Toxizität von Bedeutung; Resorption höher je besser die Durchblutung; Vasokonstriktoren vermindern Resorptionsrate**

**! Dramatisch bei i.v.-Applikation**: Toxizität durch Hypoxie, Hyperkapnie + Azidose

## 10.3.3 Hemmung des Faktors Xa

## 10.3.3 Hemmung des Faktors Xa

### → Fondaparinux

Struktur: Minimalheparin (5 Monomere)

WM: **selektive Hemmung des Faktors Xa** (Pentasaccharid) → Prothrombin nicht zu Thrombin umgesetzt

Indikationen: Prophylaxe thromboembolischer Komplikationen, nach orthopädischen Operationen

NW: **post-OP-Blutungen, Anämie**

### → Rivaroxaban (Xarelto)

Anw.: Prophylaxe venöser Thromboembolien

v.a. - wird über CYP 3A4 verstoffwechselt

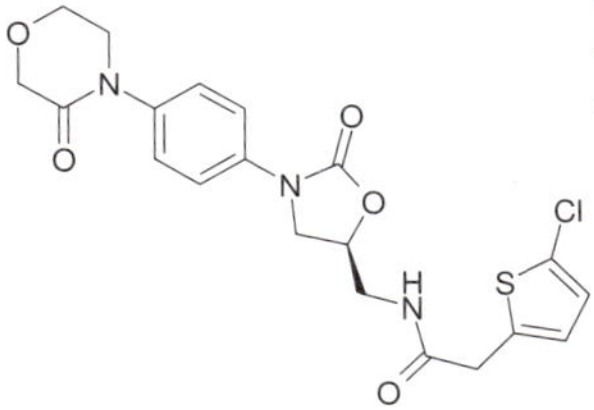

WM: **selektive Hemmung des Faktors Xa**

Struktur: verwandt zu Linezolid

Pharmakokinetik: peroral wirksam, kein Prodrug

NW: Transaminasenanstieg, **Anämie**, Übelkeit, **post-OP-Blutungen**

KI: akute Blutung; Lebererkr., die mit Koagulopathie verbunden sind

SS; Stillzeit

# 10.3.4 Direkte Inaktivierung von Thrombin

## 10.3.4 direkte Inaktivierung von Thrombin

### → Hirudin und synthetische Analoga

Herkunft: Speicheldrüsen des Blutegels (Hirudo medicinalis);
natürliches Hirudin = Gemisch aus Polypeptiden (64 bis 66 AS, sulfatiert)
rekombinantes Hirudin: 65AS, nicht sulfatiert (**Lepirudin, Desirudin**)

WM: **direkte Inaktivierung von Thrombin**: Bindung am katalytischen Zentrum und an der Substratbindungsstelle → stärkster Inhibitor des Thrombins

Indikationen: Gerinnungshemmung bei HIT und thromboembolischen Erkrankungen

NW: **Blutungen, Anämie, Hämatom, Hämaturie**

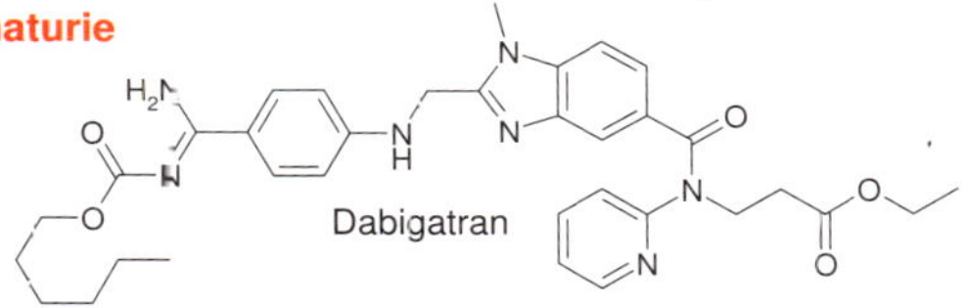

Dabigatran

### → Ximelagatran, Dabigatran

WM: **direkte Inaktivierung von Thrombin**

Pharmakokinetik: oral gut resorbiert; rasch zu Wirkform (Melagatran) metabolisiert

Indikationen: Primärprävention von venösen, thromboembolischen Ereignissen

NW: **Blutungen, Anämie, Hämatom, Hämaturie**
Ximelagatran wegen Hepatotoxizität aus dem Handel genommen

# 10.3.5 Fibrinolytika – 1.Generation

## 10.3.5 Fibrinolytika – 1.Generation

→ **Streptokinase**: Herkunft: ß-hämolysierende Streptokokken

Struktur: einkettiges Polypeptid Molekulargewicht (MG) 47.000, kein Enzym

WM: bindet Plasminogen (1:1) → Streptokinase-Plasminogenkomplex → **aktiviert freies Plasminogen** zu Plasmin → Abbau von Fibrin und Fibrinogen

Pharmakokinetik: HWZ ~20min

Indikationen: tiefe Venenthrombose, Lungenembolie, akute + subakute Thrombosen der peripheren Arterien

NW: **Blutungen** (leicht 3-4%, cerebral 0,2%), **Allergie** (AK-Bildung: Therapie für 6 Monate nicht wirksam), **Fieber, Schüttelfrost**

→ **APSAC, Antistreplase**: Struktur: anisoylierter Plasminogen-Streptokinase-Aktivator-Komplex katalytisches Zentrum durch Veresterung blockiert (Schutz vor $\alpha_2$-Antiplasmin)

WM: **Aktivierung von Plasmin**; Lys-Plasminogen bindet Fibrin

Pharmakokinetik: HWZ ~2h

→ **Urokinase**: Struktur: A-S-S-B (MG 54000/33000), Serinprotease

Prourokinase (scu-PA) → Urokinase (tcu-PA) durch Kallikrein oder Faktor XIIa

Herkunft: Nierenzellkulturen, heute Gentechnik

WM: **Aktivierung von Plasminogen zu Plasmin**, keine Fibrinspezifität

Pharmakokinetik: HWZ ~15min

NW: keine AK-Bildung

# 10.3.5 Fibrinolytika – 2.Generation

## 10.3.5 Fibrinolytika – 2.Generation

### → Gewebeplasminogen-Aktivator, rt-PA, Alteplase

Struktur: Serinprotease (MG ~70000)
Herkunft: Endothelzellen
WM: Aktivierung durch Bindung an Fibrin → **Aktivierung von Fibrin-gebundenem Plasminogen zu Plasmin** durch Spaltung einer Peptidbindung
Pharmakokinetik: HWZ ~5min
Indikationen: akuter Herzinfarkt, akute Lungenembolie, ischämischer Schlaganfall
NW: **Blutungen,** Anstieg der Körpertemperatur, **BP-Abfall**, Übelkeit/Erbrechen, **kardiogener Schock, Reinfarkte, Herzstillstand, Reperfusionsarrhythmien**

### → r-PA, Reteplase:

WM: ~ **Alteplase, aber Fibrinspezifität fehlt**; soll tiefer in Thrombus eindringen und schneller wirken
Pharmakokinetik: HWZ ~15min

### → TNK-t-PA, Tenecteplase:

WM: ~ **Alteplase, Fibrinspezifität erhalten**; verschiedene Aminosäuresubstitutionen
Pharmakokinetik: HWZ = 15-19min
NW: **intrakranielle Blutungen** (1-3,8%), **< 1% Anaphylaxie, Cholesterin-Embolie**

# 10.4 Übersicht Thrombozyten-aggregation

## 10.4 Übersicht Thrombozytenaggregation

**→ Aktivierung und Aggregation von Thrombozyten:**

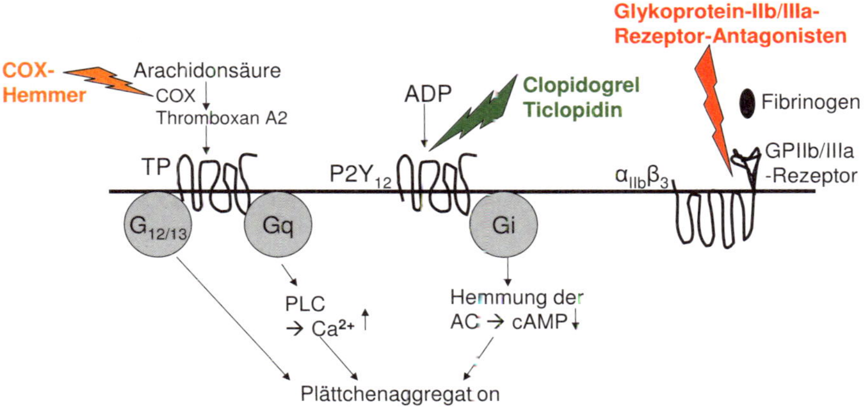

# 10.4.1 ADP-Rezeptorantagonisten

## 10.4.1 ADP-Rezeptorantagonisten

→ Thienopiperidine

Substanzen: Clopidogrel, Ticlopidin

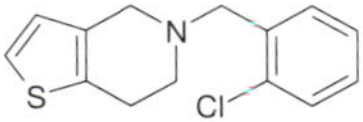

Ticlopidin

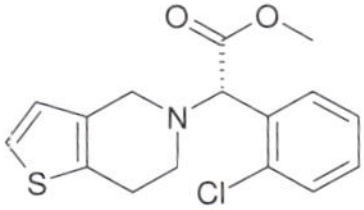

Clopidogrel

WM: Prodrugs → aktive Metabolite **blockieren P2Y12-Rezeptoren irreversibel** durch Bindung an Cys17 und Cys270 des ADP-Rezeptors
→ Glykoproteine IIb, IIIa, Ib und IX vermindert, Sekretion vermindert
→ **Hemmung der Plättchenaggregation**

Pharmakokinetik: oral 90% resorbiert, aber FPE:
Thienopyridin: in vitro inaktiv → **in Leber Umwandlung in aktiven Metaboliten** → 50% bioverfügbar
max. Wirkung nach 4 Tagen; bis zu 1 Woche wirksam
**! Wirkdauer = Lebensdauer der Thrombozyten**

Indikationen (Clopidogrel): Alternative zu ASS zur Prävention nach Herzinfarkt, Schlaganfall,
Anwendung bei akutem Koronarsyndrom zusammen mit ASS

NW: **Blutungen, Petechien, Diarrhö, Erbrechen sehr selten Neutropenie**
Ticlopidin: **Leukopenie (1%)**

KI: schwere Leberfunktionsstörungen, akute Blutungen

## 10.4.2 Glykoprotein IIb/IIIa-Rezeptor-Antagonisten

## 10.4.2 Glykoprotein IIb/IIIa-Rezeptor-Antagonisten

→ **Eptifibatid**

WM: **Antagonismus an GP IIb/IIIa-Rezeptor**, mäßige Affinität → reversibel
Ausgangspunkt: 73AS Peptid → RGD-Sequenz (Barbourin)
lineares Peptid → schneller Abbau und AK-Bildung
→ Entwicklung von **Eptifibatid als cyclisches Hexapeptid**

Pharmakokinetik: parenterale Applikation, spezifisch für IIb/IIIa, HWZ = 2h,
Reversibilität in 4h, renale Elimination

Indikationen: PTCA, instabile Angina pectoris

NW: **Blutungsrisiko**, keine Hinweise für Antigenität, keine Gefahr der Thrombozytopenie

→ **Tirofiban**

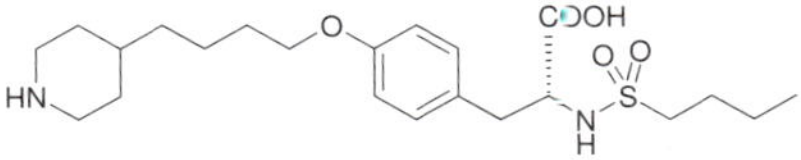


WM: **reversibler Antagonist an GP IIb/IIIa**, spezifisch, niedrige Rezeptoraffinität

Pharmakokinetik: parenterale Anwendung
HWZ = 1,5h, Reversibilität in 4-8h → **gut steuerbar**
Elimination: 80% über Niere

Indikationen: instabile Angina pectoris

NW: **Blutungen, Übelkeit, Fieber, Kopfschmerzen, Thrombozytopenie**,
keine Hinweise auf Antigenität

# 10.4.3 Hemmung der GP IIb/IIIa-Rezeptor-Aktivierung

## 10.4.3 Hemmung der GP IIb/IIIa-Rezeptor-Aktivierung

→ **Antikörper: Abciximab**

WM: **Fab-Fragment** (47kDa) **gegen GP IIb/IIIa-Rezeptor** → hohe Affinität (Kd ~ 5nm) → kaum freies Protein
RGD-Bindungsdomäne von GPIIb-IIIa (nicht selektiv!), auch an $a_v b_3$ (Vitronectin-Rezeptor)

Pharmakokinetik: i.v. als Bolus, dann 12stündige Infusion, HWZ < 30min (frei)/ 2d (nicht frei), **schneller Wirkbeginn, Wirkungsverlust langsam** (>12h) → Reversibilität (Wiederherstellen der Plättchenfunktion nach Therapieende = 2d)

Indikationen: perkutane transluminale Koronarangioplastie (PTCA), instabile Angina pectoris

NW: **Blutungsrisiko**: Thrombozytentransfusion, Hinweise für Antigenität, Gefahr der **Thrombozytopenie, Hypotonie, Übelkeit, Erbrechen**

→ **Vergleich der GP IIb/IIIa-Rezeptor-Inhibitoren**

| | **Abciximab** | **Eptifibatid** | **Tirofiban** |
|---|---|---|---|
| | Antikörper | Heptapeptid | Tyrosinanalogon |
| **Thrombozyten-gebundene HWZ** | Stunden – Tage | Sekunden | Sekunden |
| **Plasma-HWZ** | Minuten | 2,5h | 1,8h |
| **Drug-Rez.-Ratio** | 1,5-2 | 250-2500 | >250 |
| **Dosisanpassung bei Niereninsuffizienz** | nein | ja | ja |
| **Reversibilität** | >12h | 4-6h | >4h |
| **Reversibilität durch Thrombozyten** | ja | nein | Nein |

# 10.5 Antifibrinolytika = Hämostyptika

## 10.5 Antifibrinolytika = Hämostyptika

→ bei hyperfibrinolytischen Blutungen
→ **Thrombin**
→ **Aprotinin** = Protein, das Plasmin + Plasminogenaktivatoren hemmt (Proteasehemmer)
→ **Somatostatin** (Peptidhormon), **Octreotid** (synthetisch)
→ **Ornipressin, Terlipressin** (Vasopressin-Analoga)
→ lokal: **Eisen-III-, Aluminiumsalze** (Lewis-Säuren → saure Koagulation)
→ **ω-Aminosäuren** (Lys-Mimetika):
Substanzen:

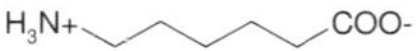

ε-Aminocapronsäure

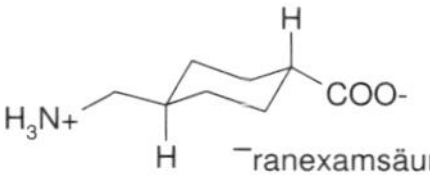

Tranexamsäure: nur trans aktiv

WM: **Hemmung der Plasminogenaktivatoren**
Indikationen: Hypermenorrhö, Blutungen aufgrund lokaler Hyperfibrinolyse
NW: GIT-Beschwerden, Kopfschmerzen, Schwindel

# 11. Beeinflussung der Salzsäuresekretion im Magen

## 11.1 Übersicht der Regulation der Salzsäuresekretion im Magen

## 11.1 Übersicht Regulation der Salzsäuresekretion im Magen

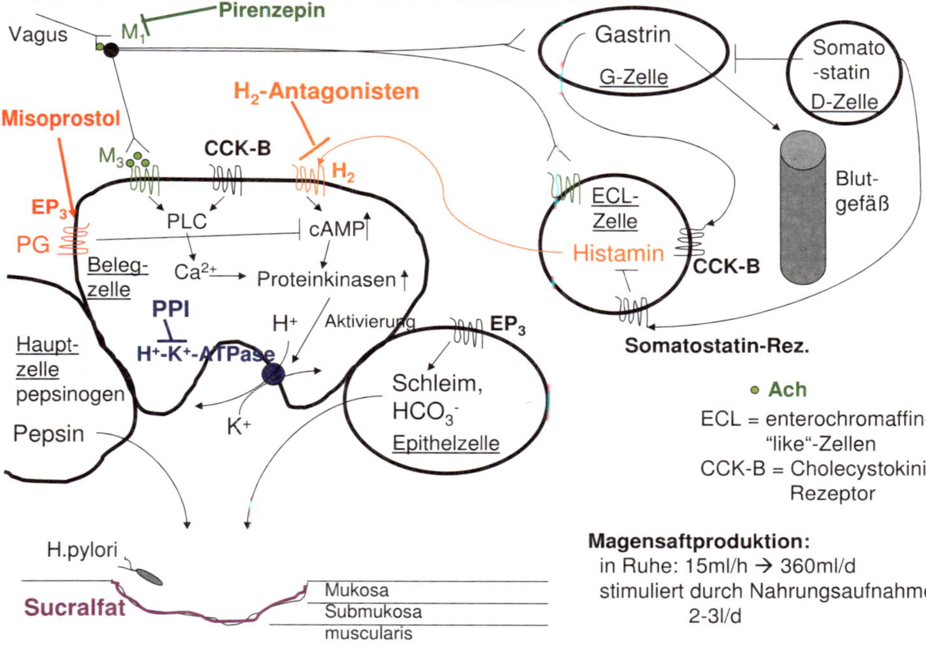


**Magensaftproduktion:**
in Ruhe: 15ml/h → 360ml/d
stimuliert durch Nahrungsaufnahme:
2-3l/d

# 11.2 Protonenpumpen-inhibitoren = PPI

## 11.2 Protonenenpumpeninhibitoren = PPI

Substanzen:

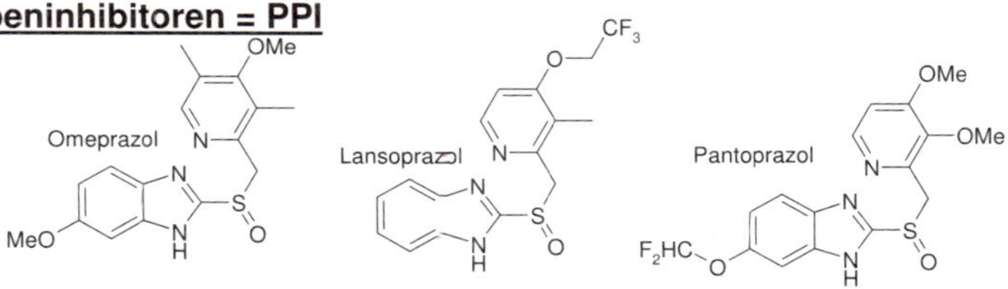


WM: säurelabil → magensaftresistente Formulierung → in Dünndarm → Blut → durch Belegzelle in Canaliculus → Protonierung → über Spiroderivat zu **Sulfensäure** → Abspaltung von $H_2O$ zu **Sulfenamid** → **irreversible Bindung an $H^+$-$K^+$-ATPase über Disulfidbrücke** (evtl. auch Säure direkt)

Pharmakokinetik:

**längere Wirkung (Maximum nach 3-4d), als HWZ (0,6-2h) erwarten lässt wegen irreversibler Hemmung der Protonenpumpe → Neusynthese notwendig**

→ nach Absetzen: Normalisierung der Sekretion nach 2-3d

beste Wirkung bei stimulierter Parietal-(=Beleg)zelle → Einnahme vor oder mit der Mahlzeit

Metabolisierung: über **CYP2C19 und 3A4**; racemisches Omeprazol primär 2C19 (schnell) <-> Esomeprazol durch 3A4 langsam → renale Elimination der Metabolite

Indikationen: allein bei H.p.-negativen Ulkuserkrankungen, Ulcera unter Einnahme von NSAIDs (auch Prävention), Refluxösophagitis, Ulcera bei Gastrinproduzierenden Tumoren, Zollinger-Ellison-Syndrom, Mittel der Wahl bei peptischem Ulkus (in Kombi mit antimikrobiell wirksamen Pharmaka)

NW: **GIT-Störungen, ZNS-Effekte** (Schwindel, Müdigkeit, Kopfschmerzen), **Hautveränderungen**, selten erhöhte Leberenzyme, **Hörverlust/Sehschwäche nach i.v.** (keine Bolusinjektion), **Osteoporose?, ECL-Hyperplasie** (da durch erhöhtes Gastrin vermehrt angeregt)

WW: **Interaktion mit CYP2C19, Erhöhung des Magen-pH**

# 11.3 Prostaglandin-Analoga

# 11.4 Wismut-/Bismutsalze

## 11.3 Prostaglandin-Analoga

**→ Misoprostol**

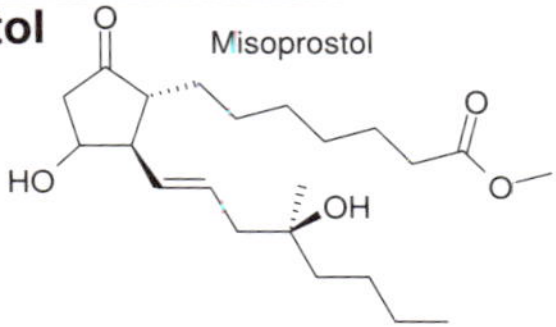


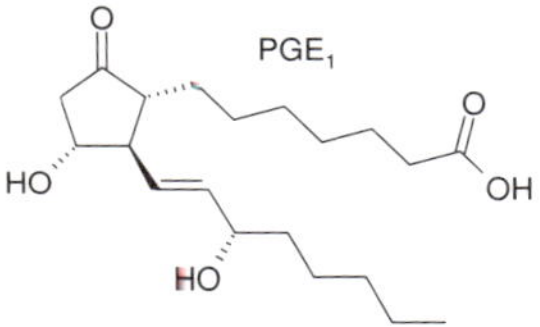


WM: **PGE1-Analogon → Hemmung der Säuresekretion und Stimulation der Mucus- und Bicarbonatsekretion (vgl. NW der NSAIDs)**

Kinetik: langsamer metabolisiert als natürliche PGs: **HWZ = 20-40min**

Indikation: Prophylaxe von NSAID-Ulcera

NW: **Diarrhö, GIT-Spasmen (15%),** Kopfschmerzen, Übelkeit, selten Menstruationsstörungen

KI: Gefahr der Uteruskontraktion, deshalb KI Schwangerschaft

## 11.4 Wismut-/Bismutsalze

Substanzen: als -subnitrat, -subcarbonat, -subgallat oder -subsalicylat

WM: **Verstärkung der PG- und Bicarbonatsekretion, Hemmung des Wachstums von H.p.**

Indikation: wenn Tripeltherapie bei Magenulkus nicht anspricht

NW: **Dunkelfärbung des Stuhls** (Bismutsulfid), **Verfärbung von Zähnen und Zahnfleisch, Übelkeit, Erbrechen** (selten), **bei Langzeiteinnahme evtl. ZNS-Störungen**

**INTOXIKATION: > 1,5g/d über mehrere Wochen**:

Speichelfluss, Stomatitis, Enzephalopathie, Erregung, Schläfrigkeit, Koma, Krämpfe, Agranulocytose, Polyneuritis (~ Quecksilber)

**Antidot**: Dimercaptopropansulfonsäure

WW: Verminderung der Wirkung von Antacida

# 11.5 Antacida

## 11.5 Antacida

WM: **Neutralisation oder Binden der Magensäure** (z.B. $Al(OH)_3 + 3\ HCl \rightarrow AlCl_3 + 3\ H_2O$)

Dosierung: Menge, die 50mmol HCl neutralisiert (pro Dosis; Voraussetzung: Sekretionsrate des Magens durchschnittlich 50mmol HCl pro Stunde)

Substanzen: **Magnesiumhydroxid:**

Pharmakokinetik: relativ schlecht wasserlöslich, ca. 10% resorbiert (als Phosphat, Carbonat, Chlorid; nur bei Niereninsuffizienz relevant)

NW: **Diarrhö**, bei Niereninsuffizienz: Hypermagnesiämie

**Aluminiumhydroxid:**

Pharmakokinetik: ca. 1% resorbiert (verzögert Magenentleerung)

NW: **Obstipation, Hypophosphatämie** (Bildung von unlöslichen Aluminium-Phosphatsalz)

Langzeittherapie: cerebrale Einlagerung (nur bei Niereninsuffizienz relevant)

**Calciumcarbonat:**

WM: Stimulation von Gastrin und Säure

NW: selten **Hypercalcämie**

**Natriumhydrogencarbonat:**

heute nicht mehr eingesetzt, da 100% Resorption

WW: Antacida können BV anderer Pharmaka verändern:

**Verminderung der Resorption**

**durch Chelatbildung**: Tetracycline, Chinolone, Levothyroxin, NaF, Digitalis

**durch Arzneistoffadsorption**: Digoxin, Phenytoin

**durch verminderte GIT-Motilität**: Digoxin, Levodopa, Penicilline

**Erhöhung des Magen-pH führt zu verminderter Löslichkeit und BV** bei **Captopril** und anderen Wirkstoffen

# 11.6 Sucralfat

# 11.7 Pirenzepin

## 11.6 Sucralfat

Substanz: wasserunlöslicher Komplex aus **Saccharoseoctasulfat mit Aluminiumhydroxid**

WM: bei pH < 4 Polymerbildung (**Gelbildung**), keine neutralisierende Wirkung
adsorbiert Proteine, besonders auf Ulkusoberfläche
bindet Gallensäuren
**stimuliert Prostaglandinsynthese**

Indikation: Stress-Ulkus

NW: **Obstipation**

WW: vermindert die Resorption anderer Pharmaka, z.B. Tetracycline

KI: Niereninsuffizienz

## 11.7 Pirenzepin

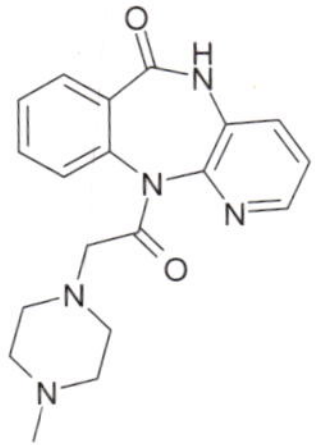


WM: **M-Rezeptor-Antagonist mit 30facher Präferenz für M1 (→ „selektiv“)**
→ Hemmung von M1 an vagaler Ganglienzelle, aber auch M3 an Belegzelle

Kinetik: **nicht ZNS-gängig**

NW: **Typische anticholinerge Wirkungen:**
Mundtrockenheit, Akkomodationsstörungen, Obstipation, Tachykardie

**!!! OBSOLET !!!**

## 12.1 Laxantien 1

→ Pharmaka, die Obstipation verursachen: **Opioide, M-Rez.-Antagonisten** (Antiparkinson, Antidepressiva, $H_1$-Antagonisten), **Verapamil, Clonidin, Aluminiumhaltige Antacida**

a) osmotisch wirkende Laxantien: werden nicht resorbiert, sondern bleiben im Darm !!!

| | | | |
|---|---|---|---|
| Macrogol 4000 (PEG) | | Wirkungseintritt nach 24-72h | NW: Natrium- und Kaliumverlust |
| Macrogol 3350 (PEG) | | | |
| Lactulose | Im Kolon entsteht Milch- und Essigsäure durch bakterielle Spaltung → Osmose, Motilität ↑ | Wirkungseintritt nach 8-10h | NW: abdominelle Schmerzen, Flatulenz |
| Lactitol | | | |
| Sorbit (Klysma) | | | |
| $Na_2SO_4$ (Glaubersalz) | | Wirkungseintritt nach 1-3h | NW: $Mg^{2+}$-Intoxikation bei Niereninsuffizienz: Muskelschwäche + Atemlähmung |
| $MgSO_4$ (Bittersalz) | | | |

b) Gleitmittel

| | | |
|---|---|---|
| Dickflüssiges Paraffin | Wirkungseintritt nach 6-12h | Paraffingranulome |
| Glycerin | Wirkungseintritt schnell | Resorption von Vit. A,D,K,E ↓ |

!!! **Bei Opioid-Obstipation: Methylnaltrexon** als peripherer Opioid-Antagonist mit schlechter BV
→ muss i.v. appliziert werden

# 12. Therapie von Darmerkrankungen

## 12.1 Laxantien

## 12.1 Laxantien

c) antiresorptiv + sekretagog wirkende Laxantien

| | WM | Wirkeintritt | NW |
|---|---|---|---|
| Ricinusöl (Triglycerid) | Ricinolsäure wirksam | langsam | $Na^+$-/$K^+$-verlust |
| Bisacodyl | Als Diphenole wirksam | 8-12h | $Na^+$-/$K^+$-verlust Magen-unverträglichkeit |
| Natriumpicosulfat | | 10-20h | |
| Sennoside | Im Colon entstehen Emodine durch Zuckerspaltung → Anthrone → Anthranolone | 8-12h | Dunkelfärbung der Colonmukosa (harmlos) |

d) Füll- und Quellmittel

| | WM | NW |
|---|---|---|
| Weizenkleie | 20-60g/d + Flüssigkeit → Dehnung → Defäkations-Reflex | Bei Leinsamen: Kalorienaufnahme (Öl) (→ besser: nur Samenschale) + Cyanid-Aufnahme |
| Leinsamen | | |
| Indischer Flohsamen | | |

Problem: bei chronischem Laxantien-Gebrauch: $Na^+$/$K^+$/$H_2O$-Verlust (intestinal) → Aldosteron-Sekretion steigt → $Na^+$-Anstieg, $K^+$-Abfall → Darmträgheit → Obstipation (**„Gewöhnung“**)

# 12.1 Laxantien 2

## 12.2 Antidiarrhoika

→ Therapiestrategien:

a) Flüssigkeitsersatz: NaCl 3,5g , KCl 1,5g, Natriumbicarbonat 2,5g, Glucose 20g (damit Natrium-Glucose-Symport funktioniert) → mit $H_2O$ ad 1000g

! Keine Cola/Limonaden, da kein Natrium enthalten ist !!!

b) **Loperamid**

WM: **Agonist am μ-Rezeptor im enteralen Nervensystem** → Hemmung der glatten Muskulatur → **verlangsamte Passage + vermehrte Resorption**

ebenfalls über μ-Rezeptor im enteralen Nervensystem: Hemmung der Sekretion der Epithelzellen

Pharmakokinetik: **nicht ZNS-gängig** (P-gP auf Luminalseite von Endothelzellen)

ABER: Imodium rauchen → FPE wird gesenkt + Verapamil oder Chinin oral → Hemmung des P-gP → verminderter Efflux von Loperamid aus dem ZNS → zentrale Opioidwirkungen !!!

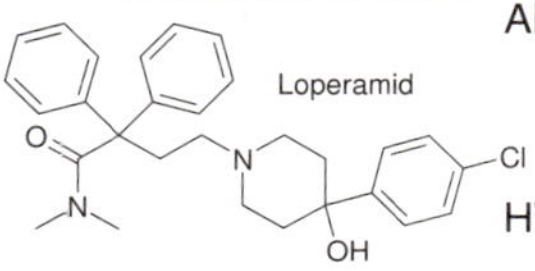


HWZ = 11-15h

NW: **Kopfschmerz, selten Müdigkeit, Krämpfe**

c) **Racecadotril**

WM: **Erhöhung der endogenen Opioide**: Esterase spaltet Racecadotril zu **Thiorphan = Enkephalinase-Inhibitor** → Anstieg von Enkephalinen → Verminderung von cAMP → **Sekretion im Darm wird gesenkt**

NW: Kopfschmerzen, Übelkeit, **GIT-Störungen**, Anorexie, Durst, **Fieber, Schwindel**

# 12.2 Antidiarrhoika

# 13. Immunsuppressiva und Entzündungsmediatoren

## 13.1 Pathogenese von Morbus Crohn und Colitis ulcerosa

## 13.1 Pathogenese von Morbus Crohn und Colitis ulcerosa

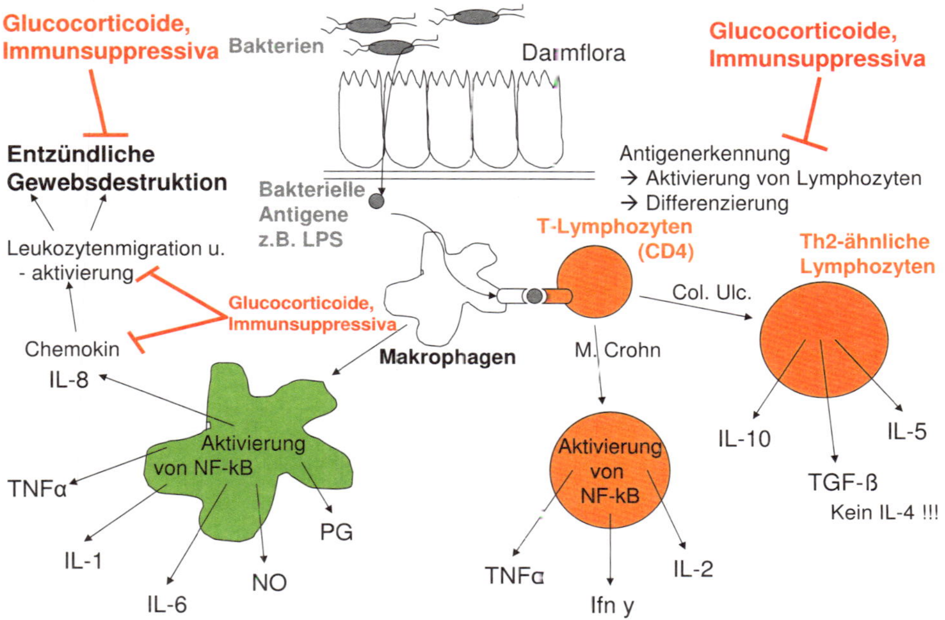

# 13.2 Aminosalicylate

## 13.2 Aminosalicylate

→ Substanzen:

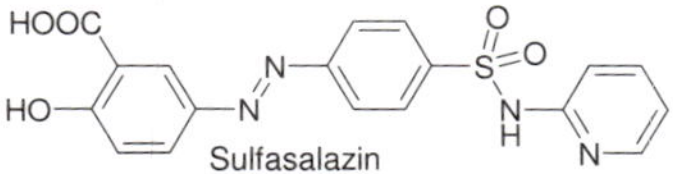


Sulfasalazin
= Salazosulfapyridin
= 5-AminoSS + Sulfapyridin

Andere: Mesazalin, 5-Aminosalicylsäure
Olsalazin (schwer resorbierbares Prodrug wie Sulfasalazin)

→ WM: **Hemmung der Leukotriensynthese**
**Hemmung der Bildung von Interleukin-1 und -6**
**Hemmung der Prostaglandinsynthese** (evtl. untergeordnete Bedeutung)
Hemmung der Sauerstoffradikal-Produktion
**Hemmung von NF-kB**
Apoptose-Hemmung
Stimulation von PPARγ

→ Indikation: Rezidivprophylaxe (primär Colitis ulcerosa)
**Sulfasalazin v.a. bei starken extraintestinalen Manifestationen** (v.a. Arthritis)
Rheumatoide Arthritis

→ Pharmakokinetik: Wirkeintritt von Sulfasalazin erst nach 4-8 Wochen
Spaltung von Sulfasalazin im Dickdarm in Sulfapyridin und 5-Aminosalicylsäure

→ NW: **Diarrhö**, Kopfschmerzen, Schwindel, Transaminasenanstieg, **Methämoglobinämie, Hepatitis, Pankreatitis (2-3%), Perikarditis**
Allergien

! **Sulfasalazin**: zusätzlich **Sulfonamid-NW** (→ 50% der Patienten setzen AM wegen NW ab)
! **Olsalazin**: häufig **Diarrhö**

# 13.3 Purinsynthesehemmer:
## Azathioprin, Mycophenolatmofetil

## 13.3 Purinsynthesehemmer

### → Azathioprin

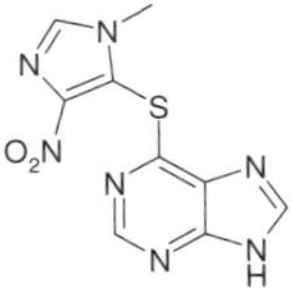

WM: Bildung von 6-Mercaptopurin → **Hemmung der Lymphozyten-Proliferation**

Kinetik: Prodrug → Bildung von 6-Mercaptopurin
**Metabolisierung durch TPMT** = Thiopurin-Methyltransferase → Polymorphismus (jeder 300. hat keine Aktivität)
**und Xanthinoxidase** → WW mit Allopurinol (Senkung der Dosis von Azathioprin auf 30%)
! Urikase baut Harnsäure ab, wenn Xanthinoxidase durch Allopurinol gehemmt, aber nicht ausreichend !
langsamer Wirkungseintritt: erst nach 3-6 Monaten !!!

Indikation: Colitis ulcerosa und Morbus Crohn

NW: **Knochenmarkssuppression (2%), teratogen**, GIT-Störungen, Appetit, Cholestase, **Leberschäden (3%), Pankreatitis (3%), „Flu-like-Syndrome"**

### → Mycophenolatmofetil

WM: Umwandlung in Mycophenolsäure → **Hemmung der Inosinmonophosphat-Dehydrogenase → Hemmung der Purinsynthese** → DNA-Synthese in B- und T-Zellen gehemmt

Indikationen: Abstoßungsreaktionen

Pharmakokinetik: 94% orale BV, HWZ = 16h, renale Elimination

NW: GIT-Störungen, **Schmerzen, Harnwegs- u.a. Infektionen bis Sepsis, Leukopenie, Anämie, Hypertonie**

# 13.4 Besondere Antirheumatika:

## Hydroxychloroquin, Leflunomid

## 13.4 Besondere Antirheumatika

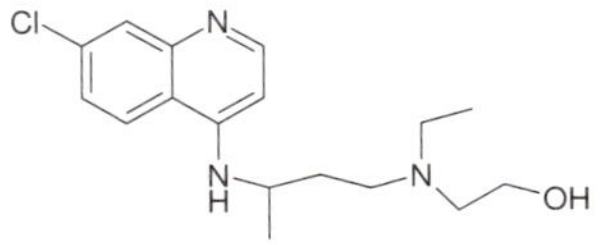


### → Hydroxychloroquin

WM: **Hemmung der Lymphozyten-Transformation**
**Hemmung der Lymphozyten-Aktivierung**

Indikationen: rheumatoide Arthritis

Pharmakokinetik: **Wirkungseintritt erst nach 6 Monaten**
nur 25% sprechen auf Hydroxychloroquin an → Einsatz nur bei leichteren Formen der rheumatoiden Arthritis

NW: **Corneaschäden: Trübung, Ödeme** (reversibel); **Retinopathien** (Pigmentation, Strotome = Gesichtsfeldausfälle)
Grund: Akkumulation im Auge → Augenkontrolle während der Therapie
**Ototoxizität**

KI: Schwangerschaft

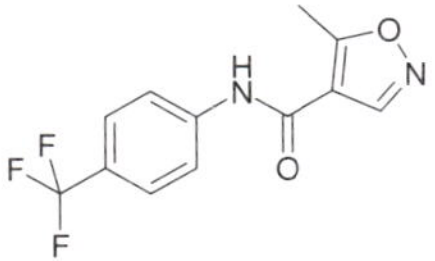


### → Leflunomid

WM: **Hemmung der Dihydroorotat-Dehydrogenase**
→ Hemmung der Synthese von Pyrimidinbasen
→ Hemmung der T-Lymphozyten-Proliferation

Indikationen: rheumatoide Arthritis

Pharmakokinetik: aktiver Metabolit, Elimination über Leber und Niere; enterohepatische Rezirkulation → **HWZ ca. 2 Wochen**, aber 2 Jahre lang nachweisbar
Wirkungseintritt nach 5 Wochen

NW: **Blutdruckanstieg, teratogene Wirkung** (→ bei Feststellung einer Schwangerschaft: Auswaschen mit Colestyramin für 2 Wochen), **Gewichtsverlust, Haarausfall, Leukopenie, Diarrhö, Übelkeit, Erbrechen**

# 13.5 IL-2-Synthesehemmer

## 13.5 IL-2-Synthesehemmer

### → Ciclosporin

Struktur: cyclisches Peptid aus 11 AS, wasserunlöslich, isoliert aus einem Pilz

WM: Bindung an Cyclophilin in Zelle → Hemmung von Calcineurin → Hemmung der Dephosphorylierung von NFAT → Hemmung der Transkription der m-RNA für IL-2 → **Hemmung der IL-2-Synthese** (nahezu selektiv, da NFAT nur in T-Lymphozyten vorkommt)

Indikationen: Psoriasis, Transplantationen

Pharmakokinetik: Resorption nach peroraler Gabe 20-50%, HWZ = 14h
Inaktivierung bei 1.Leberpassage: 30%
→ unsichere BV → laufende Kontrolle des Blutspiegels

NW: **Gingivahyperplasie, reversible Nierenfunktionsstörung, Bluthochdruck, Hyperlipidämie, Diabetes mellitus, Fettsucht** (bei Langzeittherapie)

### → Tacrolimus und Pimecrolimus

WM: Bindung der Makrolide an FKBP-12 → Hemmung von Calcineurin → → (siehe Ciclosporin) → **Hemmung der IL-2-Synthese**

Indikationen: Pimecrolimus nur topisch

Pharmakokinetik: orale BV = 6-56% → laufende Kontrolle wegen unsicherer BV, HWZ=12-16h
hepatische Metabolisierung und primäre biliäre Ausscheidung

NW: **reversible Nierenfunktionsstörung, geringe Hyperlipidämie, Krämpfe, Psychosen** (bei Langzeittherapie)

# 13.6 Hemmung von m-TOR

# 13.7 Immunsuppressive Antikörper

## 13.7.1 Anakinra

## 13.6 Hemmung von m-TOR

→ **Sirolimus ( = Rapamycin), Everolimus**

WM: Bindung an FKBP-12 → **Hemmung von m-TOR** → Hemmung der Phosphorylierung von S6K → **Hemmung der T-Zell-Proliferation**

Indikationen: initial Kombination mit Ciclosporin und GC, anschließend allein zur Prophylaxe von Transplantatabstoßungen

NW: **Hypercholesterinämie, Anämie**

## 13.7 Immunsuppressive Antikörper

### 13.7.1 Anakinra

WM: **IL-1-Rezeptorantagonist**

Indikationen: rheumatoide Arthritis in Kombination mit Methotrexat

NW: Reaktionen an der Einstichstelle, **Neutropenie**, Kopfschmerzen, **schwerwiegende Infektionen**

## 13.7.2 Muromonab-CD3

## 13.7.3 TNFα-Scavenger

## 13.7.2 Muromonab-CD3

WM: muriner, monoklonaler **AK gegen CD3-Komplex** des Antigen-Rezeptors von T-Lymphozyten

Indikationen: Abstoßungsreaktionen

NW: **Cytokin-Freisetzungssyndrom** wegen initialer Aktivierung der T-Lymphozyten (grippeähnliche bis schockähnliche Manifestationen), **reversible neuropsychatrische Reaktionen, allergische Reaktionen**

## 13.7.3 TNFα-Scavenger

WM: **monoklonale Antikörper gegen TNFα**: Infliximab, Adalimumab

→ Abfangen von TNFα im Plasma und zellmembranständig sowie komplementabhängige Lyse von TNFα-produzierenden Immunzellen

Etanercept: **Fusionsprotein aus TNFα-Rezeptor und IgG** → Bindung TNFα im Plasma

Wirkungen: **Hemmung der Zellproliferation, der Differenzierung von Immunzellen, der Freisetzung von Zytokinen und der Apoptoseinduktion = Immunsuppression**

Indikationen: rheumatoide Arthritis (wenn 2 DMARDs nicht gewirkt haben)
Infliximab, Adalimumab: Morbus Crohn, Colitis ulcerosa
Abstoßungsreaktionen, Psoriasis

Pharmakokinetik: Wirkungseintritt schnell, aber langfristige Behandlung notwendig
HWZ ca. 9 Tage (Infliximab), 14 Tage (Adalimumab)

NW: **lokale Überempfindlichkeitsreaktionen, Anstieg der Infektionsanfälligkeit**, Bildung von Autoantikörpern, **Lymphome ?,** Kopfschmerzen, Schwindel, Übelkeit, Diarrhö, Anstieg der Transaminasen, **Fieber, Müdigkeit, Urticaria**

WW: Synergismus mit Methotrexat

KI: Infektionen, lymphatische Tumore (z.B. Hodgkin), Lebendvakzinen

# 13.8 Entzündungsmediatoren

## 13.8.1 Überblick über Entzündungsmediatoren

## 13.8.1 Überblick über Entzündungsmediatoren

a) Enzyme: Proteasen, Lipasen

b) Proinflammatorische Lipidmediatoren (COX-2-Produkte)

→ **Eicosanoide** = Metabolite der Arachidonsäure: **Prostaglandine + Leukotriene**

→ Synthese in allen Leukozyten außer T-Lymphozyten nach entsprechender Stimulation (der COX-2)

**I. Prostaglandine**

**Wirkung**: **Vasodilatation, Gefäßpermeabilität ↑ mit Ödembildung, Hyperalgesie**

Synergismus mit anderen Entzündungsmediatoren

**$PGE_2$**: führt zu Fieber und hemmt Lymphozytenaktivität

→ **antiphlogistisch + pyretisch**

**II. Leukotriene**

**Wirkung:** Förderung der Leukozytenadhärenz, Freisetzung von lysosomalen Enzymen und reaktiven Sauerstoffspezies

→ **Ödembildung, Bronchokonstriktion, Schleimproduktion**

c) Plättchenaktivierender Faktor (PAF)

→ Lipidmediator, der in Leukozyten, Thrombozyten und Endothelzellen synthetisiert wird

→ **vielfältige pharmakologische Wirkungen**:

Thrombozytenaktivität ↑ , BP ↓ , Gefäßpermeabilität ↑ , Bronchokonstriktion ↑

d) Weitere

- **Histamin**: von basophilen Granulozyten + Mastzellen → Vasodilatation, Gefäßpermeabilität ↑ , Dolor
- **Bradykinin**: Vasodilatation, Gefäßpermeabilität, Leukozytenmargination, Schmerzinduktion
- **Komplementfaktoren + Cytokine**

## 13.8.2 Prostaglandinanaloga

## 13.8.2 Prostaglandinanaloga

### Anwendung am Auge

Substanzen: Travoprost, Bimatoprost, Latanoprost (alle $PGF_{2\alpha}$)

WM: Aktivierung von $PGF_{2\alpha}$ → **Verbesserung des uveoskleralen Kammerwasserabflusses**

Indikationen: Glaukom

NW: keine systemischen Effekte, aber 16% **Iris-Pigmentierung und Wachstum + Pigmentierung der Lidhaare**

! Können zusammen mit ß-Blockern, Adrenalin und Carboanhydrase-Hemmern gegeben werden

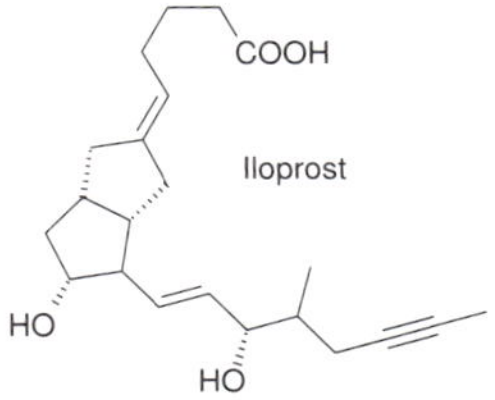

Iloprost

### Systemische Anwendung

Substanzen: Dinoproston ($PGE_2$), Alprostadil ($PGE_1$), Iloprost ($PGI_2$), Misoprostol ($PGE_1$)

WM: **Wirkungen wie die entsprechenden Prostaglandine**

Indikationen: $PGE_2$: Abortinduktion

$PGE_1$: chronisch-arterielle Verschlusskrankheit, erektile Dysfunktion
Magen- und Duodenalulcera
zeitweilige Offenhaltung des Ductus arteriosus Botalli bei Neugeborenen

$PGI_2$: Thrombangitis obliterans mit schweren Durchblutungsstörungen

NW: **Übelkeit, Erbrechen, kolikartige Schmerzen, Diarrhö**, Kopfschmerzen, Erytheme an den Infusionsstellen, **Temperaturerhöhungen**

$PGE_1$: Vasodilatation → **Blutdruckabfall**

## 13.8.3 Antagonisten am Leukotrien-Rezeptor

## 13.8.4 Omalizumab

## 13.8.3 Antagonisten am Leukotrien-Rezeptor

Substanzen: Montelukast, Pranlukast, Zafirlukast, Pobilukast

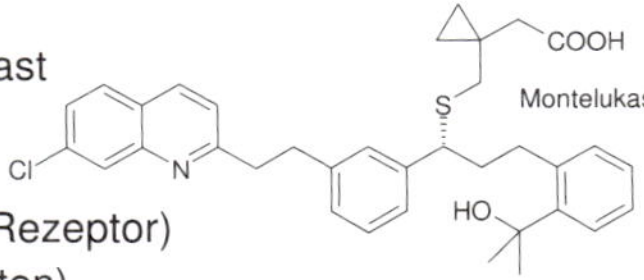


Montelukast

WM: **Cysteinyl-LT1-Rezeptor-Antagonisten** (Leukotrien-Rezeptor)

Wirkung: **Bronchospasmolyse** (schwächer als ß2-Agonisten),
**antiphlogistisch** (schwächer als GC)

Pharmakokinetik: orale BV 70%, HWZ = 4,5h (CYP3A4 und 2C9)

NW: Kopf- und Bauchschmerzen, **eosinophile Vaskulitis und/oder Pneumonie**

## 13.8.4 Omalizumab

WM: humanisierter monoklonaler AK **bindet an IgE**

Pharmakokinetik: s.c. → 62% BV, maximale Serumkonzentration nach 1 Woche, HWZ = 26d

Indikationen: Zusatztherapie bei schwerem persistierendem allergischen Asthma (Applikation s.c. alle 4 Wochen)

NW: **Anaphylaxie, Kopfschmerzen**

# 13.8.5 Andere Antikörper

## 13.8.5 Andere Antikörper

→ **Fomivirsen**

Struktur/WM: **Antisense-Oligonucleotid**, DNA-21mer gegen CMV, immediate early gene

Indikationen: **CMV-assoziierte Retinitis** bei AIDS

→ **Pegaptanib**

Struktur/WM: **RNA-Aptamer gegen VEGF-A-165** (28 Nucleotide, kovalent mit PEG verbunden) → **VEGF-Inhibitor**

Indikationen: feuchte Form der altersabhängigen Makuladegeneration (AMD) → intravitreale Injektion alle 6 Wochen

NW: **Entzündungen der vorderen Augenkammer, Glaukom, Schmerzen, Mouches volantes, Blutungen**

→ **Ranibizumab**

Struktur/WM: **AK-Fragment gegen VEGF** (bindet alle Isoformen)

Indikationen: feuchte Form der altersabhängigen Makuladegeneration → intravitreal 3x monatlich

NW: **Schmerzen, Einblutungen, Glaukom, Hypertonie, Infektionen** (→ 3 Tage vorher und nachher antibiotische Augentropfen)

→ **Efalizumab**

WM: **Hemmung von Adhäsionsmolekülen auf T-Zellen → Hemmung des Eindringens ins Gewebe**

Indikationen: bei Psoriasis

→ **Alfacept**

WM/Struktur: Lymphocyt-function-associated-Antigen = Fusionsprotein → **Bindung an CD2 → Hemmung der T-Zell-Aktivierung**

Indikationen: Psoriasis

# 14. Narkotika

## 14.1 WM von Inhalations- und Injektionsnarkotika

## 14.1 WM von Inhalations- und Injektionsnarkotika

→ wo wirken Narkotika?

- Dämpfung der **Formatio reticularis mesencephali** (FRM), die über cholinerge/ glutamaterge Projektionen Thalamus und Cortex aktiviert (Stimulation der FRM macht narkotisierte Tiere unruhig)
- Dämpfung des **Locus coeruleus**, der über noradrenerge Projektionen Thalamus und Cortex aktiviert (Clonidin verstärkt Narkose, Antagonisten reduzieren sie)
- Dämpfung des **Thalamus**: Inhalationsnarkotika
- Dämpfung des **Hippocampus**: Amnesie?
- Dämpfung des **Rückenmarks**: Hemmung der Motorik

→ **! MAC = minimale alveoläre Konzentration !**

→ Narkotika wirken gleichzeitig auf verschiedene Regionen

→ wie wirken Narkotika?

**a) Hypothese der direkten Membranwirkung:**

Diffusion des Narkotikums in Zellmembran → Einfluss auf Funktion von Ionenkanälen

**ABER: Enantioselektivität von Isofluran und Etomidat**

**b) Verstärkung inhibierender (GABA) und Hemmung exzitatorischer (Glutamat) Synapsen:**

- Hemmung glutamaterger NMDA-Rezeptoren: Ketamin, Xenon, $N_2O$
- Aktivierung von $GABA_A$-Rezeptoren im ZNS und Glycin-Rez. im Rückenmark: Inhalationsnarkotika, Barbiturate, Propofol (spezifische Bindungsstellen)
- Hemmung der Transmitterfreisetzung: Isofluran
- teilweise Aktivierung von $K^+$-Kanälen → Hyperpolarisation der Membran: Inhalationsnarkotika

# 14.2 Wirkung von Inhalations- und Injektionsnarkotika

## 14.2 Wirkung von Inhalations- und Injektionsnarkotika

→ gewünschte Eigenschaften:
**reversible Analgesie, Verlust der motorischen Reaktion auf Schmerz, Reduktion der autonomen Reaktionen, Amnesie, Bewusstlosigkeit, Ausreichende Anwendungsbreite !!!**

→ Narkosetiefe:
- **Toleranz gewollt = fehlende motorische Reaktion auf Hautschnitt**
- **Überwachung der Narkosetiefe**:
  → **fehlende motorische Reaktion:** nicht immer zuverlässig, da 0,1% der Patienten sich an Szenen der OP erinnern, werden also wach (! Bei Muskelrelaxantien: 0,18%)
  → **Prüfung der Reflexe; EKG, HF und BP; Körpertemperatur, $CO_2$-Gehalt der Ausatemluft**
  → **neuartige EEG-Analysen** (Bispektralindex) zeigen Korrelation Narkosetiefe – EEG-Aktivität (100 wach → 40 Deep hypnotic level)
- Früher: Stadieneinteilung, aber keine Korrelation alveoläre Konzentration – Stadien
  → moderne Substanzen und Applikation erlauben keine Einteilung, da Toleranz in wenigen Sekunden/Minuten erreicht wird; Erregung nur noch bei Erwachen festzustellen

# 14.3 Inhalationsnarkotika

## 14.3.1 Allgemeine Kinetik

## 14.3 Inhalationsnarkotika

### 14.3.1 Allgemeine Kinetik

→ **Gasaustausch Alveole – Blut**: je höher Konzentration in Einatemluft, desto höher die Menge, die ins Blut gelangt → zuerst **Anflutungsdosis (hoch), anschließend Erhaltungsdosis** (wenn gewünschte Konzentration im Blut)

! Gasaustausch abhängig von **Partialdruck in Alveole, im Blut** (PD im Blut durch Löslichkeit bestimmt → **Blut-Gas-Verteilungskoeffizient** = Konzentration Blut/Konzentration Alveole!) und von **Alveolarfläche/-wand** (! Lungenemphysem)

→ **Gasaustausch Blut – Gewebe**: nur Gas diffundiert aus Blut ins Gewebe → abhängig von

- **PD im Blut** (je höher, desto besser die Penetration ins Gewebe) + **PD im Gewebe**
  → Differenz bestimmt Ein- oder Ausstrom
- **Gewebe-Blut-Verteilungskoeffizient** bestimmt bei gleichem PD den Quotient Konzentration Gewebe/ Konzentration Blut
- **Durchblutung**: Fettgewebe, Skelettmuskeln <-> Hirn (25% des HMV), Niere
  → Narkose überhaupt erst möglich !!!

→ **Minimale alveoläre Konzentration (MAC):**

Messung der alveolären Konzentration am Ende der Expirationsphase (= Konzentration im Residualvolumen)

**MAC = verhindert bei 50% der Patienten motorische Reaktion auf Hautschnitt** (1x MAC) (MAC50)

→ 0,3 MAC = Analgesie; 0,5 MAC = Amnesie; 1,3 MAC = 99% der Patienten ohne motorische Reaktion (MAC-Dosen verschiedener Inhalationsnarkotika additiv)

! MAC beeinflussbar: Kombination Inhalationsnarkotikum + $N_2O$ → niedrige Dosen verwendbar

**! MAC-Werte für verschiedene Schmerzreize unterschiedlich !**

→ **GG-Phase**: GG erreicht, wenn PD aller Kompartimente gleich; Zeitpunkt abhängig vom Narkotikum, Atemvolumen + Durchblutung → **GG erst nach 6-9h** bei gut durchbluteten Organen (Fettgewebe länger bis GG im Vergleich zu Gehirn)

→ **Abklingphase:** je höher PD im Gewebe, desto schneller Narkotika ins Blut → Expiration

# 14.3.2 Vergleichende Kinetik

# 14.3.3 Nebenwirkungen

## 14.3.2 Vergleichende Kinetik

Allgemein: je höher Löslichkeit des Narkotikums im Blut, desto langsamer Toleranz erreicht
je höher Fettlöslichkeit desto länger dauert Erreichen des GG
wenn Gewebe-/Fettlöslichkeit des Narkotikums sehr hoch: Abklingphase abhängig von Narkosedauer

| **Substanz** | **MAC (%)** | **Einleitung (%)** | **Erhaltung (%)** | **Metabolismus** |
|---|---|---|---|---|
| **Halothan** | 0,75 | 2 (langsam) | 1,5 | **20%** **Trifluoressigsäure** |
| **Isofluran** | 1,2 | 3 (<10min) | 1,5-2,5 | < 1% |
| **Enfluran** | 1,6 | 4 (<10min) | 1,5-3 | 8% keine Effekte |
| **Desfluran** | 6 | 12-18 | 6-8 | 0,02% |
| **Sevofluran** | 2 | 2-4 | 1,5-2,5 | 3% keine Effekte |

## 14.3.3 Nebenwirkungen

| **Substanz** | **BP** | **Atmung** | **Skel.mu.** | **Uterus** | **Niere** | **Leber** |
|---|---|---|---|---|---|---|
| **Halothan** | HF↓, pW -- | Volumen↓ Frequenz↑ (außer Isofluran: Frequenz unbeeinflusst) | Unbeeinflusst | Erschlaffung | RPF sinkt GFR sinkt | Cytotoxitziät |
| **Isofluran** | HF↑, pW ↓ | | | | | ----- |
| **Enfluran** | HF--, pW ↓ | | Erschlaffung | | | |
| **Desfluran** | HF↑, pW ↓ | | | | | |
| **Sevofluran** | HF--, pW ↓ | | | | Cytotoxizität | |

→ **Inhalationsnarkotika senken alle BP, aber HMV unterschiedlich**: Iso-/Desfluran: kaum Senkung des HMV

# 14.3.4 Substanzen: Halothan, $N_2O$, Xenon

## 14.3.4 Substanzen

→ Halothan: Pharmakokinetik: MAC = 0,75%

*Metabolismus*: bis 20% zu **Trifluoressigsäure** → Trifluoracetylierung von Leberproteinen führt zu Hepatotoxizität (Autoimmun)

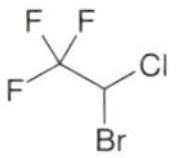


Nicht mehr eingesetzt !

NW: **BP-Abfall** (durch myokardiale Hemmung), peripherer Widerstand unverändert, **Bradykardie**, aber erhöhte Empfindlichkeit gegenüber Catecholaminen
**Atemdämpfung** (Hubvolumen ↓ Frequenz ↑), Hemmung der Atemreflexe: $CO_2$↑
geringe Erschlaffung der quergestreiften Muskulatur, **starke Erschlaffung des Uterus**, **maligne Hyperthermie**: Ursache = Mutation des Ryanodin-Rezeptors ($Ca^{2+}$-Kanal im Sarcoplasmatischen Reticulum) → Inhalationsnarkotika führen zu Öffnung
**Therapie der malignen Hyperthermie**: **Dantrolen** (1-2mg/kg KG und höher)

→ $N_2O$: Pharmakokinetik: MAC 105% → **nur in Kombi mit anderen Inhalationsnarkotika** (senkt MAC des kombinierten Narkotikums) → 70% $N_2O$ + Dampfnarkotikum
0,1% metabolisiert, daher keine Hepatotoxizität

Nebenwirkungen: **kein BP-Abfall wegen Sympathikusaktivierung**
**Atemdämpfung gering** (Hubvolumen gering vermindert, Frequenz erhöht), Hemmung der Atemreflexe
**Alveoläre Hypoxie beim Abklingen** (durch Verdrängung von $N_2$ aus Organismus → $O_2$-Gabe; Diffusion in Hohlräume → Aufdehnen !!!
**keine Erschlaffung der quergestreiften Muskulatur; starke Erschlaffung des Uterus**, **keine maligne Hyperthermie**

→ Xenon: WM: **NMDA-Rezeptor-Antagonist**
Pharmakokinetik: Anflutung mit 70% in Atemluft, rasche Elimination
NW: ~ $N_2O$

# 14.4 Injektionsnarkotika (IN)

## 14.4.1 Eigenschaften

## 14.4 Injektionsnarkotika

### 14.4.1 Eigenschaften:

- **hydrophobe** Substanzen
- IN erreichen **im ZNS rascher wirksame Konzentrationen** als in anderen Geweben (wegen hoher Durchblutung; 25% des HMV)
- Induktion von **Toleranz nach i.v.-Bolus** innerhalb einer Zirkulationszeit
- durch Aufnahme in andere Organe: Plasmaspiegel/Hirngewebekonzentration ↓
  → wenn kritischer Wert unterschritten: Patient wacht auf
- **Rückverteilung**: nach einer i.v.-Gabe haben alle Substanzen eine Wirkdauer von einigen Min. → **nach mehrfacher Gabe (3-4 Applikationen): Dauernarkose** (Dauer abhängig von substanzspezifischer Metabolisierung/ HWZ)

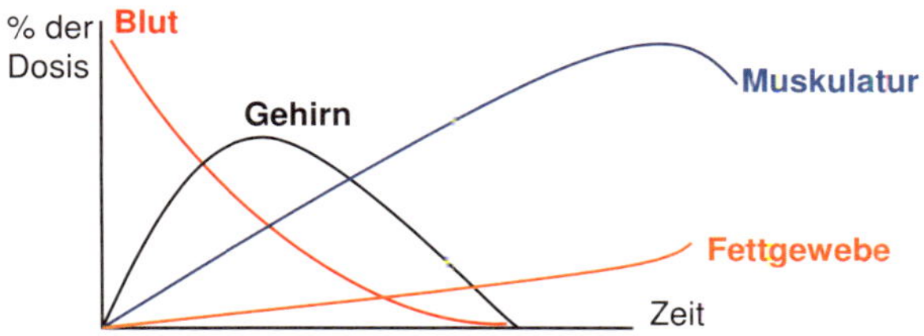

# 14.4.2 Injektionsnarkotika - Substanzen

## 14.4.2 Injektionsnarkotika - Substanzen

| Substanz | Kinetik | ZNS | BP | Atmung |
|---|---|---|---|---|
| **Thiopental**<br>**Thiamylal**<br>**Methohexital**<br><br>**für Einleitung** | 3-5mg/kg, 5-8min<br>3-5mg/kg, 5-8min<br>1-2mg/kg, 4-7min<br><br>HWZ ca. 12h | antikonvulsiv | **Erhöhung von HF**<br>**Senkung des pW (peripherer Widerstand)** | **Senkung von Hubvolumen und Atem-frequenz** |
| **Propofol**<br>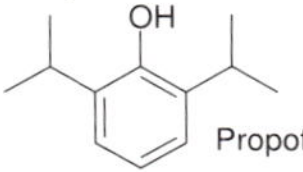<br>Propofol | 1,5-2mg/kg<br>4-8min<br>TIVA: 100-300µg pro min<br>HWZ ca. 2h | antikonvulsiv | **Senkung von pW und HF** | **Senkung des Hubvolumen und der Atemfrequenz** |
| **Etomidat** | 0,2-0,4mg/kg<br>4-8min<br>TIVA: 10µg/min<br>HWZ ca. 3h | **prokonvulsiv** | Kein Einfluss auf pW oder HF | Kein Einfluss auf Hubvolumen oder Atemfrequenz |
| **Ketamin (NMDA-Rezeptor-Antagonist)** | 0,5-1,5mg/kg<br>10-15min<br>HWZ ca. 3h<br>(Abbau durch Metabolisierung) | | **Erhöhung von pW und HF** | Kein Einfluss auf Hubvolumen oder Atemfrequenz |

kurz wirksame Barbiturate

TIVA = totale intravenöse Anästhesie

# 15. Antidiabetika

## 15.1 Insulin

### 15.1.1 Physiologisches Insulin

## 15.1 Insulin

### 15.1.1 Physiologisches Insulin

→ Synthese: „Übersetzung“ des Signalpeptids der m-RNA am Ribosom → ans Endoplasmatische Retikulum (ER) → vollständige „Übersetzung“ der m-RNA in Präproinsulin ins ER → Abspaltung des Signalpeptids → Proinsulin (= A-C-B) → Transport in den Golgi-Apparat → Abspaltung des C-Peptids → Insulin → Speicherung in den Vesikeln

→ Syntheseort: ß-Zellen des Pankreas

→ Wirkungen: Erhöhung der Aufnahme von Glucose und Aminosäuren in Zellen
Steigerung des oxidativen Glucose-Abbaus
Erhöhung der Glykogenbildung in Leber und Muskel/Hemmung des Glykogen-Abbaus
Stimulation der Bildung von Fetten aus Glucose
Hemmung der Umwandlung von Eiweiß in Glucose
Steigerung der Aufnahme freier Fettsäuren → Speicherung als Triglyceride
Hemmung der Lipolyse in der Leber
→ Senkung des Blutzuckerspiegels

→ natürlicher Gegenspieler: Glucagon
→ Wirkungen:
- Spaltung von Glykogen in der Leber↑, Hemmung der Glykogensynthese in der Leber
- Gluconeogenese↑
- Harnstoffsynthese der Leber ↑
- Spaltung des Depotfetts → FFS im Blut↑
- positiv inotrop am Herzen
- GIT: spasmolytisch, Salzsäureproduktion↓

## 15.1.2 Therapeutisch verwendete Insuline

### 15.1.2 Therapeutisch verwendete Insuline

**a) Normalinsulin (NI)**

→ Initialwirkung nach 15-30min
→ Wirkungsmaximum nach 2h, Wirkungsdauer 4h

**b) Verzögerungsinsulin (z.B. NPH-Insulin mit Neutralem Protamin Hagedorn)**

→ Initialwirkung nach 30-60min
→ Wirkungsmaximum nach 5h, Wirkungsdauer 10h
→ Verlängerung der Resorptionsgeschwindigkeit durch **galenische Maßnahmen**, wie Bindung an basische Eiweißkörper → längere Wirkdauer

**c) Kurzwirksame Insulinanaloga**

→ Initialwirkung sofort
→ Wirkungsmaximum nach 1h, Wirkungsdauer 2h
→ **Insulin lispro** (B28-29[Pro-Lys] → B28-29[Lys-Pro]), **Insulin Aspart** (B28[Pro] → B28[Asp]), **Insulin Glulisin** (B29[Lys] → B29[Glu], B3[Asn] → B3[Lys])
→ **Spritz-Ess-Abstand fällt weg** (im Vergleich zu Normalinsulin)

**d) Langwirksame Insulinanaloga**

→ keine Initialwirkung
→ kein Wirkungsmaximum, da gleichmäßige Wirkung, Wirkungsdauer 12 bzw. 24h
→ **Insulin Glargine** (A21[Asn] → A21[Gly], Anhang B31-32[Arg-Arg] → Veränderung des Isoelektrischen Punkts → Insulin fällt aus bei pH des s.c.Gewebes), **Insulin Detemir** (B30[Thr] →Myristinsäure; →Bindung an Albumin)

→ Verwendung der Insuline in verschiedenen Therapieschemata:

- CT = konventionelle Therapie (2x Kombinationsinsulin aus z.B. NPH und NI)
- ICT = intensiviert konventionelle Therapie (1-3x Basalinsulin, 3x täglich NI oder schnellwirksame Insulinanaloga)
- Insulinpumpentherapie mit NI oder schnellwirksamen Insulinanaloga

## 15.1.3 Unerwünschte Wirkungen der Insulintherapie

## 15.1.4 Wechselwirkungen von Insulin

## 15.1.5 Indikationen von Insulin

## 15.1.3 Unerwünschte Wirkungen der Insulintherapie

→ **v.a. Hypoglykämie**

- **erste Symptome bei Plasma-Glucose-Spiegel < 65mg/dl**: Schwitzen, Hunger, Parästhesien, Palpitationen, Tremor
- **bei BZ < 45mg/dl**: neuroglykopenische Symptome: Konzentrationsschwäche, Konfusion, Schwäche, Schläfrigkeit, Schwindel, Konvulsionen, Wärmeempfinden, Sehstörungen, Bewusstseinsverlust, Koma

→ **Therapie der Hypoglykämie**

- **präklinisch**:
  - Gabe von schnellwirksamen Kohlenhydraten (Traubenzucker) p.o., wenn Patient bei Bewusstsein, ansonsten 40-60ml 40%ige Glucose-Lösung i.v.
  - Glucagon i.m. → Mobilisation der Glykogenreserven in Leber

    **Aber wichtig**: Auffüllen der Reserven nach Wiedererlangen des Bewusstseins durch Glucose oral oder i.v.

    = **Glucagon-Notfall-Spritze der Diabetiker**
- **klinisch**: bei schwerer Hypoglykämie:

  **kontinuierliche Substitution von Glucose intravenös**

## 15.1.4 Wechselwirkungen von Insulin

- **Verstärkung der BZ-senkenden Wirkung** durch OAD, ACE-Hemmer, nichtselektive β-Blocker, MAO-Hemmer, Salicylate, Sulfonamide
- **Abschwächung der BZ-senkenden Wirkung** durch GC, Diazoxid, Thiazid-Diuretika, Glucagon, Isoniazid, Estrogene/Gestagene, Sympathomimetika, Schilddrüsenhormone

## 15.1.5 Indikationen von Insulin, außer bei Diabetes Typ-I

→ **dauernde Insulintherapie**: Primär- oder Sekundärversagen der Therapie mit OAD
Vorhandensein von schweren Folgeschäden

→ **vorübergehende Insulintherapie**: Operation, Schwangerschaft, Infektionen, Corticoidtherapie

# 15.2 α-Glukosidase-Hemmstoffe

## 15.2 α-Glucosidase-Hemmstoffe

WM: **Hemmung der Glucosidase und Amylase** im Darm
**Hemmung der Aufnahme von Glucose** aus dem Darm
→ keine postprandialen BZ-Spitzen

Substanzen: Acarbose, Miglitol

Indikationen: Diabetes Typ-II

NW: **25% GIT-Beschwerden** (Flatulenz, Diarrhö, Bauchschmerzen); weniger bei Miglitol
→ ungünstige Compliance
→ Gewichtkonstanz, keine Induktion von Hypoglykämie, keine schweren NW, positive Endpunktdaten bei makrovaskulären Ereignissen

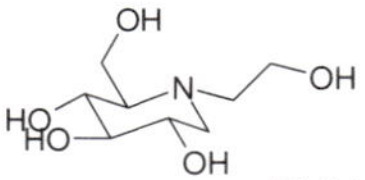


Miglitol

# 15.3 Thiazolidindione/ Glitazone

# 15.4 Biguanide

## 15.3 Thiazolidindione/ Glitazone

WM: **Bindung an PPARγ →**
**Förderung der Glucose-Aufnahme und der Fettspeicherung im Muskel**
**Hemmung der Lipolyse** → Senkung der freien Fettsäuren
**Hemmung der Gluconeogenese in der Leber**

Rosiglitazon

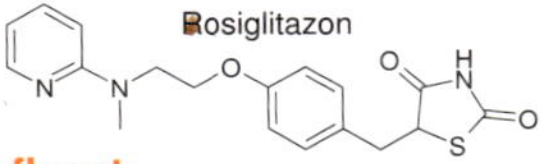

**Reduktion von $HbA_{1c}$ um 1%, TG ↓ , HDL ↑ , LDL unbeeinflusst**

Substanzen: Rosiglitazon, Troglitazon, Pioglitazon

NW: **Gewichtszunahme** (Troglitazon vom Markt wegen hepatotoxischer NW)

Vorteil: **keine Hypoglykämien**, nicht β-zytotrop

## 15.4 Biguanide

Substanzen: Metformin (Phenformin, Buformin – vom Markt genommen)

WM: **Hemmung der Gluconeogenese in der Leber**
**Beeinträchtigung der Glucoseaufnahme im Darm**
**Verstärkung der Insulinwirkung**
→ **HbA1c um 1% gesenkt, HDL ↑ , LDL ↓**

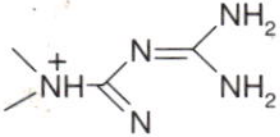

Metformin

Pharmakokinetik (Metformin): HWZ = 1,5-4,5h
Anreicherung in Epithelzellen des Darms und in der Leber
ausschließlich renale Elimination (→ ausreichende Nierenfunktion notwendig)

NW: **Lactat-Acidose, Gewichtsverlust** (teilweise erwünscht), **antithrombische Effekte, GIT-Störungen** (Flatulenz, Diarrhö, Übelkeit)

KI: **Niereninsuffizienz, schwere Lebererkrankung**